中国医师协会
肿瘤消融治疗技术规范化培训教材

肺部肿瘤消融治疗

总主编　滕皋军

主　编　叶　欣　王忠敏

副主编　范卫君　林征宇　李晓光　李　肖

人民卫生出版社

图书在版编目（CIP）数据

肺部肿瘤消融治疗 / 叶欣，王忠敏主编 . —北京：
人民卫生出版社，2019

ISBN 978-7-117-28856-9

Ⅰ. ①肺…　Ⅱ. ①叶…②王…　Ⅲ. ①肺肿瘤 – 导管
消融术　Ⅳ. ①R734.2

中国版本图书馆 CIP 数据核字（2019）第 201565 号

人卫智网　www.ipmph.com	医学教育、学术、考试、健康，	
	购书智慧智能综合服务平台	
人卫官网　www.pmph.com	人卫官方资讯发布平台	

肺部肿瘤消融治疗

主　　编：叶　欣　王忠敏
出版发行：人民卫生出版社（中继线 010-59780011）
地　　址：北京市朝阳区潘家园南里 19 号
邮　　编：100021
E - mail：pmph @ pmph.com
购书热线：010-59787592　010-59787584　010-65264830
印　　刷：北京顶佳世纪印刷有限公司
经　　销：新华书店
开　　本：787×1092　1/16　　印张：15
字　　数：365 千字
版　　次：2019 年 12 月第 1 版　2025 年 2 月第 1 版第 5 次印刷
标准书号：ISBN 978-7-117-28856-9
定　　价：98.00 元

打击盗版举报电话：010-59787491　E-mail：WQ @ pmph.com
质量问题联系电话：010-59787234　E-mail：zhiliang @ pmph.com

编　者（以姓氏笔画为序）

王　徽　吉林省肿瘤医院
王忠敏　上海交通大学医学院附属瑞金医院
古善智　湖南省肿瘤医院
叶　欣　山东省立医院
庄一平　江苏省肿瘤医院
刘宝东　首都医科大学宣武医院
李　肖　中国医学科学院肿瘤医院
李　征　山东大学第二医院
李　萍　上海交通大学医学院附属仁济医院
李卫峰　山东省立医院
李玉亮　山东大学第二医院
李成利　山东省医学影像学研究所
李晓光　北京医院
杨　霞　山东省立医院
杨武威　中国人民解放军总医院
肖越勇　中国人民解放军总医院
张开贤　滕州市中心人民医院
陈仕林　江苏省肿瘤医院
范卫君　中山大学肿瘤防治中心
林征宇　福建医科大学第一附属医院
郑爱民　山东省立医院
柳　晨　北京大学肿瘤医院
柳　澄　山东省医学影像学研究所
胡凯文　北京中医药大学东方医院
黄广慧　山东省立医院
靳　勇　苏州大学第二附属医院
翟　博　上海交通大学医学院附属仁济医院
黎海亮　河南省肿瘤医院

主编简介

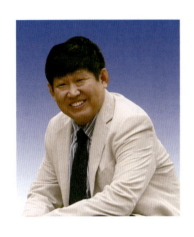

叶 欣

　　主任医师、教授、硕士研究生导师，山东省立医院肿瘤科（东院区）主任。中国抗癌协会肿瘤消融治疗专业委员会副主任委员、肿瘤微创治疗专业委员会肺癌微创治疗分会主任委员，中国医师协会肿瘤消融治疗技术专家组肺肿瘤消融专业组组长、介入医师分会消融专业委员会副主任委员、微无创医学专业委员会肿瘤学专业委员会副主任委员，中国临床肿瘤学会肿瘤消融治疗专家委员会副主任委员，中国研究型医院学会肿瘤介入专业委员会副主任委员，国家肿瘤微创治疗产业技术创新战略联盟肺癌专业委员会主任委员，中华医学会放射学分会介入学组呼吸介入专业委员会副主任委员，海峡两岸医药卫生交流协会肿瘤微创专业委员会主任委员，山东省抗癌协会常务理事、肿瘤临床协作分会主任委员，山东省医师协会肿瘤消融亚专业委员会主任委员、综合/肿瘤介入医师分会副主任委员，山东省医学会综合介入医学专科分会副主任委员、临床分析细胞学分会副主任委员，*Journal of Cancer Research and Therapeutics* 中国主编。

　　长期从事肿瘤临床、科研和教学工作，在国内外率先开展了微波消融治疗早期肺癌的工作，并达到了国际领先水平。近几年来在国内外期刊发表论文100余篇（其中SCI收录50余篇，累计影响因子超过100），主编专著4部，主译专著1部，承担原卫生部和山东省科研课题各2项，获山东省科学技术进步奖三等奖1项、山东省医学科技创新奖二等奖1项。作为第一发明人，获国家发明专利权1项，实用新型专利权4项。

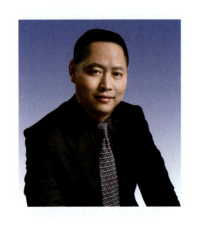

王忠敏

医学博士、博士后、主任医师、教授、博士研究生导师,上海交通大学医学院附属瑞金医院放射介入科副主任兼瑞金医院卢湾分院放射科及介入血管科主任。担任中国医师协会介入医师分会常务委员兼总干事,中华医学会放射学分会介入学组秘书长,中国研究型医院学会肿瘤介入专业委员会副主任委员,中国医师协会介入医师分会肿瘤消融专业委员会副主任委员,上海市医师协会影像与核医学科医师分会介入学组组长,上海市中西医结合学会医学影像专业委员会副主任委员。于2007年8月和2011年8月分别在美国宾夕法尼亚大学附属医院介入中心做访问学者。

长期从事肿瘤、血管和非血管疾病的介入诊疗工作。2014年入选上海市原卫生和计划生育委员会学科带头人培养计划,2015年入选新疆生产建设兵团领军人才,2016年获"上海市杰出专科医师奖",2017年获"国之名医·优秀风范"称号。目前主持国家自然科学基金项目3项,中国博士后特别资助项目1项,中国博士后面上项目1项,上海市科技发展基金重点项目4项,上海市自然科学基金项目1项,上海市科技发展基金面上项目3项,上海市卫生健康委员会科技发展基金重点项目2项。在国内外期刊发表论文90余篇(其中SCI收录21篇,单篇最高影响因子8.387),主编和参编著作7部。以第一完成人获得中华医学科技奖二等奖1项、华夏医学科技奖二等奖1项、上海市科学技术进步奖二等奖1项、上海市医学科技奖三等奖1项,获得实用新型专利3项、发明专利3项。

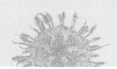

序 一

实体肿瘤的消融治疗具有微创、精准、疗效确切等优点,近年来在国内外得到了蓬勃发展。该技术涉及肿瘤内科、外科、影像科、超声科、介入科等多个学科,从业人员专业众多、操作基础不一,亟待建立规范化的培训制度。

2017年原国家卫生和计划生育委员会下发《肿瘤消融治疗技术管理规范(2017年版)》明确提出相关从业人员应当接受系统培训。"加强对医师的全方位培训,促进医师技术水平的提升"是中国医师协会的宗旨和任务,协会以医院为依托,针对不同的肿瘤消融治疗技术特点,通过"面授 + 远程 + 基地"的新型教育模式,对相关从业人员分期分类开展"短期面授培训、远程在线培训、基地临床实践"三阶段的全方面系统培训,重点提升肿瘤消融治疗技术应用人员专项技术能力。

系统化的培训亟须统一、规范化的培训教材。为此,相关专家历时一年,付出了大量心血与辛勤劳动,经过多次认真讨论和修改,编写了该教材。我相信,该教材的出版将为今后的系统化培训质量提供保证,为肿瘤消融事业发展做出重要贡献。

中国医师协会会长

张雁灵

2019 年 7 月 24 日

序 二

消融技术在我国属于限制性医疗技术，2012 年原卫生部医政司发函（卫医政疗便函〔2012〕260 号）委托中国医师协会对从业人员组织开展"肿瘤消融治疗技术规范化培训"。从 2012 年至今中国医师协会已组织举办了 29 期"肿瘤消融治疗技术专项能力培训项目"面授培训班，培训学员 5 000 余人。但是培训过程中始终缺乏一套规范的教材供学员参考和学习。为此，中国医师协会委托中国医师协会介入医师分会肿瘤消融专业委员会编写有关肿瘤消融治疗方面的系列培训教材。

本套教材按照"尊重循证医学证据，融合国际诊疗理念，规范技术，体现我国特色，便于临床实践和操作"的原则进行编写，包括若干分册。目前完成编写的是《肝脏肿瘤消融治疗》《肺部肿瘤消融治疗》《甲状腺肿瘤消融治疗》，以后将陆续完成《骨与软组织肿瘤消融治疗》《泌尿生殖系统肿瘤消融治疗》等教材的编写工作。本套教材突出了"新颖、规范、实用"的特点，不但适用于初学者，同时对有一定工作经验者也有很大的帮助。在编写过程中我作为总主编深感责任重大，对于肿瘤消融这项新技术唯恐挂一漏万。本套教材虽然经过了多次认真讨论和反复修改，但仍难免存在不足和局限性，敬祈读者不吝指正。

本套教材的编写得到了国家卫生健康委员会医政医管局、中国医师协会及人民卫生出版社的大力支持与指导，在此表示衷心感谢。

中国医师协会介入医师分会会长

滕皋军

2019 年 7 月 20 日

前　言

　　肺癌是发病率最高的肿瘤,是目前对人类健康威胁最大的疾病之一。肺癌不仅会给患者带来身体上的病痛,对患者和家庭造成的巨大心理和精神创伤也远超其他慢性疾病。肺癌的主要治疗手段是外科切除,但是由于各种原因,大约80%的肺癌无法通过手术切除治疗。无法手术切除的多数肺癌患者在传统放化疗中获益有限,因此许多新的局部治疗方法应运而生,包括局部消融治疗等。局部消融术作为一种精准的微创技术已经应用于肺癌治疗,每年治疗各期肺癌患者的例数迅速增加。肺是所有肿瘤转移的第二器官,肺部转移瘤在临床上十分常见,目前已证实经皮消融也可以有效地治疗肺部转移瘤。近10年来全国开展肺部肿瘤消融治疗的医院越来越多,在肺部肿瘤消融治疗方面已取得了长足进展并积累了丰富经验,有关肺部肿瘤消融的各类成果、文献和著作层出不穷。消融技术在我国属于限制性医疗技术(《限制临床应用的医疗技术(2015版)》),从2012年起中国医师协会已组织主办了近30期"肿瘤消融治疗技术专项能力培训项目"面授培训班,有5 000多名医务人员得到了培训。但是从事培训的学员苦于没有一套规范的培训教材,同时从事肿瘤消融临床工作的医务人员也迫切希望有一部权威、系统介绍肺部肿瘤消融的专著,以反映在当今大数据时代肺部肿瘤消融领域中最新的研究成果,并能作为临床实践的指南。为此,中国医师协会委托中国医师协会介入医师分会肿瘤消融专业委员会编写这本《肺部肿瘤消融治疗》规范化培训教材。

　　本书邀请了我国从事肺部肿瘤消融工作的顶级专家参与编写,按照"尊重循证医学证据,融合国际诊疗理念,规范技术,体现我国特色,便于临床实践和操作"的原则进行编写。本书介绍了肺部肿瘤概述、肺部肿瘤的CT影像学诊断、肿瘤消融的概念及常用肿瘤消融技术、肺部肿瘤消融手术室和麻醉要求、肺部恶性肿瘤热消融治疗的适应证和禁忌证、操作技巧和技术选择、并发症预防及处理、消融与多学科综合治疗、肺部恶性肿瘤消融治疗的围手术期护理、肺部恶性肿瘤消融典型病例等,几乎覆盖了肺部肿瘤消融领域的各个方面。本书突出"新颖、规范、实用"的特点,不但适用于刚刚从事肿瘤消融工作的初学者,同时对积累了一定肿瘤消融工作经验的消融专业工作者也有很大帮助。期望本书的问世,能为临床实践和规范发展消融治疗肺部肿瘤提供参考,为推动我国肿瘤学事业的发展略尽绵薄之力。

　　中国医师协会将编写本书的重任委托给我们,充分体现了对我们的信任。在编写期间我们与人民卫生出版社合作也十分愉快,人民卫生出版社的编辑们给我们提供了很多帮助,他们那种一丝不苟的精神非常令人敬佩。在我们编写团队中的专家虽然具有较高的学识水平、丰富的科研和临床实践经验,但是对于肿瘤消融这项新技术,我们深感力薄才疏、褚小杯大。本书虽然经过了多次认真讨论和反复修改,仍难免存在不足和局限性,甚至错误之处,敬祈读者不吝指正。

2019 年 6 月 15 日于济南

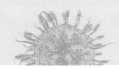

目 录

第一章

| 肺部肿瘤概述

| 第一节 肺癌流行病学、诊断、病理分型、分期及治疗现状 |

一、流行病学

(一) 肺癌的发病率

在世界范围内原发性肺癌(primary lung cancer,PLC)居癌症发病率和病死率之首,全球每年发病约 250 万人,每年有超过 160 万人死于肺癌。2018 年肺癌在美国是导致癌症死亡的主要原因,估计有 234 030 新发病例和 154 050 死亡病例,只有 18% 的肺癌患者在确诊后有超过 5 年的存活率。2015 年我国新发肺癌病例 73.33 万(男性 50.93 万,女性 22.40 万),居恶性肿瘤首位(男性首位,女性第 2 位),占恶性肿瘤新发病例的 17.09%(男性 20.27%,女性 12.59%)。同期,我国肺癌死亡人数为 61.02 万(男性 43.24 万,女性 17.78 万),占恶性肿瘤死因的 21.68%(男性 23.89%,女性 17.70%)。新发病例和肺癌死亡人数绝对数均排在世界第一。在地区分布上,我国城市肺癌死亡率均高于农村地区,东、中部城市和农村肺癌死亡率明显高于西部,发病年龄 >40 岁人群死亡率快速升高。从病理和治疗角度,肺癌大致可以分为非小细胞肺癌(nonsmall cell lung cancer,NSCLC)和小细胞肺癌(small cell lung cancer,SCLC)两大类,其中 NSCLC 占 80%~85%,其余为 SCLC。

(二) 肺癌的危险因素

1. 吸烟和被动吸烟　吸烟是目前公认的肺癌最重要的危险因素。吸烟者比不吸烟者发生肺癌的风险高 15~30 倍,超过 90% 的肺癌由吸烟引起。肺癌的风险随着开始吸烟的年龄越小、吸烟的数量越多和吸烟的年数越长而增加。被动吸烟也是肺癌发生的危险因素,主要见于女性。

2. 室内污染和室外空气污染　室内污染主要包括室内燃料和烹调油烟所致污染。室外空气污染物中的致癌物主要包括苯并芘、苯、一些金属、颗粒物质、臭氧等。空气中细颗粒物(PM2.5)每增加 $10\mu g/m^3$,肺癌死亡危险增加 15%~21%。

3. 职业因素　多种特殊职业接触可增加肺癌的发病危险,包括石棉、石英粉尘、镍、砷、铬、二氯乙醚、矿物油、二氯甲醚等。

4. 肺癌家族史和遗传易感性　肺癌患者中存在家族聚集现象,这说明遗传因素可能在对环境致癌物易感的人群和/或个体中起重要作用。目前认为涉及机体对致癌物代谢、基因组不稳定、DNA 修复及细胞增殖和凋亡调控的基因多态性可能是肺癌的遗传易感因素,其中代谢酶基因和 DNA 损伤修复基因多态性是其中研究较多的两个方面。

5. 高龄　老龄化社会是指老年人口占总人口达到或超过一定比例的人口结构模型。按照联合国的新标准 65 岁老人超过总人口的 7% 即为“老龄化社会”。截至 2016 年底,中国 60 岁及以上老年人口超过 2.3 亿,占总人口的 16.7%;65 岁及以上老年人口超过 1.5 亿,占总人口的 10.8%。预计到 2050 年,中国老年人口将会高达 4.8 亿。癌症的发生是年龄相关性疾病,随着年龄的增长癌症的发生概率也随着增加。

二、诊断

(一)临床表现

肺癌的临床表现具有多样性但缺乏特异性,因此常导致肺癌诊断的延误。周围型肺癌通常不表现出任何症状,常是在健康查体或因其他疾病行胸部影像学检查时发现的。肺癌的临床表现可以归纳为:①原发肿瘤本身局部生长引起的症状;②原发肿瘤侵犯邻近器官、结构引起的症状;③肿瘤远处转移引起的症状以及肺癌的肺外表现(瘤旁综合征、副肿瘤综合征)等。

1. 原发肿瘤本身局部生长引起的症状　这类症状和体征包括①咳嗽:咳嗽是肺癌患者就诊时最常见的症状;②咯血:通常表现为痰中带血丝,咯血是最具有提示性的肺癌症状;③呼吸困难;④发热:主要是合并肺炎,有时也可以有肿瘤热;⑤喘鸣:如果肿瘤位于大气道,特别是位于主支气管时,常可引起局限性喘鸣症状。

2. 原发肿瘤侵犯邻近器官、结构引起的症状　原发肿瘤直接侵犯邻近结构如胸壁、膈肌、心包、膈神经、喉返神经、上腔静脉、食管,或转移性肿大淋巴结机械压迫上述结构,可以出现特异的症状和体征。

3. 肿瘤远处转移引起的症状　最常见的是中枢神经系统转移而出现的头痛、恶心、呕吐等症状。骨转移则通常出现较为剧烈而且不断进展的疼痛症状等。

4. 肺癌的肺外表现　肺癌相关的瘤旁综合征可见于 10%~20% 的肺癌患者,更常见于小细胞肺癌。临床上常见的是异位内分泌、骨关节代谢异常,部分可以有神经肌肉传导障碍等。

(二)体征

多数早期肺癌患者无明显相关阳性体征。可出现杵状指(趾)、男性乳腺增生、皮肤黝黑或皮肌炎、共济失调和静脉炎等。体检发现声带麻痹、上腔静脉阻塞综合征、霍纳综合征、Pancoast 综合征等提示局部侵犯及转移的可能。

(三)影像学检查及辅助检查

1. 影像学检查　肺癌的影像检查方法主要包括 X 线胸片、CT、磁共振成像(MRI)、超声、核素显像、PET-CT 等,可用于肺癌诊断和鉴别诊断、分期和再分期、评估手术可切除性、疗效监测及预后评估等。

(1)胸部 X 线检查:对于早期肺癌的诊断价值有限,目前很少用于肺癌的诊断、分期、疗效评价及治疗后随诊。

(2)胸部 CT 检查:胸部 CT(尤其是强化 CT)是目前肺癌诊断、分期、疗效评价及治疗后随诊中最重要和最常用的影像检查方法。另外,对于难以定性诊断的胸部病变,可采用CT引导下经皮肺穿刺活检来获取细胞学或组织学诊断。胸部CT检查在肺癌中的应用价值见"原发性肺癌的CT诊断与鉴别诊断"章节。

(3)MRI检查:尽管CT在确定肿瘤T分期方面具有较大价值,但在评估患者病情时仍具有一定的缺陷。①MRI尤其适合应用于肺上沟癌的病情评估,能够准确评估肺上沟癌对臂丛神经、锁骨下血管及椎体的侵犯程度,对判断绝对手术禁忌证(对臂丛神经干或根的侵犯高于 T_1 水平、侵犯50%以上的椎体、侵犯食管和气管)有重要帮助;②MRI检查也可区分肺门肿块与肺不张、阻塞性肺炎的界限;③对禁忌注射碘对比剂的患者,是观察纵隔、肺门大血管受侵情况及淋巴结肿大的首选检查方法。另外,MRI适用于判定脑、脊髓有无转移,脑增强MRI应作为肺癌术前常规分期检查。

(4)PET-CT检查:PET-CT是肺癌诊断、分期与再分期、疗效评价和预后评估的最佳方法,有条件者推荐使用PET-CT。

(5)超声检查:肺癌患者的超声检查主要用于锁骨上区淋巴结、肝脏、肾上腺、肾脏等部位及脏器转移瘤的观察,为肿瘤分期提供信息。超声还可用于胸腔积液、心包腔积液的检查及穿刺抽液前的定位。超声引导下穿刺可对胸膜下肺肿瘤、锁骨上淋巴结、实质脏器的转移瘤进行穿刺活检获得标本进行组织学检查。

(6)全身骨扫描:用于判断肺癌骨转移的常规检查。当骨扫描检查提示骨可疑转移时,对可疑部位进行MRI、CT或PET-CT等检查验证;术前PET-CT检查可以替代骨扫描。

2. 实验室检查　主要是血清学肿瘤标志物检测,常用的原发性肺癌标志物有癌胚抗原(carcinoembryonic antigen,CEA)、神经元特异性烯醇化酶(neuron-specificenolase,NSE)、细胞角蛋白片段19(cytokeratin fragment,CYFRA21-1)、胃泌素释放肽前体(pro-gastrin-releasing peptide,ProGRP)以及鳞状上皮细胞癌抗原(squamous cell carcinoma antigen,SCC)等。①SCLC:NSE和ProGRP是辅助诊断SCLC的理想指标;②NSCLC:在患者的血清中,CEA、SCC和CYFRA21-1水平的升高有助于NSLCL的诊断。一般认为SCC和CYFRA21-1对肺鳞癌有较高的特异性。

3. 内镜检查

(1)支气管镜检查和超声支气管穿刺活检术:支气管镜检查对于肿瘤的定位诊断和获取组织学诊断具有重要价值。

(2)纵隔镜检查:通过标准的和扩大的纵隔镜检查术,可以获取2R、2L、4R、4L、5、6、7、10区淋巴结,用于肺癌的定性诊断和区域淋巴结分期诊断,纵隔镜检查在肺癌诊断和分期中的应用有减少的趋势。

(3)胸腔镜或开胸肺活检:对于影像学发现的肺部病变,虽经痰细胞学检查、支气管镜检查和各种方法穿刺、活检仍未能获取组织学和细胞学明确诊断者,临床上高度怀疑肺癌或经短期观察后不能除外肺癌可能者,胸腔镜甚至开胸肺活检是肺癌定性诊断的方法之一。

4. 痰脱落细胞学检查　痰脱落细胞学检查简单、无创,易于被患者接受,是肺癌定性诊断简便有效的方法之一。

三、病理分型

肺癌主要组织类型为鳞状细胞癌和腺癌,这两种类型约占全部原发性肺癌的80%,其他

4. 消融治疗 关于肺部肿瘤的治疗,微创治疗是未来发展的方向之一,尤其是影像引导下的经皮消融技术在治疗肺部肿瘤方面具有创伤小、疗效明确、安全性高、患者恢复快、操作相对简单、适应人群广等特点。最近研究表明经皮消融治疗不能耐受手术切除的早期NSCLC 患者(肿瘤直径 2~3cm)1 年、3 年和 5 年的生存率分别达到 97.7%、72.9% 和 55.7%,且死亡率小于 1%。这些临床证据让我们相信未来这一技术会在肺部肿瘤的综合治疗中得到越来越广泛的应用,其地位有可能成为继手术、放疗、化疗之后的一种新的治疗模式。消融治疗技术,目前主要包括射频消融(radiofrequency ablation,RFA)、微波消融(microwave ablation,MWA)、冷冻消融(cryoablation)、激光消融(laser ablation)和高强度聚焦超声(high intensity focused ultrasound,HIFU)消融,HIFU 消融很少用于肺部肿瘤的消融治疗。有关消融治疗的适应证、禁忌证和并发症等将在后续章节中详细描述。

5. 姑息治疗 姑息治疗是一种特殊的治疗方式,通过控制疼痛、缓解症状以及提供精神与社会方面的支持,提高及改善罹患疾病而面临死亡威胁的患者及家属的生活质量。在我国,随着人口老龄化进展和癌症发病率、死亡率等预期升高,需要姑息治疗的人数也在大幅增加,因此,提供符合 WHO、NCCN 标准的姑息治疗已变得越来越重要。姑息治疗的目的是缓解症状、减轻痛苦、改善生活质量。所有肺癌患者都应全程接受姑息医学的症状筛查、评估和治疗。筛查的症状既包括疼痛、呼吸困难、乏力、厌食和恶病质、恶心呕吐、便秘、腹泻等常见躯体症状,也应包括睡眠障碍、焦虑抑郁、谵妄等心理问题。

(二)分期治疗原则

1. Ⅰ期 NSCLC 患者的综合治疗 外科手术治疗是首选的治疗方式,包括肺叶切除术加系统性肺门和纵隔淋巴结清除术,可采用 VATS、机器人手术等微创或开胸术式。对于高龄或低肺功能的部分 Ⅰ_A 期 NSCLC 患者可以考虑行解剖性肺段或楔形切除术加系统性肺门、纵隔淋巴结清除或采样术。完全切除的 Ⅰ_A、Ⅰ_B 期 NSCLC 肺癌患者不推荐常规应用术后辅助化疗、放疗及靶向药物治疗等。切缘阳性的 Ⅰ 期肺癌推荐再次手术,任何原因无法再次手术的患者,推荐术后联合放疗或消融治疗。对于有严重的内科合并症、高龄、拒绝手术的患者可采用 SBRT 或消融治疗。

2. Ⅱ期 NSCLC 患者的综合治疗 外科手术治疗首选的治疗方式,肺叶切除术加系统性肺门和纵隔淋巴结清除或采样术。对高龄或低肺功能的患者可以考虑行解剖性肺段或楔形切除术加系统性肺门和纵隔淋巴结清除或采样术。完全性切除的 Ⅱ 期 NSCLC 患者推荐术后含铂两药辅助化疗。当肿瘤侵犯壁层胸膜或胸壁时应当行整块胸壁切除。切除范围至少距病灶最近的肋骨上、下缘各 2cm,受侵肋骨切除长度至少应当距肿瘤 5cm。任何原因无法再次手术的患者,如果患者身体许可,建议采用术后同步放化疗。放疗应当尽早开始。

3. Ⅲ期 NSCLC 患者的综合治疗 局部晚期 NSCLC 是指 TNM 分期为Ⅲ期的患者。多学科综合治疗是Ⅲ期 NSCLC 的最佳选择。对于 $T_{3,4}N_1$ 或 T_4N_0 患者,推荐接受手术 + 辅助化疗或根治性放化疗,并可以考虑接受新辅助治疗。N_2 期单组纵隔淋巴结肿大并且直径 <3cm 或两组纵隔淋巴结肿大但没有融合,并且预期能完全切除的病例,推荐开展 MDT 讨论,推荐新辅助化疗 +/- 放疗 + 手术、或者手术 + 化疗 +/- 放疗的治疗方案。对于 EGFR 突变阳性的患者,采用手术 + 辅助性 EGFR-TKI 治疗 +/- 术后放疗。不可切除的局部晚期 NSCLC,如美国东部肿瘤协作组(Eastern Cooperative Oncology Group,ECOG)0~1 分,则推荐首选治疗为

同步放化疗。

4. Ⅳ期 NSCLC 患者的综合治疗 Ⅳ期 NSCLC 以全身治疗为主要手段,治疗目的是提高患者生活质量、延长生存期。① *EGFR* 基因敏感突变的Ⅳ期 NSCLC 患者推荐 EGFR-TKI 一线治疗,*ALK* 融合基因阳性患者推荐克唑替尼一线治疗,*ROS1* 融合基因阳性患者推荐克唑替尼一线治疗;② *EGFR* 基因、*ALK* 和 *ROS1* 融合基因阴性或突变状况未知的Ⅳ期 NSCLC 患者,如果 ECOG 评分为 0~1 分,应当尽早开始含铂两种药物的全身联合化疗。对不适合铂类药物治疗的患者,可考虑非铂类两种药物联合方案化疗;③ ECOG 评分为 2 分的晚期 NSCLC 患者应给予单药化疗,但对 ECOG 评分 >2 分的患者不建议使用细胞毒类药物化疗;④对于老年患者,须结合脏器功能指标及 ECOG 状态综合评估,严重脏器功能障碍者及 ECOG 2 分以上者不建议进行全身化疗;⑤二线治疗的选择:*EGFR* 基因敏感突变的患者,如果一线和维持治疗时没有应用 EGFR-TKI,二线治疗时应优先应用 EGFR-TKI。EGFR-TKI 耐药、发生 *EGFR T790M* 突变阳性的 NSCLC 患者推荐奥希替尼单药治疗。对于 *EGFR* 突变阴性 /*ALK* 融合阴性的患者(包括非鳞癌和鳞癌):基于 PD-1 抑制剂显著优于化疗的疗效和安全性,二线治疗应优先推荐使用 PD-1 抑制剂治疗;⑥ ECOG 评分 >2 分的Ⅳ期 NSCLC 患者,一般不能从化疗中获益,建议采用最佳支持治疗。在全身治疗基础上针对具体的局部情况,可以选择恰当的局部治疗方法以求改善症状、提高生活质量;⑦孤立性脑转移而肺部病变又可切除的 NSCLC 患者,脑部病变可手术切除或采用立体定向放射治疗,胸部原发病变则按分期治疗原则进行;⑧孤立性肾上腺转移而肺部病变又可切除的 NSCLC 患者,肾上腺病变可考虑手术切除或消融或立体定向放射治疗,胸部原发病变则按分期治疗原则进行;⑨对侧肺或同侧肺其他肺叶的孤立结节,可分别按 2 个原发瘤各自的分期进行治疗。

5. SCLC 的分期治疗模式 ① $T_{1,2}N_0$ 局限期 SCLC 无纵隔淋巴结转移的 $T_{1,2}N_0$ 局限期 SCLC 可采用手术 + 辅助化疗(依托泊苷 + 顺铂方案或依托泊苷 + 卡铂方案,4~6 个周期);②广泛期 SCLC ECOG 0~2 及 SCLC 所致 ECOG 3~4 的患者应采取化疗为主的综合治疗。一线推荐依托泊苷 + 顺铂方案或依托泊苷 + 卡铂方案、依立替康 + 顺铂方案、依立替康 + 卡铂方案化疗。

(三)预后

肺癌(包括 NSCLC 与 SCLC)患者的预后是由患者综合的临床病理特征决定的,根据现有的研究结果,肿瘤临床病理分期,患者身体健康状况、年龄及性别都是重要的预后因素。目前,临床病理分期,即 TNM 分期是预测肺癌患者生存时间的最主要也最稳定的指标。根据目前的资料来看,对于 NSCLC,Ⅰ期患者 5 年生存率约为 70%,其中,I_A 期患者 5 年生存率超过 80%,中位生存期接近 10 年;Ⅱ期患者 5 年生存率约 40%;对于Ⅲ期患者,5 年生存率降至 15% 左右;而Ⅳ期患者的 5 年生存率仅为不到 5%,中位生存期只有 7 个月。SCLC 恶性程度高于 NSCLC,更易发生复发与转移,故 SCLC 患者生存期显著短于 NSCLC。Ⅰ期 SCLC 患者 5 年生存率约为 50%;Ⅱ期约为 25%;Ⅲ期降至 10% 左右;而Ⅳ期不足 3%。我国 NSCLC 患者中,Ⅰ期 5 年生存率约为 70%,Ⅱ期约 50%,Ⅲ期约 15%,Ⅳ期为 5% 左右。对于我国的 SCLC 患者,上述数据分别为 45%、25%、8%、3%。

第二节　肺转移瘤流行病学、诊断及治疗现状

一、流行病学

（一）肺转移瘤发病率的基本情况

肿瘤细胞具有无限复制、组织浸润和转移、免疫逃逸、自我生长信号传导、促进局部炎症、持续血管生成、基因组不稳定和突变、细胞能量异常等基本生物学特征。其中转移是恶性肿瘤细胞最基本的生物学特征之一，是临床大多数肿瘤患者治疗失败和致死的主要因素，临床上 70% 的侵袭性癌患者在初诊时已有转移。肺是仅次于肝脏的常见转移部位，可以通过血行转移、淋巴管转移、直接浸润或蔓延、气道播散等多种途径发生。据尸检报告，几乎 1/3 死于癌症的患者都存在肺转移。肺转移瘤国际登记中心统计了 5 206 例肺转移肿瘤原发部位的资料：43% 上皮来源肿瘤、42% 肉瘤、7% 生殖系统肿瘤、6% 恶性黑色素瘤及 2% 其他肿瘤。据中国医学科学院肿瘤医院 3 569 例肺转移肿瘤原发部位的统计，出现肺转移的原发肿瘤依次为：乳腺癌占 16.92%、大肠癌占 15.86%、甲状腺癌占 7.68%、肝肿瘤占 7.48%、淋巴瘤占 6.61%、肾癌占 6.39%、食管肿瘤占 6.08%、子宫肿瘤占 5.41%，其余为其他肿瘤。

（二）肿瘤转移的途径

肿瘤转移可分为血行转移、淋巴转移、直接浸润、气道播散等。①血行转移：最为常见。脱落游离于血液中的肿瘤细胞在随全身血液流经肺毛细血管网时，肺循环是低压系统，血流缓慢，肿瘤细胞易于停滞。加之肺接受肺动脉和支气管动脉的双重供血，使肿瘤细胞的肺部转移概率增大极易停留于肺部生长，形成转移灶。②淋巴转移：多数肿瘤细胞经胸导管回流到体静脉，少数转移至纵隔淋巴结并经淋巴管逆流到肺，瘤细胞浸润引起肺间质增厚，表现为淋巴管炎型或肺门纵隔淋巴结肿大。淋巴转移灶的原发肿瘤多数来源于消化道、肺、乳腺及女性生殖系统的恶性肿瘤。③直接浸润：多为邻近病变的直接侵犯，其原发病变主要来自乳腺、纵隔、肺及消化道恶性肿瘤。④气道播散（STAS）：也就是通过肺泡和毛细支气管通道，将肺的癌细胞，播散到肿瘤周边部分肺实质内，肺癌可出现气道播散。

二、诊断

（一）临床表现

除原发肿瘤引起的相关症状外，大多数肺转移瘤早期临床表现缺乏特异性临床症状，尤其是血行转移者。一般在随访原发肿瘤的过程中，进行胸部影像检查时被发现。其临床表现可以归纳为：①肺转移瘤局部生长引起的症状；②肺转移瘤侵犯邻近器官、结构引起的症状等；③全身远处转移引起的伴随症状。

1. 肺转移瘤局部生长引起的症状　这类症状和体征包括①咳嗽：咳嗽是肺癌患者就诊时最常见的症状，如有癌性淋巴管炎者会出现较重干咳；②咯血：通常表现为痰中带血丝；③呼吸困难：肺组织被大块肿瘤挤压、气道梗阻或胸腔积液则会出现呼吸困难，如出现癌性淋巴管炎者会出现较重的呼吸困难；④发热：部分患者可并发肺炎；⑤喘鸣：如果肿瘤位于大气道，特别是位于主支气管时，常可引起喘鸣症状；⑥肺尖转移可出现 Pancoast 综合征。

2. 肺转移瘤侵犯邻近器官、结构引起的症状 肺转移瘤直接侵犯邻近结构如胸壁、膈肌、心包、膈神经、喉返神经、上腔静脉、食管,或转移性肿大淋巴结机械压迫上述结构,可以出现特异的症状和体征。

3. 全身远处转移引起的伴随症状 最常见的是合并中枢神经系统转移而出现的头痛、恶心、呕吐等症状。合并骨转移则通常出现较为剧烈而且不断进展的疼痛症状等。

（二）诊断

根据肺部影像学的表现,结合原发肿瘤的诊断或病史(必要时活组织检查),一般不难诊断肺转移瘤。

1. 肺转移瘤时间点 根据肺转移瘤发现的时间有两种时间点形式①异时性:大多数情况是先发现原发肿瘤续之出现肺转移瘤,也可以先发现肺转移瘤(如肺结节活检后提示转移瘤),继而查找原发肿瘤;②同时性:原发肿瘤和肺转移瘤同时被发现,这种情况下尤其是单发肺结节时要注意结合其他临床资料进行诊断。也有学者根据肺转移瘤出现的时间,分为以下类型①早发性肺转移瘤:原发病灶未发现之前出现的肺转移瘤;②即发性肺转移瘤:原发病灶发现3年以内出现的肺转移瘤;③晚发性肺转移瘤:原发病灶发现3~10年出现的肺转移瘤;④迟发性肺转移瘤:原发病灶发现10年以上出现的肺转移瘤。

2. 影像学 在肺部影像学中CT扫描最为常用和可靠,可以检出小于1cm的病灶。CT表现:①主要表现为肺内单发或多发球形结节影,大小不一,边缘光滑,密度均匀,多分布于肺外围;②也可出现两肺满布的粟粒样结节,随访过程中可发现转移灶呈进行性增大。有条件者可以用PET-CT进行诊断,使用PET-CT检查肺转移肿瘤,敏感性和特异性均高于CT。PET-CT可以发现87%的肺转移病灶,对肺门、纵隔淋巴结转移PET-CT也较CT具有优势,但PET-CT检测直径小于1cm肺转移病灶时敏感性相对较差。

3. 活检 对于结合原发肿瘤的诊断或病史和典型结合肺转移瘤影像学表现,一般不需要对肺转移病灶进行活检。但是以下几种情况需要活检:①肺转移瘤影像学表现不典型;②怀疑多原发肿瘤时;③对肺部出现单发或多发性大小不等的结节病变,临床上无原发恶性肿瘤病史;④怀疑肺部病变为炎症、结节病或结核时。

4. 寡转移的概念 此概念是1995年由Hellman等人提出的,目前较为公认的寡转移概念是指:≤5个转移灶,可能出现于一个或多个器官(一般认为≤2器官)。目前认为寡转移患者通过采取积极的局部和全身治疗方案,可以长期生存甚至治愈。然而,寡转移的概念并非基于生物实体研究得出,也不是根据转移频率分布的数学分析得出,而是转移灶≤5个时便于采用消融术或其他局部治疗手段进行治疗。

三、治疗现状

（一）外科切除

1. 外科治疗的手术指征 手术指征除肺癌手术外,转移瘤切除术是胸外科开展最多的手术,欧洲肺转移瘤切除术已达胸外科工作量的15%~50%。关于肺转移瘤外科治疗手术指征的共识:①原发肿瘤已控制或者可控;②在保证足够余肺功能的前提下,肺转移瘤能被完全切除;③无胸腔外转移;④患者一般情况和心肺功能等可耐受手术。

2. 疗效 目前研究认为,对符合适应证的肺转移瘤患者积极进行手术治疗,可获得满意的生存期延长。Todd等总结了肺转移瘤患者手术切除转移灶后的5年生存率分别为:骨肉瘤 20%~50%,妇科肿瘤 42%~53.3%,软组织肉瘤 18%~28%,肾脏肿瘤 24%~53.8%,头颈部肿瘤 40.9%~47%,结肠癌 21%~38.6%,睾丸癌(3 年生存率)51%~71%,乳腺癌 31%~49.5%,黑色素瘤 0%~33%,提示生殖系统肿瘤预后最好,其次是上皮来源的肿瘤,在上皮来源的肿瘤中乳腺癌预后较好,黑色素瘤及软组织肉瘤预后最差。

(二)放射治疗

包括外放射和内放射治疗两种。①外放射:目前三维适形放疗应用较为广泛,能够有效地控制肺转移灶,延长患者的生存时间,且不良反应小;②内放射:经 CT 引导下经皮穿刺植入放射性粒子,如 ^{125}I 放射性粒子等。这些放射性粒子均具有在肿瘤靶点短距离内剂量迅速衰减的特点,可使治疗靶点剂量很高,而周围正常组织受照射量极低,从而达到最大程度地消灭肿瘤和保护正常组织之目的。

(三)消融治疗

主要是热消融(射频、微波、冷冻、激光等)和化学消融(无水乙醇、乙酸等)。热消融治疗肺转移瘤具有独特的优势,热消融治疗肺转移瘤情况将在以后章节中详细描述。化学消融应用的相对较少,主要用于靠近肺周边 ≤ 2cm 的肿瘤。在 CT 引导下行经皮肺瘤内无水乙醇注射治疗,无水乙醇可引起肿瘤组织凝固性坏死,并可使肿瘤周围血管上皮细胞坏死,形成血栓,进一步促进肿瘤组织缺血坏死。

(四)药物治疗

1. 化疗 多数肺转移瘤对化疗的敏感性和原发灶一致。对化疗敏感的肿瘤出现肺转移,特别是双肺多发转移者,根据原发疾病的方案化疗是一个合理的选择。

2. 靶向治疗 分子靶向治疗主要是通过特异性阻断肿瘤细胞的信号转导或阻止肿瘤血管生成的潜在靶点以抑制肿瘤细胞的生长和增殖。如 *EGFR* 基因突变的非小细胞肺癌出现肺转移,且在一线或二线治疗失败后可以选择酪氨酸激酶抑制剂吉非替尼或厄洛替尼进行治疗;胃肠间质细胞瘤出现肺转移也可以用相应分子靶向治疗药物伊马替尼;肝细胞癌、肾透明细胞癌出现广泛的肺转移,如果不适合手术切除也可用索拉非尼治疗;乳腺癌的分子靶向治疗等已广为人知。随着基础研究和临床实践的深入,分子靶向治疗的疗效有望进一步得到提高。

第三节 肺部良性肿瘤流行病学、诊断及治疗现状

一、流行病学

肺部良性肿瘤占全部肺肿瘤的 10% 以下,多数位于肺野的周边,表现肺结节性病变,仅少数起源于肺门区大支气管管壁。其种类繁多,依肿瘤组织起源及组织成分不同可分为纤维瘤、血管瘤、纤维血管瘤、神经纤维瘤、神经鞘瘤、硬化性血管瘤、乳头状瘤、脂肪瘤、平滑肌瘤、软骨瘤、骨瘤及错构瘤等,总体上可大致归纳为三类①来源于胚胎发育障碍:错构瘤、畸胎瘤、支气管囊肿;②来源于间叶组织:肺平滑肌瘤、神经鞘瘤、脂肪瘤、血管性肿瘤;③来源于支气管管壁的上皮或腺体:支气管乳头状瘤。在良性肿瘤中错构瘤相对多见,其他均属罕少见肿瘤。

二、诊断

（一）肺部良性肿瘤临床特点

临床上肺部良性肿瘤发病年龄偏低，其中肺错构瘤、畸胎瘤、血管性肿瘤虽与胚胎发育有关，但儿童少见，多见于 20~40 岁青年。有时出现咳嗽、咯血、胸闷、胸痛与气促。肺畸胎瘤患者可出现痰中有豆腐渣样物及毛发。多数良性肿瘤一般无症状，常为体检时偶然发现。

（二）肺部良性肿瘤影像学特征

1. 结节大小　一般认为结节病灶越大，恶性度越高，结节直径大于 3cm 时，80% 为恶性，结节直径小于 2cm 者，仅 20% 为恶性，因此结节大小对良恶性鉴别有一定价值。

2. 结节密度　结节密度定性诊断非常重要，一般认为良性肿瘤大多密度较均匀，在高分辨 CT 上呈均匀密度者中良性结节明显高于恶性结节。含脂肪的肿瘤如错构瘤、畸胎瘤，平片与 CT 上密度可不均匀，肺脂肪瘤密度最低，且 X 线平片甚至 CT 纵隔窗上均常漏诊，结节内见到脂肪密度灶对该类肿瘤有重要的鉴别诊断价值。

3. 钙化　钙化常见于良性结节中，尤其钙化的形态与范围对鉴别诊断起重要作用，一般良性结节中钙化多呈中心形、层状形、"爆米花"形和弥漫形，其中"爆米花"形钙化最具特征，多见于错构瘤或软骨瘤。

4. 边缘特征　良性肿瘤绝大多数边缘光滑，少数病例可有分叶征，但一般不出现深分叶征，不出现毛刺征、棘突征。

三、治疗现状

肺部良性肿瘤生长速度较慢者，可随访观察。对于有临床症状和诊断不明确者需手术治疗，这是因为：①诊断不明确者不易与肺部恶性肿瘤相鉴别；②部分患者，尤其是支气管内型错构瘤有明显的局部和全身症状；③患者心理负担较重；④肺良性瘤与肺癌是否有因果关系尚不清楚。

手术原则以局部肿瘤摘除术为主。有关热消融治疗肺部良性肿瘤的报道较少，但是在保证安全的情况下可以试用。

（杨　霞　王忠敏　叶　欣　李　肖　胡凯文）

参 考 文 献

[1] Jemal A, Bray F, Center MM, et al. Global cancer statistics. CA Cancer J Clin, 2011, 61: 69-90.

[2] Wanqing Chen, Rongshou Zheng, Hongmei Zeng, et al. Epidemiology of lung cancer in China. Thoracic Cancer, 2015, 6: 209-215.

[3] Wanqing Chen, Rongshou Zheng, Peter D. Baade, et al. Cancer Statistics in China, 2015 CA Cancer J Clin, 2016, 66: 115-132.

[4] Scott WJ, Howington J, Feigenberg S, et al. Treatment of non-small cell lung cancer stage I and stage II. ACCP evidencebased clinical practice guidelines. Chest, 2007, 132: 234-242.

[5] Fitzmaurice C, Akinyemiju TF, Al Lami FH, et al. Global, Regional, and National Cancer Incidence, Mortality, Years of Life Lost, Years Lived With Disability, and Disability-Adjusted Life-Years for 29 Cancer Groups,

1990 to 2016：A Systematic Analysis for the Global Burden of Disease Study. JAMA Oncol,2018,4(11)：1553-1568.

［6］ Thun MJ,Carter BD,Feskanich D,et al.50-year trends in smoking-related mortality in the United States.The New England Journal of Medicine,2013,368(4)：351-364.

［7］ Bray F,Ferlay J,Soerjomataram I,et al.Global cancer statistics 2018：GLOBOCAN estimates of incidence and mortality worldwide for 36 cancers in 185 countries.CA Cancer J Clin,2018,68(6)：394-424.

［8］ Barta JA.Global Epidemiology of Lung Cancer.Annals of Global Health,2019,85(1)：8,1-16.

［9］ 支修益,石远凯,于金明.中国原发性肺癌诊疗规范(2015年版).中华肿瘤杂志,2015,37(1)：67-78.

［10］ Jack A.Roth,Waun Ki Hong.肺癌：第4版.叶欣,李宝生,彭忠民,杨霞,译.西安：世界图书出版西安有限公司,2018.

［11］ Martini N,Mccormack PM.Evolution of the surgical management of pulmonary metastases.Chest Surg Clin N Am,1998,8：13-27.

［12］ Pfannschmidt J,Dienemann H,Hoffmann H,et al.Surgical resection of pulmonary metastases from colorectal cancer：A systematic review of published series.Ann Thorac Surg,2007,84：324-338.

［13］ Pastorino U,Buyse M,Friedel G,et al.(International Registry of Lung Metastases)Long-term results of lung metastasectomy：prognostic analyses based on 5206 cases.J Thorac Cardiovasc Surg,1997；113(1)：37-49.

［14］ 顾仰葵,范卫君,黄金华,等.CT导向下原发性肝癌肺转移瘤内注射无水乙醇的疗效评价.癌症,2007,26(10)：1112-1115.

［15］ Todd TR.Te surgical treatment of pulmonary metastases.Chest,1997,112(4 Suppl)：287S-290S.

［16］ Hellman S,Weichselbaum RR.Oligometastases.J Clin Oncol,1995,13(1)：8-10.

［17］ Weichselbaum RR,Hellman S.Oligometastases revisited.Nat Rev Clin Oncol,2011,8(6)：378-382.

［18］ Shintaro Yokoyama,Tomoyuki Murakami,Hiroyuki Tao,et al.Tumor spread through air spaces identifies a distinct subgroup with poor prognosis in surgically resected lung pleomorphic carcinoma.Chest,2018,154(4)：838-847.

［19］ 蔡明辉,申屠阳.肺部转移性肿瘤的临床诊治策略.中国肺癌杂志,2014,17(3)：282-285.

［20］ 沈建飞,杨成林,何建行.肺转移瘤的外科治疗进展.临床与病理杂志,2015,35(1)：106-110.

［21］ Qi H,Fan W.Value of ablation therapy in the treatment of lung metastases.Thorac Cancer,2018,9(2)：199-207.

［22］ Stefani A,Morandi U,Urgese AL,et al.Carcinoid tumors of the lung-ananalysis of 65 operated cases.J Cardiovasc Surg(Torino),1999,40(4)：607-612.

第二章

肺部肿瘤的 CT 影像学诊断

第一节　肺的 CT 断层解剖

CT 能够清晰地显示胸部正常结构(主要包括肺及纵隔)和病灶的大体解剖,尤其是能够提供病灶的位置、大小、形态、密度、边缘及内部特征等重要信息。可为病灶的定性分析(活检病理)、治疗操作(消融)、疗效分析(随访观察)提供良好的引导方式及影像学依据。胸部 CT 扫描时,常规要求患者两臂上举抱头、吸气末屏气完成扫描,因此显示的解剖结构在同一层面上与标本断层略有差异。熟练掌握胸部正常结构的 CT 断层解剖影像,对正确认识肺部病变、选择最佳穿刺路径、规避重要解剖结构等至关重要,本节将就胸廓入口水平至肝静脉水平的 15 个典型层面的轴位 CT 影像进行图文介绍。

一、胸廓入口层面

胸廓入口层面(图 2-1-1),又叫"8 个血管层面",该层面主要显示了包括双侧锁骨下动静脉、颈总动脉、颈内静脉在内的 8 条重要血管。

注意事项:在邻近该层面行肺部肿瘤穿刺活检和消融操作时,应避免损伤上述血管而导致大出血。

二、锁骨下动静脉层面

锁骨下动静脉层面(图 2-1-2、图 2-1-3),为"6 个血管层面",包括双侧锁骨下动脉、锁骨下静脉、颈总动脉 6 条血管,该层面显示了双肺尖,其后上方有臂丛神经通过。

注意事项:进行这些部位(如右肺尖段、左肺尖段和脊髓)的肿瘤消融时,要注意臂丛神经的保护,以免造成同侧上肢的感觉运动障碍。

三、主动脉弓三大分支层面

主动脉弓三大分支层面(图 2-1-4),主要包括主动脉弓三大分支、气管、食管、左右头臂静脉等重要解剖结构。在该层面,主动脉弓的凸侧向上发出 3 个分支,自右向左依次为头臂干(分为右颈总动脉和右锁骨下动脉)、左颈总动脉和左锁骨下动脉。

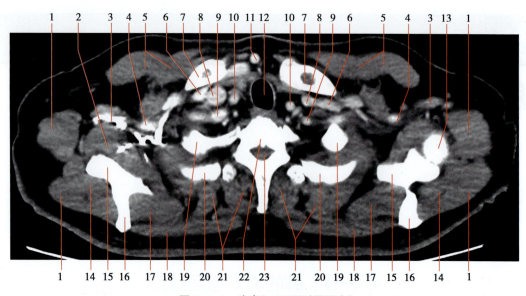

图 2-1-1　胸廓入口层面（纵隔窗）

1. 三角肌；2. 肩胛下肌；3. 腋静脉；4. 腋动脉；5. 胸大肌；6. 锁骨下静脉；7. 锁骨；8. 颈内静脉；9. 锁骨下动脉；
10. 颈总动脉；11. 颈前静脉；12. 气管；13. 肱骨头；14. 冈下肌；15. 肩胛骨；16. 肩胛冈；17. 冈上肌；18. 斜方肌；
19. 第 1 肋骨；20. 第 2 肋骨；21. 竖脊肌；22. 第 1 胸椎；23. 脊髓

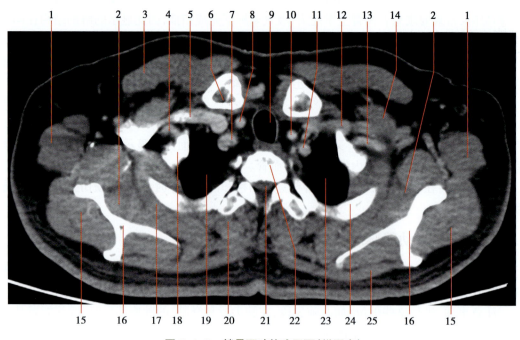

图 2-1-2　锁骨下动静脉层面（纵隔窗）

1. 三角肌；2. 肩胛下肌；3. 胸大肌；4. 右腋动脉；5. 右锁骨下静脉；6. 锁骨；7. 右锁骨下动脉；8. 右颈总动脉；
9. 气管；10. 左颈总动脉；11. 左锁骨下动脉；12. 左锁骨下静脉；13. 左腋动脉；14. 胸小肌；15. 冈下肌；16. 肩
胛骨；17. 前锯肌；18. 第 1 肋骨；19. 右肺尖段；20. 竖脊肌；21. 脊髓；22. 第 2 胸椎；23. 左肺尖段；24. 第 2 肋骨；
25. 斜方肌

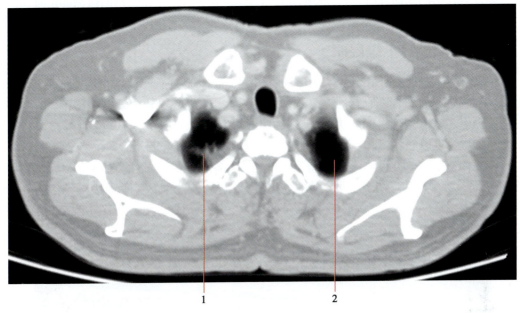

图 2-1-3　锁骨下动静脉层面（肺窗）

1. 右肺尖段；2. 左肺尖段

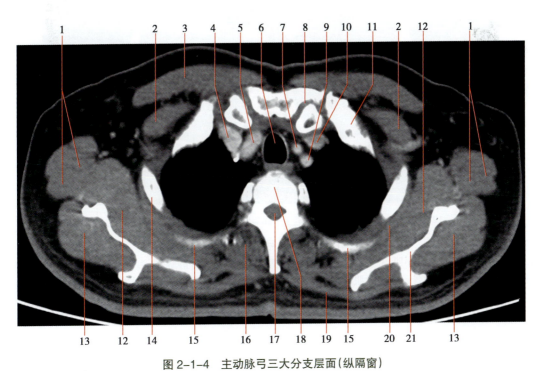

图 2-1-4　主动脉弓三大分支层面（纵隔窗）

1. 三角肌、大圆肌；2. 胸小肌；3. 胸大肌；4. 右头臂静脉；5. 头臂干；6. 气管；7. 左颈总动脉；8. 胸锁关节；9. 左锁骨下动脉；10. 左头臂静脉；11. 第 1 肋骨；12. 肩胛下肌；13. 冈下肌；14. 第 2 肋骨；15. 第 3 肋骨；16. 竖脊肌；17. 脊髓；18. 第 3 椎体；19. 斜方肌；20. 前锯肌；21. 肩胛骨注意事项:活检或消融该部位肺部肿瘤时,避免损伤上述重要血管分支及肋间血管,如穿刺部位选在肋间隙前部时,进针点应在上、下肋之间刺入;如选在肋角的内侧部位时,应在下位肋骨的上缘刺入。

四、主动脉弓上缘层面

主动脉弓上缘层面(图 2-1-5),为上纵隔与中纵隔的分界面。上纵隔即主动脉弓上缘以上的层面,其内结构自前向后分胸腺层、静脉层、动脉层、气管层和食管层;中纵隔即主动脉弓上缘至升主动脉根部之间的层面,其内的结构减为四层,此处的动脉与静脉排成一行,自右向左依次为上腔静脉、升主动脉(主动脉弓)和肺动脉干。

注意事项:如在肋间隙前部穿刺消融时,进针部位应在上、下肋之间刺入;而在肋角的内侧部位穿刺时,应在下位肋骨的上缘刺入。选择胸小肌或胸大肌处穿刺进针比较安全。在俯卧位穿刺时肩胛骨常常阻碍穿刺入径,可以通过上肢的移动改变肩胛骨的位置。

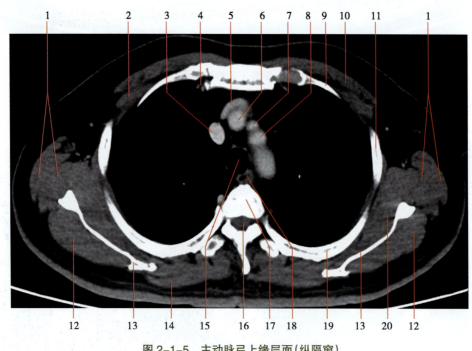

图 2-1-5 主动脉弓上缘层面(纵隔窗)

1. 背阔肌、大圆肌;2. 胸小肌;3. 上腔静脉;4. 胸廓内动静脉;5. 左头臂静脉;6. 头臂干;7. 左颈总动脉;8. 左锁骨下动脉;9. 第 2 肋骨;10. 胸大肌;11. 第 3 肋骨;12. 冈下肌;13. 肩胛骨;14. 斜方肌;15. 气管;16. 脊髓;17. 第 4 椎体;18. 食管;19. 第 4 肋骨;20. 肩胛下肌

五、主动脉弓层面

主动脉弓层面(图 2-1-6、图 2-1-7),为肺部及纵隔的重要解剖层面,主动脉弓为主动脉上部呈弓形弯曲的部分,在第 4 胸椎下缘移行为降主动脉。

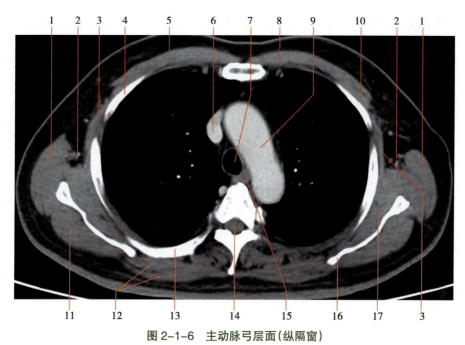

图 2-1-6　主动脉弓层面（纵隔窗）

1. 背阔肌、大圆肌；2. 胸背动脉；3. 前锯肌；4. 第 3 肋骨；5. 胸大肌；6. 上腔静脉；7. 气管；8. 胸廓内动静脉；9. 主动脉弓；10. 胸小肌；11. 冈下肌；12. 菱形肌、斜方肌；13. 第 5 肋骨；14. 脊髓；15. 食管；16. 肩胛骨；17. 肩胛下肌

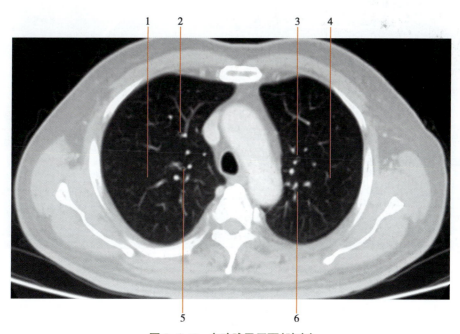

图 2-1-7　主动脉弓层面（肺窗）

1. 右肺上叶；2. 右肺上叶前段支气管分支；3. 左肺上叶前段支气管分支；4. 左肺上叶；
5. 右肺上叶尖段支气管分支；6. 左肺上叶尖后段支气管分支

注意事项:在消融主动脉弓外侧处的肿瘤或转移淋巴结时,要注意迷走神经、喉返神经和膈神经的走行。图 2-1-6 中,胸大肌和对侧相对应区域是气胸发生后置管引流的常见部位。此外,穿刺进针时应避免损伤胸廓内动静脉(如胸廓内动静脉处),若损伤可导致胸腔内出血。在图 2-1-7 中,右肺上叶前段支气管分支、左肺上叶前段支气管分支、左肺上叶、右肺上叶尖段支气管分支、左肺上叶尖后段支气管分支周围有许多小的肺动脉分支,穿刺进针时应尽量避免损伤这些血管(尤其是肺活检时),若损伤可导致较严重的肺内出血。

六、主肺动脉窗层面

主肺动脉窗层面(图 2-1-8、图 2-1-9),包括主肺动脉窗及周围重要解剖结构,奇静脉弓通常也于此层面注入上腔静脉,主肺动脉窗在 CT 图像上呈一低密度空隙,其范围包括主动脉弓下缘和肺动脉权上缘之间 1~2cm 的区域,此区域含有动脉韧带、动脉韧带淋巴结、左侧喉返神经。

注意事项:穿刺进针时应避开图 2-1-8 中的胸廓内动静脉(右侧)、胸廓内动静脉(左侧)处,若损伤易导致胸腔内出血;在俯卧位穿刺时,若穿过图 2-1-9 中的左肺斜裂处,易导致气胸的发生。

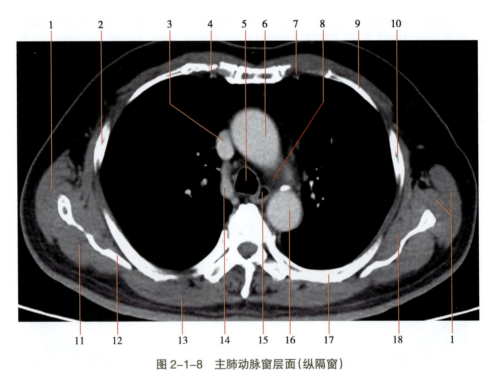

图 2-1-8 主肺动脉窗层面(纵隔窗)

1. 背阔肌、大圆肌;2. 第 4 肋骨(右侧);3. 上腔静脉;4. 胸廓内动静脉(右侧);5. 气管;6. 升主动脉;7. 胸廓内动静脉(左侧);8. 主肺动脉窗;9. 第 3 肋骨;10. 第 4 肋骨(左侧);11. 冈下肌;12. 肩胛骨;13. 斜方肌;14. 奇静脉弓;15. 食管;16. 降主动脉;17. 第 5 肋骨;18. 肩胛下肌

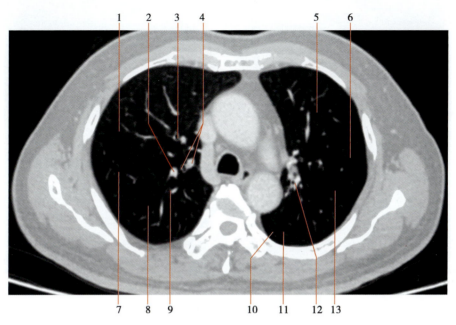

图 2-1-9　主肺动脉窗层面(肺窗)

1. 右肺上叶前段;2. 右上肺静脉分支;3. 右肺上叶前段支气管及动脉;4. 右肺上叶尖段支气管及动脉;5. 左肺上叶前段;6. 左肺上叶;7. 右肺上叶;8. 右肺上叶后段;9. 右肺上叶后段支气管及动脉;10. 左肺下叶背段;11. 左肺斜裂;12. 左肺上叶尖后段支气管;13. 左肺上叶尖后段

七、气管隆凸下层面

气管隆凸下层面(图 2-1-10、图 2-1-11),其上方紧邻气管隆凸或气管分叉,气管隆凸或气管分叉是 CT 扫描时重要的定位解剖结构,常以气管隆凸或气管分叉为标志行 CT 扫描。气管隆凸下为 7 区淋巴结所在区域,在肺癌分期中为 N_2 站淋巴结。

注意事项:在穿刺进针时应避开图 2-1-10 中的胸廓内动静脉(右侧)、胸廓内动静脉(左侧)处,若损伤可导致胸腔内出血;在俯卧位穿刺时,若穿刺经过图 2-1-11 中右肺斜裂、左肺斜裂容易导致气胸。

八、肺动脉干层面

肺动脉干层面(图 2-1-12、图 2-1-13)包括肺、上腔静脉、升主动脉、肺动脉、左右主支气管及分支、食管、降主动脉等关键结构。肺动脉干是短而粗的动脉,起始于右心室的动脉圆锥,向左后上方斜升,先在升主动脉根部的前面,继而至其左侧及主动脉弓的下方,分为左、右肺动脉。

注意事项:在穿刺时穿过背阔肌、大圆肌、肺动脉干、第 6 肋骨部位(图 2-1-13),易导致气胸;消融上腔静脉周围的肿瘤后,可出现肺不张。

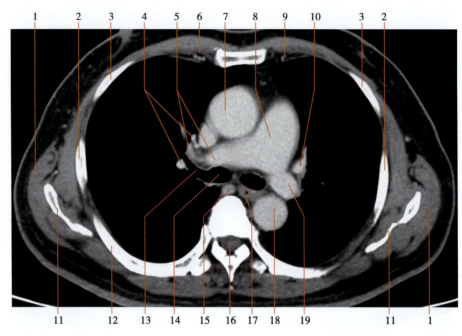

图 2-1-10 气管隆凸下层面(纵隔窗)

1. 背阔肌;2. 第 5 肋骨;3. 第 4 肋骨;4. 右上肺静脉分支;5. 右上肺动脉及分支;6. 胸廓内动静脉(右侧);7. 升主动脉;8. 肺动脉;9. 胸廓内动静脉(左侧);10. 左上肺静脉分支;11. 肩胛骨;12. 第 6 肋骨;13. 右肺上叶支气管;14. 右主支气管;15. 奇静脉;16. 脊髓;17. 食管;18. 降主动脉;19. 左肺动脉

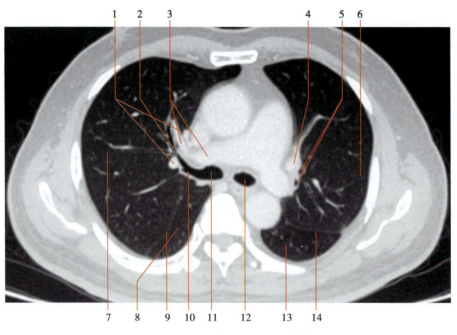

图 2-1-11 气管隆凸下层面(肺窗)

1. 右上肺静脉分支;2. 右肺上页前段支气管;3. 右上肺动脉及右上肺前段动脉;4. 左上肺静脉分支;5. 左肺上叶尖后段支气管分支;6. 左肺上叶尖后段;7. 右肺上叶前段;8. 右肺下叶背段;9. 右肺斜裂;10. 右肺上叶支气管;11. 右主支气管;12. 左主支气管;13. 左肺下叶背段;14. 左肺斜裂

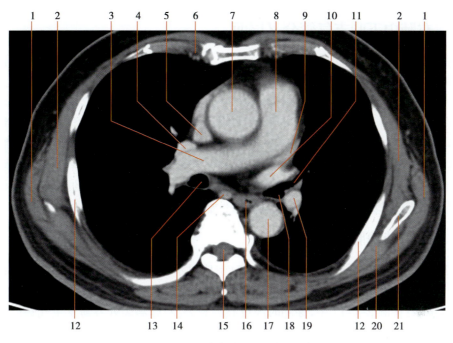

图 2-1-12　肺动脉干层面（纵隔窗）

1. 背阔肌、大圆肌；2. 前锯肌；3. 右肺动脉；4. 右上肺静脉；5. 上腔静脉；6. 胸廓内动静脉；7. 升主动脉；8. 肺动脉干；9. 左心耳；10. 左上肺静脉；11. 左肺上叶支气管下支；12. 第 6 肋骨；13. 右肺中间段支气管；14. 奇静脉；15. 脊髓；16. 食管；17. 降主动脉；18. 左肺下叶支气管；19. 左下肺动脉；20. 菱形肌；21. 肩胛骨

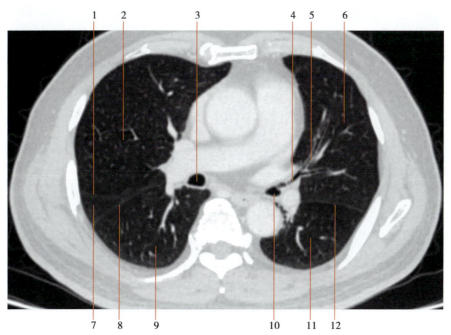

图 2-1-13　肺动脉干层面（肺窗）

1. 右肺水平裂；2. 右肺上叶前段；3. 右肺中间段支气管；4. 左肺上叶支气管下支；5. 左肺上叶上舌段支气管；6. 左肺上叶上舌段；7. 右肺中叶；8. 右肺斜裂；9. 右肺下叶背段；10. 左肺下叶支气管；11. 左肺下叶背段；12. 左肺斜裂

九、右肺中下叶支气管分叉层面

在右肺中下叶支气管分叉层面(图 2-1-14、图 2-1-15),右肺中间干支气管分出右肺中叶支气管和右肺下叶支气管,因右肺水平裂与扫描切面近似平行,CT 图像上表现为乏肺纹理区。

注意事项:在图 2-1-15 中,若穿刺经过右肺斜裂、左肺斜裂,易导致气胸;穿刺时要注意右肺中叶外侧段支气管及动脉、右肺中叶静脉、左肺中叶舌段静脉、右肺下叶背段静脉;右肺下叶背段静脉、左肺下叶背段静脉、左肺下叶背段支气管分支及动脉周围的肿瘤在消融后可出现肺不张;左肺下叶背段静脉、左肺下叶背段支气管分支及动脉周围的肿瘤在消融时不要损伤这两支血管,以免造成迟发性大出血或假性血管瘤。

十、左下肺静脉层面

左下肺静脉层面(图 2-1-16、图 2-1-17)主要显示了左右心房、纵隔大血管的起始部、右肺中叶内外侧段、左肺上叶舌段及双下肺基底段。

注意事项:在图 2-1-17 中,穿刺时经过右肺斜裂、左肺斜裂处容易发生气胸;穿刺时要注意右肺中叶段间静脉、右肺中叶内侧段支气管及动脉、右肺下叶、左下肺背段静脉的血管分支。

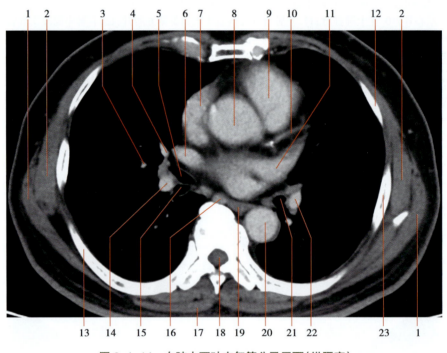

图 2-1-14 右肺中下叶支气管分叉层面(纵隔窗)

1. 背阔肌;2. 前锯肌;3. 右肺中叶外侧段动脉;4. 右肺中叶内侧段动脉;5. 右肺中叶支气管;6. 右上肺静脉;7. 右心房;8. 升主动脉;9. 动脉圆锥;10. 冠状动脉;11. 左心房;12. 第 5 肋骨;13. 第 7 肋骨;14. 右下肺动脉;15. 右肺下叶支气管;16. 奇静脉;17. 斜方肌;18. 脊髓;19. 食管;20. 降主动脉;21. 左肺下叶支气管;22. 左下肺动脉;23. 第 6 肋骨

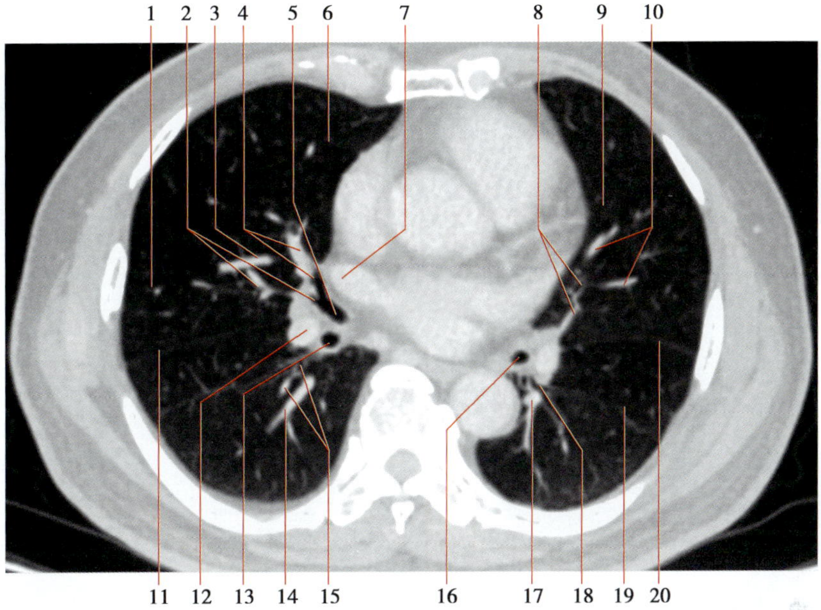

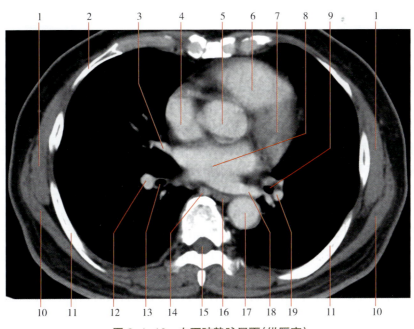

图 2-1-15　右肺中下叶支气管分叉层面（肺窗）

1. 右肺中叶外侧段；2. 右肺中叶外侧段支气管及动脉；3. 右肺中叶静脉；4. 右肺中叶内侧段支气管及动脉；
5. 右肺中叶支气管；6. 右肺中叶内侧段；7. 右上肺静脉；8. 左肺上叶下舌段支气管及动脉；9. 左肺中叶舌段；
10. 左肺中叶舌段静脉；11. 右肺斜裂；12. 右下肺动脉；13. 右肺下叶支气管；14. 右肺下叶背段静脉；15. 右肺
下叶背段支气管及动脉；16. 左下肺基底段支气管；17. 左肺下叶背段静脉；18. 左肺下叶背段支气管分支及
动脉；19. 左肺下叶背段；20. 左肺斜裂

图 2-1-16　左下肺静脉层面（纵隔窗）

1. 前锯肌；2. 第 5 肋骨；3. 右上肺静脉；4. 右心房；5. 升主动脉；6. 动脉圆锥；7. 左心室；8. 左心房；9. 左肺下
叶基底段支气管；10. 背阔肌；11. 第 7 肋骨；12. 右下肺动脉；13. 右肺下叶基底段支气管；14. 奇静脉；15. 脊髓；
16. 食管；17. 降主动脉；18. 左下肺静脉；19. 左下肺动脉

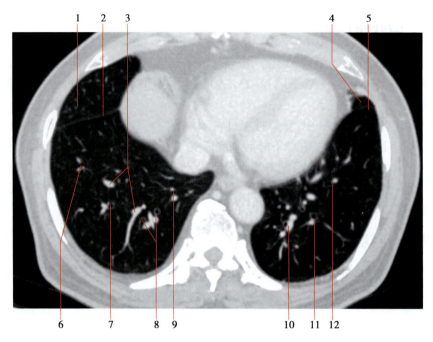

图 2-1-23　冠状窦层面（肺窗）

1. 右肺中叶；2. 右肺斜裂；3. 右肺下叶基底段静脉分支；4. 左肺舌段；5. 左肺斜裂；6. 右肺下叶前基底段支气管分支及动脉；7. 右肺下叶外基底段支气管分支及动脉；8. 右肺下叶后基底段支气管分支及动脉；9. 右肺下叶内基底段支气管分支及动脉；10. 左肺下叶后基底段支气管分支及动脉；11. 左肺下叶外基底段支气管分支及动脉；12. 左肺下叶前基底段支气管分支及动脉

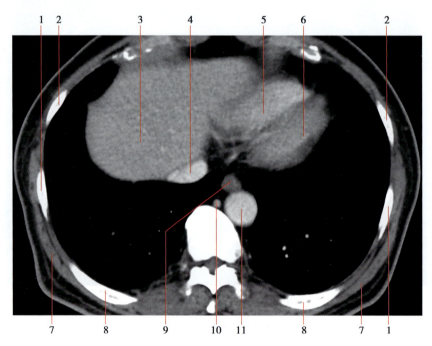

图 2-1-24　心底层面（纵隔窗）

1. 第 8 肋骨；2. 第 7 肋骨；3. 肝脏；4. 下腔静脉；5. 右心室；6. 左心室；7. 背阔肌；
8. 第 9 肋骨；9. 食管；10. 奇静脉；11. 降主动脉

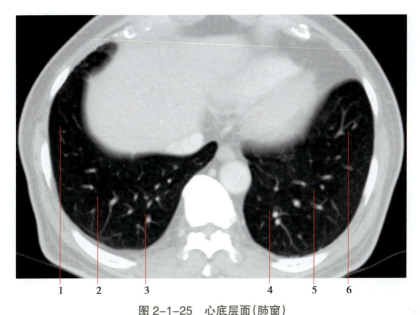

图 2-1-25 心底层面(肺窗)

1. 右肺下叶前基底段;2. 右肺下叶外基底段;3. 右肺下叶后基底段;4. 左肺下叶后基底段;
5. 左肺下叶外基底段;6. 左肺下叶前基底段

十五、肝静脉层面

在肝静脉层面(图 2-1-26、图 2-1-27),心脏结构消失,胃底出现;可见肝静脉三大分支(肝右静脉、肝中静脉、肝左静脉)注入下腔静脉;肺部面积显著缩小,仅存双下肺部分基底段。

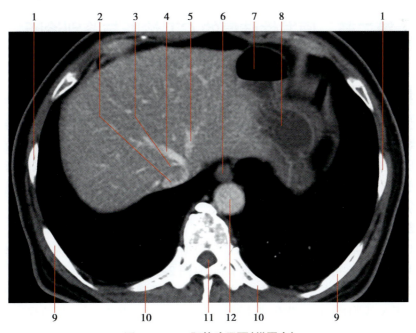

图 2-1-26 肝静脉层面(纵隔窗)

1. 第 8 肋骨;2. 下腔静脉;3. 肝右静脉;4. 肝中静脉;5. 肝左静脉;6. 食管;7. 胃泡;
8. 胃底;9. 第 9 肋骨;10. 第 10 肋骨;11. 脊髓;12. 降主动脉

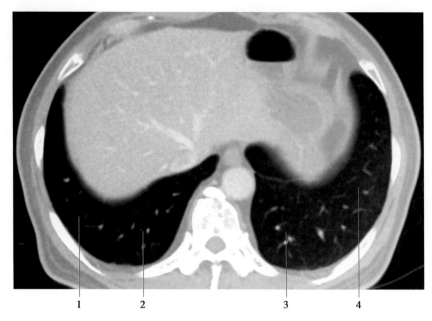

图 2-1-27 肝静脉层面(肺窗)

1. 右肺下叶外基底段;2. 右肺下叶后基底段;3. 左肺下叶后基底段;4. 左肺下叶外基底段

注意事项:在图 2-1-27 中,右肺下叶外基底段、右肺下叶后基底段、左肺下叶后基底段、左肺下叶外基底段的肿瘤由于受呼吸动度的影响,肿瘤活动度较大,在穿刺时注意患者的呼吸配合;此外消融时要注意保护膈肌。

第二节　原发性肺癌的 CT 诊断与鉴别诊断

一、孤立性肺结节的 CT 高危征象及分型

无论是中心型肺癌还是周围型肺癌大都表现为孤立性肺结节,如何确认肺结节是肺癌,主要依靠高危征象的识别,高危征象越多,越倾向于肺癌。所以在肺癌的影像诊断中,正确识别高危征象是极其重要的基础。CT 肺结节高危征象这种提法是从普通 X 线片衍生而来的,由于是断层图像,没有解剖解构的重叠与遮盖,CT 的密度分辨力又明显高于 X 线片,肺结节高危征象的定义更加明确,也更容易掌握辨认。

(一)高危征象

1. 分叶　分叶是指结节灶外缘的切迹。根据切迹的凹陷程度分为浅分叶(切迹较浅)和深分叶(切迹较深)。分叶越深,越倾向于肺癌(图 2-2-1)。

2. 毛刺　毛刺是指结节边缘的针状突起,肺窗图像观察最佳(图 2-2-2)。CT 的密度分辨力明显高于 X 线胸片,而且没有其他解剖组织的遮挡和重叠,对毛刺的观察和分析更精确。通常厚度 ≤ 2mm 者称细毛刺,>2mm 者称粗毛刺。形成毛刺的病理基础为肿瘤侵犯邻近小叶间隔、瘤周肺实质纤维变和 / 或伴有炎细胞浸润所致。

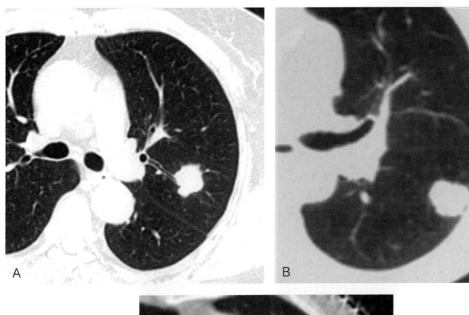

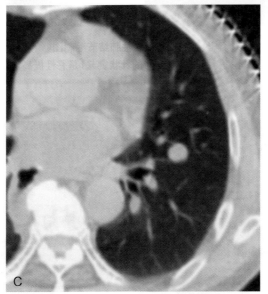

图 2-2-1　孤立性肺结节分叶图
A. 深分叶；B. 浅分叶；C. 无分叶的孤立性肺结节

3. 血管集束征　正常的肺纹理（血管）呈放射状走行,近肺门一侧较粗,远离肺门一侧较细,而且以肺门为中心呈放射状排列。出现以下异常改变,称为血管集束征（图 2-2-3）。①纹理（血管）远端不变细,而是与近端管径差不多粗细；②不呈直线的放射状走行,而是僵直或者弯曲走行；③这些异常的纹理与肺结节相连。这种表现可以是一支血管,也可以是多支血管。

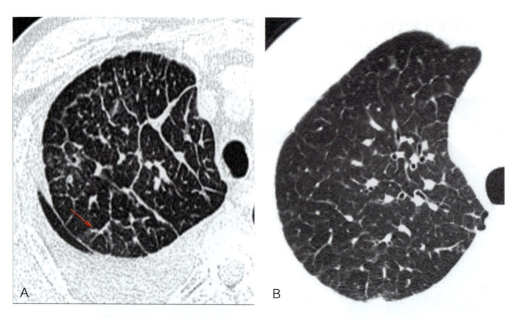

图 2-2-5　癌性淋巴管炎

A、B. 小叶间隔增厚的癌性淋巴管炎（箭）

6. 支气管截断征　随着 CT 图像空间分辨力的逐渐提高,对于支气管的显示能力越来越强,毫米级的肺窗图像,至少已经显示到亚段支气管,结合与肺内孤立性结节的解剖关系可以协助我们辨认是否是高危结节。如果支气管在结节灶的边缘突然截断,称为"支气管截断征"（图 2-2-6）,现在已经成为孤立性肺结节的高危征象。

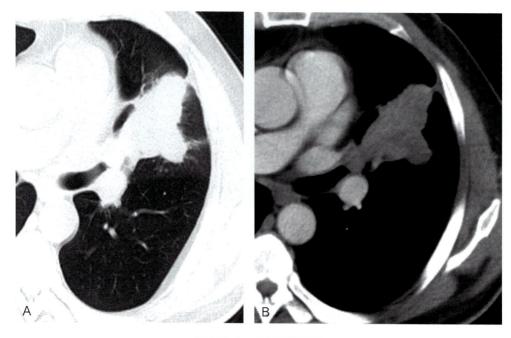

图 2-2-6　支气管截断征

A、B. 左肺上叶舌段支气管的"支气管截断征"

（二）分型

有人把分叶征与血管集束征、脐凹征三者结合起来观察,对肺内肿块进行了分型,临床实践中更实用,更便捷,值得推广。他们把孤立性肺结节分为四型。然后,把有病理结果的孤立性肺结节按照以上四型分类(图 2-2-7),并与病理结果对照,结果如表 2-2-1。

1. Ⅰ型　无分叶,无纹理与结节相连(图 2-2-7A、B)。

2. Ⅱ型　有分叶(切迹),但是无纹理(血管)与其相连(图 2-2-7C、D)。

3. Ⅲ型　有分叶,且有纹理(血管)与其相连,连接点在结节边缘的凸起部分(图 2-2-7 E、F)。

4. Ⅳ型　有分叶,且有纹理(血管)与其相连,连接点在结节边缘的凹陷(切迹)内(图 2-2-7G、H)。

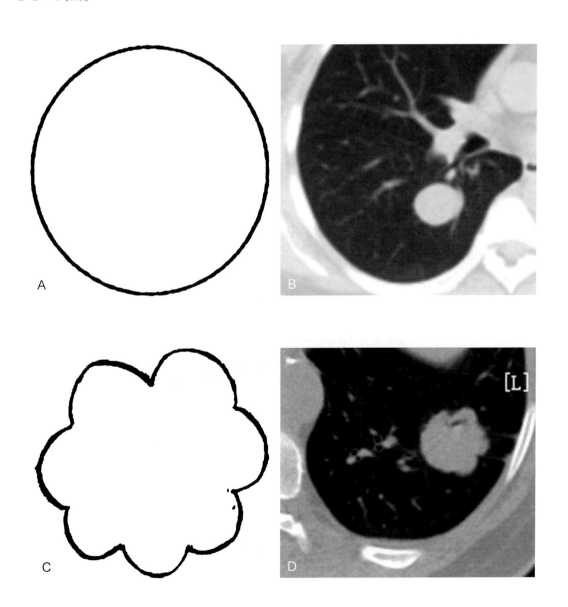

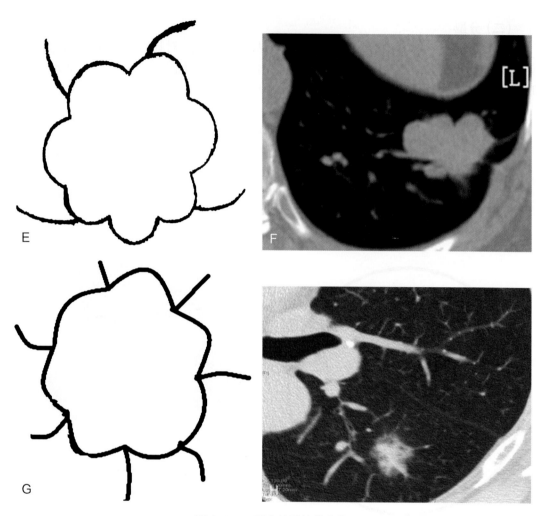

图 2-2-7　孤立性肺结节分类

表 2-2-1　孤立性肺结节分型与病理对照的结果

分型	良性结节	恶性结节
Ⅰ型	18（81.8%）	4（18.2%）
Ⅱ型	7（58.3%）	5（41.7%）
Ⅲ型	17（30.0%）	46（70.0%）
Ⅳ型	3（3.5%）	82（96.5%）
例数	45	137

二、原发性肺癌的 CT 诊断与鉴别诊断

肺癌的传统影像学分型是根据肺癌的发生部位分为中央型、周围型和特定部位。中央型肺癌发生在主支气管及叶、段支气管，常引起继发的阻塞性改变。周围型肺癌发生在段支

气管远端。还有一些特定部位的肺癌，如肺上沟瘤。

（一）中央型肺癌

多数为鳞状细胞癌、小细胞癌，近年来腺癌表现为中央型肺癌者也有所增多。早期中央型肺癌表现为支气管管壁局限性增厚、内壁不规则、管腔狭窄，肺动脉伴行的支气管内条状或点状（轴位观）密度增高影，通常无阻塞性改变。影像表现有时可以阻塞性肺炎为主，在抗炎治疗后炎症消散，但仍需注意近段支气管管壁是否增厚。中晚期中央型肺癌以中央型肿物和阻塞性改变为主要表现，阻塞性改变最早为阻塞性肺气肿，再进一步发展为阻塞性肺炎和肺不张。阻塞肺的近端常因肿瘤而外突，形成反"S"征。支气管不完全阻塞时 CT 可见支气管通气征。增强 CT 常可以看到扩张、充满黏液的支气管。少部分中央型肺癌可以表现为沿段及亚段支气管铸型的分支状改变。CT 薄层（重建层厚 1~1.25mm）增强扫描及多平面重建（MPR）在中央型肺癌术前评估中有重要的价值。

（二）周围型肺癌

通常将肺内直径≤1cm 的局限病变称为小结节，1cm<直径≤3cm 的局限病变称为结节，而直径>3cm 者称为肿物。分析影像表现时，结节或肿物的大小、形态、密度、内部结构、瘤-肺界面及体积倍增时间是最重要的诊断指征。观察结节 / 肿物的特征时，应常规应用薄层CT（层厚≤1.5mm），MPR 可在各方向观察结节的形态，有助于定性诊断。对于实性结节，鉴别诊断时可以根据情况选择增强扫描、双期增强扫描和动态增强扫描。肺内亚实性结节特别是纯磨玻璃结节，建议只使用薄层平扫。

1. 大小和形态　典型周围型肺癌多呈圆形、椭圆形或不规则形，多呈分叶状。

2. 密度

（1）CT 平扫：可以根据结节是否掩盖肺实质，分为实性结节、部分实性结节和纯磨玻璃结节（后两者统称为磨玻璃结节或亚实性结节）。纯 GGO 呈单纯磨玻璃样密度，为肿瘤沿肺泡构架匍匐生长，不掩盖肺实质，病变内可见周围肺血管穿行（下段详细描述）。

（2）增强扫描：增强 CT 扫描与平扫比较，多看到比较明显的强化，有文献认为以增加15~20HU 提示可能为恶性病变，周围型结节难以诊断时可以选择双期增强扫描及动态增强扫描进一步辅助诊断。

3. 内部结构

（1）支气管管征和空泡：可见于肺癌、肺炎性病变或淋巴瘤，但以肺癌较多见。薄层 CT显示较好，支气管管征常与空泡征同时存在。图像后处理技术如 MPR 有助于显示斜行的支气管气相。空泡一般指 1mm 左右的小空腔，常见于腺癌，占 20%~25%，常为多个，部分可能为充气支气管的轴位相，也可是未被肿瘤充填的残余含气肺泡。

（2）钙化：薄层 CT 发现结节内钙化的概率远大于常规 CT，6%~10% 肺癌内可出现钙化，钙化位于结节 / 肿物中央呈网状、弥漫小点胡椒末状及不定形状者多为恶性，弥漫性致密钙化、分层样或"爆米花"形钙化几乎全为良性。高空间分辨力算法（HRCT）的软组织窗图像会产生边缘增强伪影，容易勾画出结节边缘高密度，易误为钙化，不适宜作为诊断用，应用标准算法或软组织重建算法可避免这类假象。

（3）空洞和囊腔：空洞一般认为是坏死物经支气管排出后形成，可达 1~10cm，可为中心性，也可为偏心性。空洞壁多为 0.5~3cm，厚壁空洞和内壁凹凸不平支持肺癌的诊断。囊腔通常认为一部分是肺大疱或肺囊肿壁上发生的癌（下段详细描述）。

(4)肺实变:肿瘤沿肺泡壁生长浸润尚未完全破坏肺泡间隔,但使肺泡壁增厚或邻近肺泡内有分泌物,部分肺泡内仍有含气,形成肺实变,亦称为肺炎型改变。增强扫描时可见在实变的肺组织中穿行的强化血管,CT 图像上称为血管造影征。可见于肺黏液腺癌,也可见于阻塞性和感染性肺炎、淋巴瘤、肺梗死和肺水肿。

4. 瘤 – 肺界面　结节边缘向周围伸展的线状影、近结节端略粗的毛刺样改变多见于肺癌。

5. 邻近结构

(1)胸膜改变:胸膜尾征或牵曳征是从结节或肿物至胸膜的细线状或条状密度增高影,有时外周呈喇叭口状,大体病变可见局部为胸膜凹陷,主要由肿物内成纤维反应造成的瘢痕收缩牵拉局部胸膜所致,其内可充填有液体或胸膜外脂肪,以肺腺癌最为常见。上述线状改变较厚或不规则者应考虑有肿瘤沿胸膜浸润的可能。

(2)卫星病灶:以肺腺癌多见,常可呈结节或小片状,卫星瘤灶与主病灶位于同一肺叶者属 T_3 期,位于同侧肺内属 T_4 期。良性病变特别是肺结核也可见卫星病变。

6. 肿瘤体积倍增时间　肿瘤体积倍增时间是指肿瘤体积增长 1 倍(直径增长约 26%)所需的时间,是判断良恶性的重要指标之一。不同病理类型的肺癌,生长速度有明显差异,倍增时间变化很大,一般 >30d、<400d,鳞癌 < 腺癌 < 微浸润腺癌或原位腺癌 < 不典型腺瘤样增生,纯 GGO 的体积倍增时间常 >800d。三维体积测量更易于精确对比结节体积的变化,确定倍增时间。

(三)肺上沟瘤

肺上沟瘤是指位于肺尖的周围型肺癌。CT 可以显示肺尖部病变,可鉴别肿物与胸膜增厚,显示骨破坏、胸壁侵犯范围以及肿瘤是否向颈根部侵犯。增强 CT-MPR 和最大密度投影的应用非常重要,后者主要用于显示大血管如锁骨下动脉是否受侵。MRI 有很好的软组织分辨力,可以显示胸廓入口和臂丛的解剖细节,对于判断肿瘤侵犯范围和骨髓有无受侵优于CT。CT 在判断骨皮质受侵方面优于 MRI。

三、表现为磨玻璃密度结节的早期肺癌

随着高分辨力 CT 扫描成为常规,表现为肺磨玻璃密度(GGO)结节灶的早期肺癌被诊断出来的越来越多。GGO 在 CT 肺窗上表现为肺实质内类似于"磨玻璃样密度"增高影,但磨玻璃影不足于遮盖正常走行的支气管和血管,边界清楚或模糊,一般 ≤ 3cm,可以单发也可以多发,不伴有肺不张、纵隔淋巴结肿大和胸腔积液。GGO 经过较长时间(3~5 年)的发展一部分可变为微浸润癌或浸润癌。对这一类早期肺癌的早期诊断和早期干预(手术或者消融),使得肺癌的总体治愈率有了较大地提高。

(一)GGO 结节的分类和高危征象

1. GGO 分类　GGO 结节可以分为两类:①纯 GGO(pure GGO,pGGO)结节(图 2-2-8A),GGO 结节内无实性成分;②混合密度 GGO(mixture GGO,mGGO)结节(图 2-2-8B),GGO 结节内有实性成分。

2. GGO 结节灶的高危征象　①分叶(图 2-2-9A~C);②放射状毛刺(图 2-2-9D);③空泡征与支气管管征(图 2-2-9E);④血管集束征(图 2-2-9F);⑤胸膜牵拉(图 2-2-9G);⑥微血管征,结节内可见类血管形态的高密度灶(图 2-2-9H);⑦实性成分(C)体积占整个磨玻璃结节(T)体积,C/T ≥ 50%(图 2-2-9I);⑧GGO 观察中增大至 ≥ 15mm(图 2-2-9J、K)。

（二）GGO 高危征象的对策

虽然根据 GGO 的高危征象可以诊断大部分早期肺癌，但是也要看到如果单纯依靠高危征象来诊断早期肺癌，与部分同样具有高危征象的炎性结节与癌前病变很难鉴别。由于这一类早期肺癌的倍增时间很长，长达数月甚至数年，这给鉴别诊断提供了时间。随着观察时间的延长，在上述高危征象中，GGO 的增大和实性成分增加是最有诊断意义的高危征象。如果随着观察时间的延长，GGO 增大或实性成分增加，应尽早外科或消融干预。

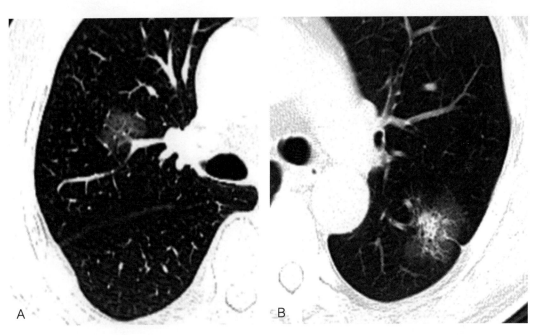

图 2-2-8　GGO 分类图
A. 纯磨玻璃结节；B. 混合磨玻璃密度结节

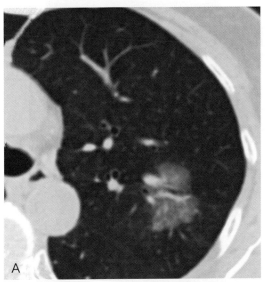
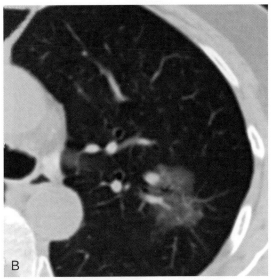

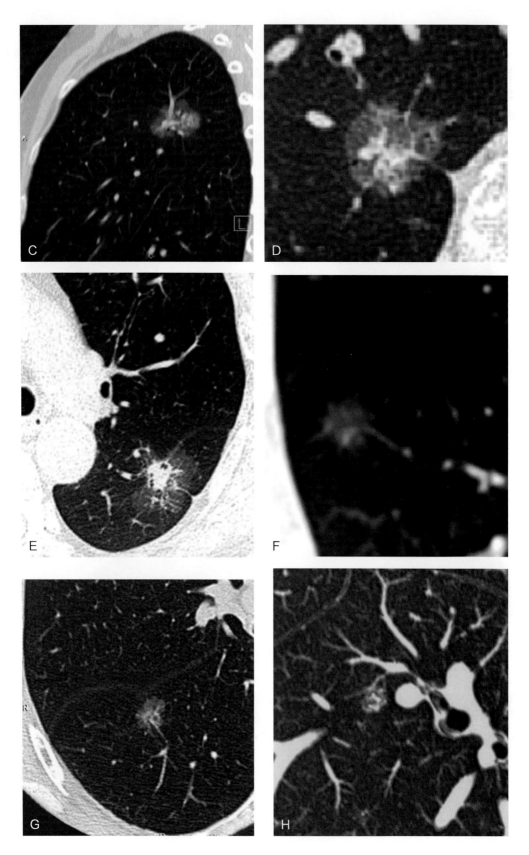

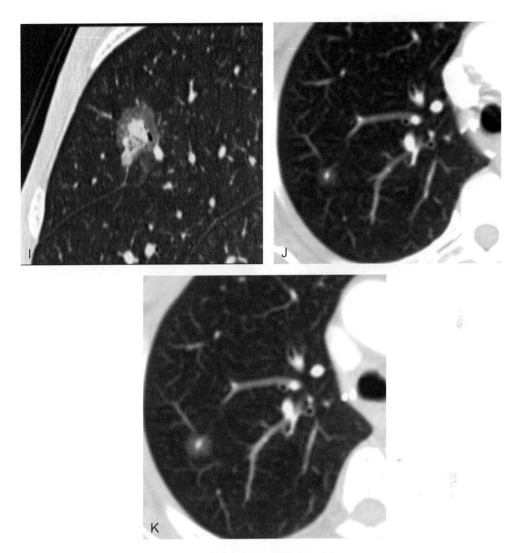

图 2-2-9 GGO 的高危征象图

A~C. 分叶；D. 放射状毛刺图；E. 空泡征与支气管管征；F. 血管集束征；G. 胸膜牵拉；
H. 微血管征；I. C/T ≥ 50%；J. GGO 7mm；K. 两年后 GGO 增大到 15mm

四、表现为囊腔样改变的肺癌

有些肺癌并不表现为实性或者磨玻璃密度结节，而是表现为囊腔样改变，很容易被误认为良性病灶。如果病灶内的囊腔样改变有多个分隔，或者有壁结节，一定要提高警惕(图2-2-10)，不要误认为单纯良性囊腔样病变。对于怀疑囊腔样肺癌的病例，一定要密切随访，一旦有进展，即行治疗干预。

五、肺癌鉴别诊断

(一) 支气管阻塞性病变的鉴别诊断

1. 肿瘤性 包括中央型肺癌，支气管腔内良性肿瘤如错构瘤、乳头状瘤等，炎性肌纤维母细胞瘤，少数转移瘤和淋巴瘤也可引起支气管阻塞性改变。

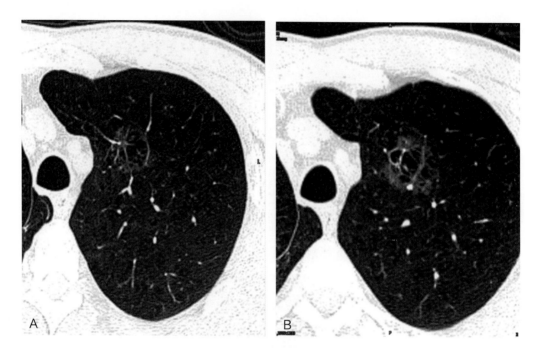

图 2-2-10　肺癌囊腔样改变图
A. GGO 表现为囊腔样；B. 18 个月后，囊腔有多个分隔（腺癌）

2. 感染性　结核、球形肺炎、右肺中叶综合征等。

3. 其他　异物、支气管结石病、肺淀粉样变性等。

（二）孤立性肺结节 / 肿物的鉴别诊断

1. 常见良性肿瘤　①肺错构瘤：光滑或有浅分叶的周围型结节，可有钙化，典型者为"爆米花"形。薄层 CT 检出瘤内脂肪成分对确诊有帮助。增强扫描无明显强化。软骨瘤型错构瘤可以呈分叶状，无钙化或脂肪成分，有时需与周围型肺癌鉴别。②硬化性肺泡细胞瘤：CT 平扫密度均匀，有时有小低密度区和粗大点状钙化，偶尔可见囊性变。CT 增强后有中度至明显强化。对于增强早期呈明显不均匀强化的圆形、卵圆形边界清楚的肿物或结节，应行延时扫描。病变远端有时可有轻度阻塞性改变。罕有肺门、纵隔淋巴结受累，且不影响预后。

2. 感染性炎性病变

（1）结核球：结核球常位于上叶后段或下叶背段，但也不乏发生于非典型部位者。影像表现多呈圆形、类圆形，可规则或不规则，轮廓往往平直成角。基于其炎症的特性，边缘可有长的触角状或索条状影，邻近常有胸膜增厚粘连，与肺癌因成纤维反应或癌细胞沿小叶间隔浸润所致之毛刺和胸膜内陷有所不同，但有时也极难鉴别。钙化、空洞不少见，结核空洞的洞壁多较薄而光整，与肺癌因坏死而致的洞壁结节状增厚有所不同，洞内很少见有液面。结核空洞也可呈新月状或圈套圈的怪异状。结核结节（肿块）的周围常可见斑片状的卫星病灶。有的病例可见引流支气管。增强扫描较有特点，可无强化或环形强化，环形强化的厚度取决于结核球周边肉芽组织的多少。

（2）球形肺炎、肺脓肿和机化性肺炎：多发生于双肺下叶背段和下叶基底段，位于肺的外周靠近胸膜，可呈方形、扁平形或三角形，多平面重建显示病变为非规则形，而肺癌多为各方向较为一致的球形。急性炎症时，中央密度高，周围密度低，边缘模糊，形成脓肿时，病变中央可出现较规则的低密度坏死区,形成小空洞时,空洞壁较规则。邻近胸膜反应性增厚,范围较广泛。经有效抗感染治疗后,病变通常明显缩小。

(3)真菌感染:典型的曲菌球表现是厚壁或薄壁空洞内可见边缘明确的结节灶,伴空气新月征,变换体位扫描,其内曲菌球可活动。血管侵袭性曲霉病早期表现为边缘模糊或有磨玻璃密度的局灶性肺实变,晚期可以表现为伴空气新月征的空洞性结节,即曲菌球。慢性坏死性曲霉病可表现为实变、较大空洞病变,内壁不规则。可伴有肺门、纵隔淋巴结肿大、胸腔积液、胸膜增厚。

(4)球形肺不张:球形肺不张常见于胸膜炎及积液吸收后,由于局部胸膜粘连,限制了肺的扩张所致的特殊类型肺不张。多位于肺底或肺的后部,呈圆形或类圆形边缘清楚的肿物。CT 扫描可以显示血管及支气管影呈弧形、扭曲状向肿物中心卷入,有如蜗牛状或彗星尾状,邻近胸膜增厚,病变部分肺体积缩小,周围肺组织代偿性肺气肿。

3. 发育异常　①肺隔离症:影像学检查在肺隔离症的诊断中非常重要,多数病例可以确定诊断。多位于下叶后或内基底段,左侧多于右侧。肺隔离症这种畸形可分为叶内型和叶外型。叶内型主要表现为密度均匀肿块,呈圆形、卵圆形,少数可呈三角形或多边形,边界清晰,密度均匀者 CT 值与肌肉相仿,与支气管相通者则表现为密度不均匀,内见囊性改变,囊内密度接近于水,边界规则清楚,囊内有时见到气体,如有伴发感染,则可见到液平,短期内可有改变。肺叶外型表现为邻近后纵隔或膈上的密度增高影,边缘清晰,密度均匀,很少发生囊性变。多层 CT 血管成像(CTA)对异常动脉及内部结构的显示具有更大的优越性,可多角度观察异常供血动脉来源于胸主动脉、腹主动脉或其他少见动脉以及引流静脉。②支气管/肺囊肿:位于中纵隔气管旁或肺门附近者表现较典型,不难诊断。位于肺外周者,多数表现为圆形或类圆形,轮廓清楚,光滑,少有分叶。典型者为水样密度,密度较高者并不少见,少数含乳钙状物者,可高于软组织密度,但增强扫描无强化。囊壁可有钙化。发生于细支气管的囊肿可呈分叶状,边缘不光整,其内甚至可见小空泡,与肺癌鉴别有一定困难,增强前后密度无变化可帮助诊断。③肺动静脉瘘:肺动静脉瘘为先天性血管发育异常,青年女性多见。CT 表现为 1 个或多个圆形或椭圆形结节,可有圆形或弧形钙化,增强扫描通常可显示增粗的供血动脉和引流静脉。

4. 单发肺转移瘤　多数影像表现为圆形或略有分叶的结节,边缘清楚,密度均匀或不均匀,但也有少数可表现为边缘不规则则有毛刺。边缘清楚、光整者需与肉芽肿、错构瘤等肺良性病变鉴别,边缘不规则者需与第二原发肺癌鉴别。

第三节　CT 在肺癌 TNM 分期中的价值

一、CT 在 T 分期中的价值

(一)原发肿瘤的影像学评估

原发肿瘤(T)是依据其大小、部位和对局部的侵犯范围来描述的。在 UICC 第 8 版 T 分期系统中,CT 检查对于判断肿瘤大小、其对胸壁、纵隔、横膈的侵犯以及淋巴结转移、肺转移是十分可靠的。

1. 关于 T_1 目前 CT 还无法在影像学上确切区分非典型性腺瘤样增生、原位腺癌和微小浸润性腺癌，只能从 CT 征象上推测可能性。T_1 定义为：肿瘤最大径 ≤ 3cm，周围包绕肺组织及脏层胸膜，支气管镜见肿瘤侵及叶支气管，未侵及主支气管。① T_{1a}：肿瘤最大径 ≤ 1cm；② T_{1b}：肿瘤最大径 >1cm，≤ 2cm；③ T_{1c}：肿瘤最大径 >2cm，≤ 3cm。

2. 关于 T_2 肿瘤最大径 >3cm，≤ 5cm；侵犯主支气管，但未侵及隆凸；侵及脏层胸膜；有阻塞性肺炎或者部分或全肺肺不张。符合以上任何一个条件即归为 T_2。① T_{2a}：肿瘤最大径 >3cm，≤ 4cm；② T_{2b}：肿瘤最大径 >4cm，≤ 5cm。

3. 关于 T_3 肿瘤最大径 >5cm，≤ 7cm；直接侵犯以下任何一个器官，包括：胸壁（包含肺上沟癌）、膈神经、心包；同一肺叶出现孤立性癌结节。符合以上任何一个条件即归为 T_3。

4. 关于 T_4 肿瘤最大径 >7cm；无论大小，侵及以下任何一个器官，包括：纵隔、心脏、大血管、隆凸、喉返神经、主气管、食管、椎体、膈肌；同侧不同肺叶内孤立癌结节。

尽管 CT 在确定肿瘤 T 分期方面具有较大价值，但在评估患者病情时仍具有一定的缺陷。在有些方面，CT 和 MRI 联合检查更有利于确定 T 分期。如 MRI 在显示椎体、大血管、心包及心脏的受侵程度方面，可作为 CT 重要的补充。鉴于 MRI 突出的软组织分辨力和多维的成像能力，MRI 尤其适合应用于肺上沟癌的病情评估。MRI 常应用于评测肺上沟癌对臂丛神经、锁骨下血管及椎体的侵犯程度。

（二）T 分期区分孤立性肺癌和伴有另外肺癌结节

除了评测原发肿瘤，T 分期的描述也能区分孤立性肺癌和伴有另外肺癌结节。是否伴发肺癌结节及其位置可改变其 T 分期。如果伴发的肺癌结节与原发灶位于同一肺叶，T 分期归为 T_3；如果在同侧肺而不在同一肺叶，分期属于 T_4；如果在对侧肺内，则属于 M_{1a}。另外，在 CT 引导下活检，可以明确伴发的肺内小结节是同时发生的多原发癌或为原发肿瘤伴有肺转移。

二、CT 在N 分期中的价值

淋巴结（N）有无转移及转移位置在决定 NSCLC 患者的处理中起着重要作用，影像学评估淋巴结是否转移时，淋巴结的短径在 CT 图像中大于 1cm 被认为异常。但是淋巴结的大小与转移之间没有明确的相关性，比如，增大的淋巴结可能是增生性反应，而一些小的淋巴结也可能转移。有研究表明 CT 在评估 NSCLC 淋巴结转移方面总的敏感度为 57%，特异性为 82%，阳性预测值为 56%，阴性预测值为 83%。区域淋巴结定义为① N_x：区域淋巴结无法评估；② N_0：无区域淋巴结转移；③ N_1：同侧支气管周围和 / 或同侧肺门淋巴结以及肺内淋巴结有转移，包括直接侵犯而累及的；④ N_2：同侧纵隔内和 / 或隆凸下淋巴结转移；⑤ N_3：对侧纵隔、对侧肺门、同侧或对侧前斜角肌及锁骨上淋巴结转移。

FDG-PET 在评估 NSCLC 的应用越来越广，并且可提高淋巴结转移的检出率。有研究表明 FDG-PET 对于淋巴结检出的特异性和敏感性分别为 66%~100%，81%~100%，而 CT 的分别为 20%~81%，44%~100%。NSCLC 患者的手术及新辅助治疗依赖于其 N 分期，因此对于有条件的医疗单位，CT 检查无淋巴结转移的患者均应行 PET-CT 检查。

三、CT 在 M 分期中的价值

有无远处转移（M）直接关系到 NSCLC 患者的治疗手段的选择和预后。远处转移定义为① M_X:远处转移不能被判定;② M_{1a}:局限于胸腔内,对侧肺内癌结节;胸膜或心包结节;或恶性胸膜(心包)渗出液;③ M_{1b}:超出胸腔的远处单器官单灶转移(包括单个非区域淋巴结转移);④ M_{1c}:超出胸腔的远处单器官多灶转移/多器官转移。

由于肺癌的 CT 扫描大都局限于胸部,所以对于 M_{1a} 期的确定很有帮助,通过增强扫描,可以检出对侧肺内癌结节、胸膜或心包结节或恶性胸膜(心包)渗出液。对于 M_{1b} 以 M_{1c} 两期,只能通过扫描其他部位来判断,这种状态,应当以 PET-CT 作为主要检查方法,全身的 FDG-PET 扫描在检测肾上腺、骨和胸腔外淋巴结转移方面比 CT 扫描具有更高的敏感性。因此,FDG-PET 越来越广泛用于检测远处转移,并且常应用于 CT 或其他影像学检查没有发现远处转移的患者。对于脑转移 MRI 要占据优势。

总之,影像学检查是 TNM 分期的重要组成部分,并且在决定 NSCLC 患者的治疗方案中起着重要作用。然而,在评估原发肿瘤、淋巴结及远处转移方面,影像学检查存在很大变数。胸部 CT 几乎广泛应用于 NSCLC 患者的分期,常用于评估原发肿瘤,指导侵入性取材,并且用来检测胸腔内或远处转移。MRI 主要用于对肺上沟癌和颅脑的评估。FDG-PET 影像学检查在评估原发灶方面价值有限,但全身的 FDG-PET 影像学检查在诊断淋巴结和远处转移、改善肿瘤分期、决定最佳治疗方案方面优于 CT 和 MRI。

四、肺癌的临床分期

0 期: $T_{is}N_0M_0$

I_{A1} 期: $T_{1a(mis)}N_0M_0$,$T_{1a}N_0M_0$

I_{A2} 期: $T_{1b}N_0M_0$

I_{A3} 期: $T_{1c}N_0M_0$

I_B 期: $T_{2a}N_0M_0$

II_A 期: $T_{2b}N_0M_0$

II_B 期: $T_{1a\sim c}N_1M_0$,$T_{2a}N_1M_0$,$T_{2b}N_1M_0$,$T_3N_0M_0$

III_A 期: $T_{1a\sim c}N_2M_0$,$T_{2a,b}N_2M_0$,$T_3N_1M_0$,$T_4N_0M_0$,$T_4N_1M_0$

III_B 期: $T_{1a\sim c}N_3M_0$,$T_{2a,b}N_3M_0$,$T_3N_2M_0$,$T_4N_2M_0$

III_C 期: $T_3N_3M_0$,$T_4N_3M_0$

IV_A 期:任何 T、任何 N、M_{1a},任何 T、任何 N、M_{1b}

IV_B 期:任何 T、任何 N、M_{1c}

第四节　肺转移瘤的 CT 诊断与鉴别诊断

一、CT 诊断

(一) 用于肺转移瘤诊断的影像学评价

1. X 线胸片　具有方便、简单、廉价及普及率高等优点,可以用于较大转移肿瘤的诊断。但是由于分辨率差、肿瘤细节不清楚等缺点,极易漏诊小于 1cm 的转移瘤病灶。

2. CT 扫描　理论上讲 CT 可以检出 0.5cm 的肺部小结节,对于判断转移瘤的大小、部位和对局部的侵犯范围具有重要的临床意义。CT 被认为是发现肺转移瘤的最常用和最有效影像学方法。

3. PET 使用 PET 检查肺转移肿瘤,敏感性和特异性均高于 CT。PET 可以发现 87% 的肺转移病灶。对肺门、纵隔淋巴结转移 PET 也较 CT 具有优势,但检测直径小于 1cm 肺转移病灶时敏感性不足,因此对于病灶较小者推荐结合 PET 和薄层 CT。

(二) 肺转移瘤的 CT 典型表现

1. 肺转移瘤影像学特征 不同的肺转移途径可有不同的影像学表现,但常可有重叠的表现。根据影像学特征肺转移瘤主要有:肺结节、癌性淋巴管病、血管内瘤栓、气管内转移和自发性气胸等几种表现类型。

2. 典型转移性肺结节 肺结节为肺转移最常见的表现。80% 以上结节为多发,少数单发。多发者,结节多位于两肺外三分之一的胸膜下或叶间裂附近,且多位于肺的基底部,肺中、下野的结节数目明显多于上叶。结节的大小可从粟粒样至 5cm 或更大,多发结节的大小多不等。结节的形态多呈规整圆形,密度均匀,边缘光滑、锐利。但是,偶尔可有例外,结节边缘可模糊或结节周围呈磨玻璃样(晕征)或结节边缘出现毛刺而酷似原发性肺癌或结节呈明显分叶状。

(三) 不典型肺转移瘤

不典型肺转移瘤具有来源的多源性、病理机制的复杂性、肺血循环的双重性和影像表现的多样性,可以一种形式出现,也可以多种形式出现。不典型转移性结节在一定程度上保留了典型转移瘤多发、边缘光整的基本特征,可与典型的转移瘤并存。空洞或空泡样转移瘤多见于腺癌及鳞癌,以多发、壁薄、边缘光滑为特点。腺癌转移灶可表现出类似原发性肺癌的毛刺、分叶及含气支气管征。

1. 孤立结节 少数肺转移瘤可表现为一孤立结节。如无恶性肿瘤史时,孤立结节肺转移瘤的可能性较小,不足 10%。若有胸外恶性肿瘤史,则 CT 检出的孤立结节中约 50% 为转移瘤。某些原发癌易造成孤立结节肺转移,包括结肠癌(特别是直肠乙状结肠区,占孤立结节肺转移的 30%~40%)、肉瘤(特别是起源于骨的肉瘤)、肾癌、膀胱及睾丸恶性肿瘤、乳腺癌以及恶性黑色素瘤等。CT 上多表现为规整球形,边缘光滑、锐利,或轻度分叶状,主要位于下叶,无卫星病灶。

2. 空洞或空泡样转移瘤 结节性空洞以多发圆形、边缘光整多见,壁厚薄不一,肺门侧较厚,外侧壁较薄。空泡样转移瘤的瘤壁菲薄光滑,质均匀,可与肺纹理相连。

3. 结节性钙化和骨化 肺结节钙化往往提示一个良性过程,常见于肉芽肿和错构瘤等良性瘤变,但结节性钙化或骨化也可发生在转移瘤上,主要见于骨肉瘤、软骨肉瘤、结肠癌等发生的转移瘤。

4. 粟粒状转移 两肺广泛弥散的粟粒状阴影,与其他粟粒样病变有时不易区别,但肺转移瘤的粟粒状阴影常常较大,且大小不一致,边界较模糊,常发生在叶间胸膜和胸壁下胸膜。

5. 转移瘤内血管扩张 增强 CT 检查发现,转移性肺结节内有时可见扩张、扭曲的管状强化结构,系肿瘤血管。常见于肉瘤,如蜂窝状软骨肉瘤或平滑肌肉瘤。

二、鉴别诊断

(一) 肺转移瘤与非肿瘤性疾病鉴别

1. 血行播散型肺结核 急性血行播散型肺结核,粟粒状病灶大小均匀,分布均匀,密度均匀。亚急性及慢性血行播散型肺结核,病灶大小不等,分布不均,密度不同,以两中上肺多见,老的硬结钙化病灶位于肺的上部,新的渗出性增殖灶大都位于下方。多发的粟粒性肺转移瘤的结节大小及分布可不均匀,并以两下肺多见,病灶发展较快,即使使用化疗药物病灶仍可扩大,且病灶数目增多,而肺结核在动态观察中,也有融合趋势,但抗结核治疗过程中有明显吸收趋势,病灶变淡,甚至消失,或出现纤维化钙化,与粟粒性肺转移瘤明显不同。

2. 硅沉着症(矽肺) 矽肺可表现为不同程度弥漫性间质纤维化,肺内小结节,小叶间隔串珠状增厚,肺门淋巴结肿大,但矽肺有明确职业病史,肺内常形成矽肺结节,肺小叶结构扭曲变形,肺门纵隔淋巴结常有钙化,病程进展很慢,影像学改变明显而临床症状相对较轻,也是矽肺特征之一。

3. 结节病 为原因不明的多系统肉芽肿性疾病,主要表现为两侧肺门淋巴结对称性肿大,常伴纵隔淋巴结肿大,以肺门淋巴结肿大更显著,肺小叶结构扭曲,肺内网状结节状病变常分布于中上肺,病程进展缓慢,临床症状与影像表现常不对称,Kveim 试验阳性。

4. 肺错构瘤 肺错构瘤的 CT 表现有一定的特征性,边缘光滑、结节内含有脂肪和"爆米花"形钙化有助于诊断,动态 CT 观察肺错构瘤生长缓慢甚至不生长。

(二)良性肿瘤肺转移

在极少数情况下,肺外良性肿瘤亦可发生肺转移,如子宫平滑肌瘤、子宫葡萄胎、骨巨细胞瘤、软骨母细胞瘤、腮腺多形性腺瘤及脑膜瘤等,其机制不明,可能系脱落细胞经血运迁移至肺所致。CT 上除结节生长非常缓慢外,与一般转移结节无任何区别。

(柳 澄　黄广慧　王 徽　叶 欣)

参 考 文 献

[1] Jemal A, Bray F, Center MM, et al. Global cancer statistics. CA Cancer JClin, 2011, 61(2): 69–90.

[2] Chen WQ, Zheng RS, Zeng HM, et al. Epidemiology of lung cancer in China. Toracic Cancer, 2015, 6(2): 209–215.

[3] Chen W, Zheng R, Baade PD, et al. Cancer Statistics in China. 2015 CA Cancer J Clin, 2016, 66(2): 115–132.

[4] Jack A. Roth, waun Ki Hong. 肺癌: 第 4 版. 叶欣, 李宝生, 彭忠民, 杨霞, 译. 西安: 世界图书出版西安有限公司, 2018.

[5] 刘大亮, 马大庆, 陈广, 等. CT 的分叶征表现在肺内孤立性结节影像诊断中的价值. 中华放射学杂志, 2013, 41(5): 487–489.

[6] Pastorino U, Buyse M, Friedel G, et al. Long–term results of lung metastasectomy: prognostic analyses based on 5206 cases. J Thorac Cardiovasc Surg, 1997, 113(1): 37–49.

[7] Detterbeck FC, Chansky K, Groome P, et al. The IASLC Lung Cancer Staging Project: Methodology and Validation Used in the Development of Proposals for Revision of the Stage Classification of NSCLC in the Forthcoming (Eighth) Edition of the TNM Classification of Lung Cancer. J Thorac Oncol, 2016, 11(9): 1433–1446.

[8] 刘树伟. 人体断层解剖学图谱. 济南: 山东科学技术出版社. 2003.

[9] 柳澄. CT 图像后处理技术在肺内疾病诊断中的应用. 中国中西医结合影像学杂志, 2016, 14(1): 116–118.

[10] 王海燕, 柳澄, 孙丛, 等. 肺内磨玻璃结节 CT 特征与病理结果相关性分析. 医学影像学杂志, 2018, 28(6): 636–640.

第三章

| 肿瘤消融的概念及常用消融技术

第一节　肿瘤消融的概念和病理变化

一、消融的概念

肿瘤局部治疗方法除传统的手术切除和放射治疗外,还包括局部消融(ablation)技术,局部消融技术在肿瘤局部治疗方面具有里程碑的意义。消融的原意是:融化、消失,医学则有"切除"的含义。现代医学上的引入"消融"尤其是影像引导下的经皮局部消融技术(imaging guided percutaneous ablation therapy)的概念,是为了有别于经典的手术切除,对于经皮或者经被膜穿刺肿瘤的实体部位,利用物理或化学的方法,造成温度梯度的变化、不同能量的变化或者化学反应,使肿瘤组织蛋白凝固、坏死或者使肿瘤细胞凋亡,并在原位灭活或者毁损肿瘤组织,随后肿瘤组织逐渐吸收消散、融解,达到非手术"切除"肿瘤的效果,称之为"消融"。

肿瘤消融最初是以化学物质(无水乙醇、醋酸等)为基础的"化学消融",随着不可逆电穿孔消融技术(irreversible electroporation)也称"纳米刀"的出现,肿瘤消融的概念发生了较大的变化。在肺部肿瘤消融中很少使用"化学消融"和"纳米刀"这两种消融技术,主要是采用热消融(thermal ablation)治疗技术。热消融是能量消融(energy-based ablation)的一种,肿瘤热消融是针对某一脏器中特定的一个或多个肿瘤病灶,利用热产生的生物学效应直接导致病灶组织中的肿瘤细胞发生不可逆损伤(irreversible injury)或凝固性坏死(coagulation necrosis)的一种精准微创治疗技术。在我国目前属于限制性医疗技术(《限制临床应用的医疗技术(2015 版)》)。

二、热生物学效应

(一)细胞存活曲线与时间、温度的关系

大多数哺乳类动物细胞在 42℃以上迅速失去活性,细胞存活与温度及其对细胞的作用时间有关。温度与时间的关系为:43℃以上温度每升高 1℃,杀灭细胞时间可缩短 1/2(表 3-1-1)。人类细胞的热敏感性存在不均一性,不同细胞的热敏感性不同。细胞存活与温度 – 时间的关系不能简单从其他类细胞的数据套用在人类细胞上,也不能将培养细胞的数

据套用到活体上,更不能将单一细胞的数据套用到活体组织上。

表 3-1-1　细胞存活与时间、温度关系

温度	43℃	50℃	53℃	70℃	100℃
细胞存活时间	15h	150s	10s	0.5s	0.1s

（二）不同温度下细胞死亡的形式

细胞死亡的形式主要有两种:坏死和凋亡(apoptosis),两种死亡形式可以单独存在,有时候也可以同时存在。

1. 43~46℃时细胞死亡的形式　43~46℃导致细胞死亡的形式主要是凋亡。凋亡是指细胞主动的、由各种生理或病理性因素诱发或抑制的,按照特定的程序,最终通过内源性DNA内切酶的激活,自我结束生命的生理性死亡,是细胞依赖 ATP 能量、新基因表达和合成的一个主动过程,是保持生物体体内"稳态"的一种最重要的生理死亡现象。与细胞坏死过程截然不同,细胞程序化死亡在形态学上具有独特的改变。细胞首先变圆,随即与周围细胞连接消失,微绒毛丢失,胞质浓缩,染色质则浓缩成大小不等的半月状,并凝聚在核膜周边,再裂解为小片段,核仁裂解,进而细胞膜内陷将细胞自行分割包裹,形成外有包膜的细胞凋亡小体(apoptosis body)。这些凋亡小体可被邻近细胞所吞噬清除。细胞凋亡的生物化学特征主要是细胞核内的 DNA 被核酸内切酶降解,产生若干大小不一的由 180 个碱基对的整倍数的寡核苷酸片段,如在琼脂糖凝胶电泳上检测,能观察到特征性梯状 DNA 条带图谱。

2. 50~55℃的细胞死亡形式　有关这段温度对细胞和组织损伤的研究很少。① 50℃热疗能明显抑制各肿瘤细胞的生长,并且细胞存活率均随受热时间的延长而降低;② 50℃热疗时,随加热时间的不同对细胞产生的损伤也不同,短时间(5min)可改变肿瘤细胞的生长周期,使其阻滞在 G0/G1 期,诱导细胞凋亡;较长时间(10min)不仅诱导细胞凋亡,还可引起细胞坏死;长时间(20min 以上)细胞以坏死为主。

3. 60℃以上的细胞死亡形式　60℃以上导致细胞死亡的形式主要是坏死。引起坏死的原因多种多样,一切损伤因子如物理(低氧、低温或高温)、化学等因素的损伤,只要其作用达到一定的强度并持续一定的时间,可使受损组织、细胞的代谢完全停止,即引起组织、细胞的被动性的细胞死亡,但坏死大多是由变性(degeneration)即可逆性损伤(reversible injury)发展而来。

（三）不同的温度和不同加热时间对细胞和组织的作用

不同的温度和不同加热时间对细胞和组织的作用结果,由于不同的研究者使用的研究对象和方法的不同,使得研究结果存在一定的差别,但是不同的温度对组织结构和功能的影响有较公认看法(表 3-1-2)。

表 3-1-2　不同的温度对组织的变化

温度	组织的变化情况
43~45℃	时间依赖性的可逆性损伤。增加局部血流灌注和细胞膜通透性,改变细胞周期,影响细胞代谢和局部组织的微环境。可以增加细胞内药物浓度,提高放疗敏感性
>47℃	在 43~45℃变化的基础上,细胞内各种酶的活性降低

续表

温度	组织的变化情况
50~60℃	细胞或组织脱水,蛋白质凝固,出现不可逆性损伤
90~100℃	细胞或组织严重脱水,蛋白质凝固
>100℃	沸腾、产生蒸汽
>150℃	细胞或组织炭化
>300℃	组织汽化
>500℃	组织燃烧

三、热消融后的病理变化

热消融导致组织或细胞的基础的病理变化是不可逆性损伤。不可逆性损伤,又称为坏死,是以酶溶性变化为特点活体内局部组织细胞的死亡。

(一)热消融导致的坏死类型

1. 凝固性坏死　凝固性坏死(coagulation necrosis)是坏死的一种特殊类型,组织由于失水变干、蛋白质凝固而变成灰白或黄白色比较坚实的凝固体,故称凝固性坏死。特点是坏死组织的水分减少,细胞的细微结构消失,而结构轮廓则依然较长时间地保存。凝固性坏死的发生机制仍不甚清楚,凝固性坏死灶在开始阶段,由于周围组织液的进入而明显肿胀,透明度降低,组织纹理变模糊,以后组织的坚度逐渐增加,状如"煮熟",可呈土黄色或灰白或黄白色。这些改变最早要在细胞死亡开始后 6~8h 才能见到。坏死灶的周围形成一暗红色出血带与健康组织分界较明显。镜下,在较早期可见坏死组织的细胞结构消失(有时也可以不消失),但组织结构的轮廓依然保存。组织结构轮廓保存的原因可能是坏死导致的持续性酸中毒使坏死细胞的结构蛋白和酶蛋白变性,减缓了蛋白质的分解过程。有时可在镜下看到无结构颗粒状红染物,不见坏死部位原有组织结构轮廓的残影,甚至不见核碎屑,是坏死更为彻底的凝固性坏死。热消融后的组织最常出现凝固性坏死。经微波消融过的肝脏组织的典型的大体观察和显微镜下凝固性坏死病理变化,如图 3-1-1 所示。

2. 液化性坏死　液化性坏死(liquefaction necrosis)是指坏死组织因水解酶的分解而成液态。冷冻消融后可出现液化性坏死。

(二)热消融后组织病理学演变过程和结局

1. 病理学演变过程　光镜下观察一般分为三期:①急性期。消融靶区内正常组织结构消失,组织大片坏死,细胞核固缩、细胞核破碎、细胞内无细胞器结构,有时坏死的细胞和崩解的间质融合成一片模糊的颗粒状、无结构的红染物质。坏死组织周围组织充血、水肿、细胞变性,炎性细胞浸润逐渐增多,小血管内有血栓形成。这个过程大约持续 2~5d。②亚急性期。坏死区域内组织坏死更加明显,充血区与正常组织交界处充血、水肿减轻,可见炎性细胞浸润以单核细胞、中性粒细胞、淋巴细胞为主,也有巨噬细胞等,成纤维细胞逐渐增多。这个过程大约持续 7~10d。③瘢痕形成期。坏死区域逐渐缩小,网状纤维及胶原纤维越来越多,网状纤维胶原化,胶原纤维变粗,炎性细胞先后消失,毛细血管闭合、退化、消失,留下很少的小动脉及小静脉,转变成主要由胶原纤维组成的血管稀少的瘢痕组织,这个过程大约需要 30~45d。

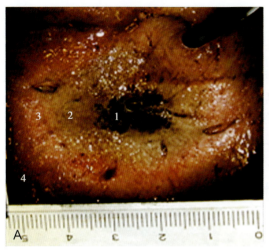 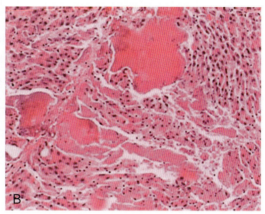

图 3-1-1　肝脏组织大体观察和显微镜下凝固性坏死病理变化图

A. 大体观察,1:针道炭化区,2:坏死区,3:充血区,4:正常肝脏;B. 肝细胞大片状坏死,细胞溶解,核碎裂、
溶解、消失（×100）

(1)肝脏微波消融后病理学演变过程:Swift 等系统观察了微波消融后猪和兔肝脏的病理学演变过程。①消融即刻:消融靶区内正常肝组织结构消失,组织大片坏死,细胞核固缩、细胞核破碎,坏死组织周围组织充血、水肿、细胞变性;②6h:坏死组织周围组织充血明显,在正常的小血管周围可以看到散在的中性粒细胞浸润;③24h:坏死区域与 6h 相似,出现无结构的颗粒状红染物质,有大量细胞碎片,可见"鬼影(ghost-like)"样肝细胞,坏死区域周围大量中性粒细胞浸润,在正常组织与坏死区之间偶然可见成纤维细胞;④48h:坏死区域周围炎性细胞浸润更加明显、并且浸润到坏死区域内,沿坏死区域周围可见更多的成纤维细胞;⑤ 1周时:坏死区域为淡黄色并被成纤维细胞包绕,周围炎性细胞浸润减少,有许多巨噬细胞、多核巨细胞浸润;⑥ 1 个月时:坏死区域明显缩小(与消融即刻相比缩小 50% 左右),形成纤维组织团,有淋巴细胞浸润并形成淋巴滤泡样小结;⑦ 2 个月时:坏死区域明显缩小(与 1 个月时相比)为瘢痕组织,以纤维细胞为主,纤维细胞包绕着淋巴滤泡样结节,无中性粒细胞、巨噬细胞、淋巴细胞和浆细胞浸润。

(2)肺脏微波消融后病理学演变过程:Kinya Furukawa 等观察了狗肺脏微波消融后的病理学演变过程。①消融即刻:消融靶区内正常肺组织结构消失,胶原纤维浓缩,支气管黏膜脱落组织大片坏死,细胞核固缩、细胞核破碎,坏死组织周围组织充血、水肿、细胞变性;② 3 个月后:肺间质组织水肿,有大量松散的胶原纤维,坏死组织内有不成熟毛细血管生成,支气管上皮细胞增生,炎性细胞浸润(以淋巴细胞为主,也可见浆细胞和中性粒细胞);③ 6 个月后:坏死组织变为瘢痕组织,肺间质组织水肿和炎性细胞消失,胶原纤维变粗、变致密,支气管上皮细胞修复完善。

(3)甲状腺微波消融后的病理学演变过程:①对离体的甲状腺组织进行病理学观察,可见毁损区甲状腺组织滤泡结构破坏,滤泡内胶质明显减少,染色较淡,而细胞核固缩、浓染。毁损严重区的甲状腺滤泡破碎、崩解,胶质消失,大量细胞核堆积成团,核固缩。②在活体甲状腺中消融后即刻取材染色镜下观察:组织结构、细胞排列、胞核形态与消融前比较无明显改变,但是细胞内琥珀酸脱氢酶和还原型烟酰胺腺嘌呤二核苷酸黄递酶组织化学染色为阴性,说明消融后即刻细胞已经受热失活。而在消融后 1~6 个月消融区组织在光镜下可见形态、结构完整可辨的细胞将逐渐减少直至消失,变为纤维瘢痕组织。

2. 病理结局 ①溶解吸收:坏死灶较小时,可被溶蛋白酶溶解液化,由淋巴管或血管吸收,碎片被巨噬细胞吞噬;②形成纤维瘢痕:热消融后即刻在坏死组织周围就出现炎性反应(组织水肿、渗出、炎性细胞浸润),随后肉芽组织开始出现,随着时间的推移肉芽组织逐渐成熟为纤维组织并最终转变为瘢痕组织。

第二节 射 频 消 融

一、射频消融技术的发展历程

1900 年,克罗地亚科学家 Nikola Tesla 首次认识到射频电流能够导致生物组织产热。20 世纪早期,物理学家 Bovie(1882—1958 年)和外科医生 Harvey Cushing(1869—1939 年)联合研制成功了第一台射频发生器,同时 Bovie 还首次制订了射频治疗的基本原则。射频消融最早应用于神经外科肿瘤或功能性疾患以及心脏异常传导通路的治疗,1908 年美国医生 Beer 经尿道射频消融治疗膀胱癌取得理想疗效,成为射频消融治疗肿瘤的开端。1976 年,Leveen 首次采用射频治疗肺癌、肠癌、肾癌等深部肿瘤取得成功。20 世纪 80 年代中期,日本学者采用单电极射频消融治疗肝肿瘤,但所能毁损的肿瘤最大体积仅为 $1.6cm^3$,且疗效欠佳。1990 年 Rossi 和 McGaban 等首先提出不能手术切除的小肝癌有可能通过射频消融达到根治。1992 年 McGaban 等在猪肝上成功进行射频消融试验,在 B 超引导下单极电极经皮穿刺对实验动物模型进行了射频治疗,无并发症发生,但肝坏死区直径只有 1cm×2cm。Nativ 等分别在外科手术直视下和经皮穿刺实施动物肝射频消融,发现两组治疗结果没有差异,由此提出损伤区和射频能量输出及持续时间直接相关。Solbiati 等对 16 例患者的 31 处肝内转移灶进行射频治疗,12 例患者在 9 个月的时间内 CT 及 MRI 图像显示肿瘤缩小或无增大,AFP 呈现陡降趋势,患者存活 9~29 个月,表明射频消融作用于肿瘤造成肿瘤组织坏死是 AFP 下降的主要原因,标志着肿瘤治疗的好转。意大利人 Rossi 和 Goldberg 等应用可张开式电极射频系统治疗肝癌,带来了射频消融质的飞跃。Goldberg 等采用集束分布的 3 个弹头的穿刺针与单弹头穿刺针比较。结果发现,3 弹头射频切除可获得更大的坏死范围,可少用时间而达到较大治疗范围。Livraghi 等研究发现,体外及体内射频治疗前组织内注射生理盐水,可提高射频治疗疗效,增大凝固性坏死区。这些研究为消融治疗大肝癌奠定了基础。2000 年 Dupuy 等首先报道 3 例经皮射频消融治疗肺部恶性肿瘤患者,从此射频消融逐渐应用于人体肺癌的治疗。

近年来,由于超声(包括超声造影)、CT、MRI 等影像学技术敏感性和特异性的增强,介入操作引导技术和监测技术的进一步提高,实质性脏器肿瘤的射频消融治疗获得了突飞猛进的进展。同时,肿瘤射频消融相关研究和技术进展迅猛,比如射频发生器不断升级换代,输出功率逐渐增大,可调控的针尖温度以及阻抗的改造、保证热量产生和分布最优化的射频电极的不断推陈出新等,使单位点射频消融范围从起初的不到 2cm 发展到目前的 6cm 左右,消融效果也获得了显著提升。

20世纪90年代末,我国少数几家医院引入肿瘤射频消融技术并开始缓慢推广。近10年来,随着大量回顾性和前瞻性论文的发表,射频消融治疗肝癌的有效性和安全性逐步受到外科、内科以及影像等肿瘤相关科室医生及患者的共同认可,尤其中国医师协会、中华医学会各种消融技术培训班的大力宣传,包括射频在内的肿瘤消融技术的传播和普及如火如荼。截至目前,射频与瘤内乙醇注射、微波、氩氦刀、不可逆电穿孔、高强度聚焦超声(HIFU)等消融技术以及血管栓塞化疗、放射性粒子植入等技术共同构成了肿瘤新的治疗模式,即局部介入性微创治疗,并逐步应用于肝脏、肺脏、乳腺、骨骼、肾上腺、前列腺、肾脏、胰腺、子宫等实质性脏器肿瘤的有效控制。随着科技的不断发展以及人们对消融技术的进一步认识,其在肿瘤治疗中的应用必将更加广泛,前景更加光明。

二、射频消融电极设计和工作原理

射频消融是在超声或CT或MRI引导下将射频电极插入靶组织,来自射频发生器的电流通过非绝缘的电极头端传入组织,再经组织间自然通路流向弥散电极,由此形成完整的电流环路。射频电极发出480kHz的频率波,当生物组织顺应射频电流的这种变化时即发生离子振荡,由此导致摩擦生热(抵抗热或电阻热),因而射频消融的热量来源于电极周围组织而非电极本身(图3-2-1)。

肿瘤射频消融电极无论形状还是性能均经历了不断改造和提升的过程。射频消融存在消融范围小、难以适形消融、难以实时判断消融范围等技术难题,其中消融范围小是限制其发展和应用的最大影响因素。由于射频消融产生的热量与电流密度的平方成正比,而电流密度与距电极针距离的平方成反比,即射频生热与距电极针距离的四次方成反比。因此,射频消融时,随距电极针距离的增加,温度迅速下降,普通电极针只能产生较小的消融范围。1990年,第一个离体猪肝射频消融实验使用一种普通电极,射频消融灶横径局限在0.6~1.7cm之间,临床结果极不理想。为了克服射频消融范围的局限性,1994年后部分电极陆续用于临床治疗。四种不同的概念导致了5种电极的诞生:①双极电极;②多极电极(集束电极);③灌注电极(通过电极向组织中灌注液体,以生理盐水为主);④冷循环电极(内部冷却);⑤可扩展式电极(多子针电极)。

(一)双极电极

早期应用1个平行的电极替代负极板,在平行的双电极射频消融过程中,两个电极间存在较高且连续的电场梯度,以致双电极间的区域组织中热量弥散比较均一。在离体肝脏中,2根电极间相隔2.5cm左右,即造成"蝴蝶"状凝固区。后期将电极正负端置于同一电极前段作为裸露端,即用单针便可产生电流环路进行消融,无需贴负极板,临床操作更加简便。同时,多根双极射频电极可在不同电极之间进行排列组合。

(二)多极电极

集束电极将一路电流同时作用到多个电极,增大电极与周围待消融组织的接触面积,使电流密度可在覆盖区域内更为均一弥散,进一步延缓组织炭化程度,延长消融时间,增加能量沉积,扩大消融范围。同时,消融形态更符合肿瘤的生长形态。该电极将3个平行的单极冷却电极间隔5mm安装在同一根电极主杆上。3个电极同时启动,较大的接触面可使电极尖端周围产生更高的电流强度但极少发生炭化,由此带来更大的热消融灶。集束电极的最大的缺陷在于:相比单针冷循环电极,集束电极经同一个狭窄肋间或斜度较大的肋下途径经皮插入比较困难。另外,无论超声还是 CT 下,都较难同时显现所有 3 根电极,以致更容易对血管等结构造成意外损伤。

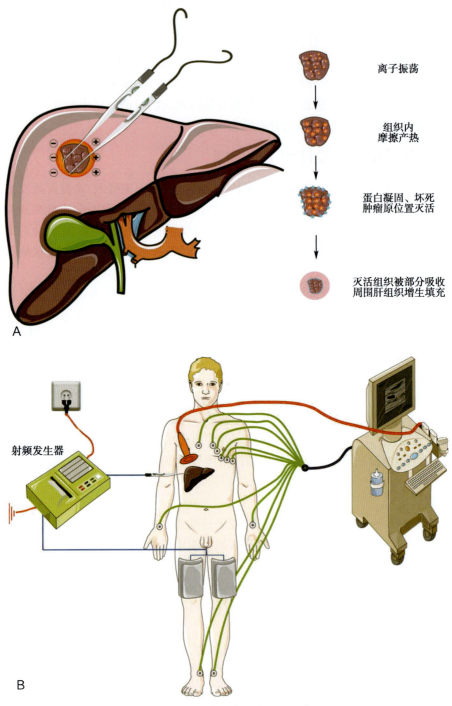

图 3-2-1 射频消融治疗的原理及模式图
A. 射频消融治疗的原理;B. 射频消融治疗的闭合回路模式图

（三）灌注电极

灌注电极是电极主杆尖端带有多个小孔,通过这些小孔将等张盐溶液或高张盐溶液以设定速度灌入待消融组织,既可降低电极针周围组织温度、减少或避免汽化和炭化,又可增加被消融组织内离子数目、提高组织导电性、增强离子振荡的能力,使射频电流更容易地向外周扩散,外周组织升温更快,提高热传导性,增加同等条件下通过热传导向外周的传热,使电极针周围组织内温度分布更为均匀。

（四）冷循环电极

冷循环电极由中空电极杆及内部闭合的环流路径构成。内腔用于输送盐水或冰水到电极尖端,外腔则将液体输送回体外,液体不进入肿瘤组织。

冷循环下电极尖端区域温度可降至25℃以下,防止了电极周围组织的瞬间炭化。Cool-Tip单极电极尖部装有传感器用于连续测定温度和阻抗。其单位点消融产生的消融灶形态呈"纵径长、横径短"的椭球形(图3-2-2)。

（五）可扩展式电极

可扩展式电极先以类似单极电极的方式插入人体组织,到达理想位置后,子针即从中空主杆中推出并根据肿瘤直径大小展开。

可扩展式电极由4~12个弯曲的电极子针排列组成。张开的子针和组织间更大的接触面减少了炭化机会。由于"法拉第笼壁效应",每个电极子针的尖端都会发生热凝固,围绕每个子针形成管状凝固带并逐步融合,最终形成一个横径长、纵径短的扁球形消融灶。相邻电极子针间个体凝固带并不一定完全融合,可能存在漏空,因此应用该种电极时多采取同一位点旋转任意角度消融两次的方式,以最大限度减少肿瘤组织残留。

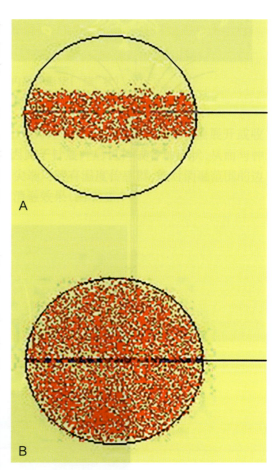

图3-2-2 单位点消融灶示意图
A. 传统单极电极消融灶形态;B. Cool-Tip单极电极的消融灶形态

常用的可扩展式电极主要包括:

1. "圣诞树样"电极 在每个子针的尖端各有一个温度传感器,该电极(图3-2-3)可以直杆状,也可弯曲。各子针平均展开,中间有一子针向前伸出行使瘤体测温功能,消融灶接近球形(图3-2-4)。

2. 伞形电极 该电极尖端也有测温子针,展开直径分为2cm、3cm和4cm。

该伞形针产品有8个子针(部分产品有10个子针),子针为射频电流发射端。伞形子针直径越大,产生的凝固消融区域越大(图3-2-5、图3-2-6)。该电极的最大优点包括:①实时反馈消融中心温度;②锚状结构可以抓住肿瘤,以防偏位或脱出;③智能化控制消融时间。

微环境,间接影响肿瘤细胞的死亡、存活及复发。

1. 射频消融的生物学作用机制 射频电极插入靶组织,来自射频发生器的电流通过非绝缘的电极针头端传入组织,再经组织间的自然通路流向弥散电极或负极板,由此形成一个完整的电路。当生物组织努力顺应射频电流的这种变化时即发生离子振荡,由此导致摩擦生热(抵抗热或电阻热)。

射频消融对肿瘤组织产生效应涉及多种复杂机制,依赖于温度、热量持续时间以及一些局部因素(比如器官灌注、组织密度和电解液的浓度)。一般45℃并持续3~50h将发生类似程序性细胞死亡或凋亡相似的进展性细胞变性。>60℃时,蛋白发生瞬间凝固,造成细胞死亡。>100℃可引起组织内水分沸腾、蒸发直至炭化。热能对肿瘤细胞有着直接的细胞毒性效应并对肿瘤脉管系统有着显著的影响。主要是微血管内皮细胞的水肿和破坏、血管内血栓形成和中性粒细胞黏附到小静脉内皮细胞上。另外,射频后边缘血管的损伤可导致组织坏死;消融灶内激活的肿瘤特异性T淋巴细胞也可激发抗肿瘤免疫效应,在肿瘤的完全坏死过程中发挥重要作用。

2. 热应激肿瘤细胞直接损伤机制

(1)组织水平:射频消融产生的50~100℃的温度可造成电极附近组织的直接凝固,尤其胞质性酶蛋白。因此,射频消融后尽管细胞内酶蛋白失去了活性,但组织结构和胞质内成分依然保持完好。高热杀灭癌细胞与肿瘤血管的生理和解剖学基础有关。肿瘤血管具备以下特点:①肿瘤血管非常丰富,但血管走行扭曲、杂乱,使得血流阻力大、流速慢;②肿瘤新生血管管壁多由单层血管内皮细胞组成,缺乏肌层和外膜,在高热和压力增高下易破裂;③肿瘤血管内皮细胞间隙大,部分管壁由肿瘤细胞组成,细胞增生易引起血管阻塞;④肿瘤新生血管具有大量窦状间隙,减缓了血液流速;⑤肿瘤新生血管神经感受器不健全,对热敏感性差。因此肿瘤血管血流量低于邻近的正常组织,肿瘤越大,血流量越低。上述特征导致肿瘤组织血流缓慢,加热后升温快、散热慢。另外,肿瘤细胞耐热性较正常组织差。由于前述肿瘤血管的解剖特异性,高热作用后,肿瘤内的温度可高于邻近正常组织5~10℃,该温度差使得局部高频热能杀灭肿瘤细胞而少损伤正常细胞。

显微镜下,肿瘤射频消融后的病灶切面由中心向外周呈现五条沿温度倾斜曲线发生的组织损伤反应带:A带——电极穿刺针道,周围高度产热造成的炭化或蒸发中心;B带和C带——中度产热造成的肿瘤或肿瘤旁组织苍白或红褐色凝固坏死带;D带——微热造成的边缘清晰的淡红色或棕色出血带;E带——微热造成的外层水肿带。一般可根据组织结构和细胞成分的特征性改变确认射频消融灶的中心区(A带)和两个外层区(D带和E带)。中间凝固区(B带和C带)则组成了消融灶的主体部分。2011年,Adem等推出了热消融的"分层理论"。他把消融区域大致划分为三层:内层即肿瘤消融的核心区,表现为肿瘤组织的直接凝固性坏死;中层的肿瘤组织可不同程度受到热传导影响,出现凋亡或可逆性损伤;外层则几乎不受消融影响。

(2)细胞水平:热消融导致的肿瘤细胞直接损伤囊括了从细胞亚单位受损到多细胞损伤的多个方面,损伤程度取决于消融强度及靶组织的热敏性。有关的细胞损伤机制研究主要集中以下几方面:①细胞膜完整性受到破坏;②抑制DNA复制、RNA和蛋白质的合成;③线粒体损伤;④高尔基体的破坏,溶酶体酶类的释放以及RNA合成受破坏等;⑤肿瘤细胞自身对热应激存在特殊敏感性;⑥细胞骨架的破坏,细胞功能受损,导致肿瘤细胞死亡;⑦局部高温直接导致该区域的组织细胞凝固性坏死。

3. 间接损伤机制　间接损伤也称为延迟性损伤,主要包括肿瘤局部微环境改变、全身及局部免疫效应及热休克蛋白的延迟损伤效应三个方面。

(1)肿瘤局部微环境改变:热消融破坏了肿瘤组织内细小血管,导致组织缺血坏死或缺血再灌注损伤。消融后坏死的肿瘤细胞或浸润的粒细胞所释放的溶酶体内容物也可对周围组织和细胞产生损害。

(2)全身及局部免疫效应:研究发现,消融灶"分层理论"的中层消融区内存在中性粒细胞、巨噬细胞、树突状细胞、自然杀伤细胞以及 B 细胞、T 细胞浸润增多现象。有趣的是,这些免疫细胞浸润情况的变化在消融外的肿瘤组织中也会同样出现,可见这是热消融引起的全身性免疫效应的激活。Sutmuller 等研究者也发现,热应激导致的细胞损伤会使细胞释放出大量胞内物质,如 RNA、DNA、热休克蛋白、尿酸、HMGB1,这些都激活了机体固有免疫,并导致获得性免疫激活。Ali 等研究结果也显示,热消融后促炎因子被释放,如 IL-1β、IL-6、IL-8、TNF-α 等。这些研究侧面证明了抗肿瘤免疫的激活。

近几年有报道称,射频消融会引起 CD4$^+$CD25$^+$FOXP3$^+$ 调节 T 细胞水平下降。这意味着机体对肿瘤抗原识别能力更强,获得性免疫激活(抗肿瘤的体液及细胞免疫增强)。射频后患者肿瘤特异性 T 细胞增多,在 Hiroishi 等研究者的研究中也得到了证实。经研究,消融后的肿瘤细胞碎片也会成为有效的 DC 识别的抗原。这个过程增强了 Th1 的反应性,促进了肿瘤特异性 CTLs 的产生,明显延长了患者的生存时间,减少了肺转移的发生。

(3)热休克蛋白的延迟损伤效应:热应激会诱导各种热休克蛋白(HSP)产生,这也是热休克蛋白家族得名的最初原因。目前研究认为,这些蛋白在抗肿瘤的免疫作用中起到不可忽视的作用。HSP 家族蛋白有不同作用,肿瘤细胞、病毒感染的细胞以及坏死的各类细胞都会分泌热休克蛋白到细胞间隙中去,这些细胞外 HSP 参与各类免疫反应,如作为抗原伴侣分子作用于抗原呈递细胞(APCs)等。也有研究证实,热应激会导致肿瘤细胞分泌 HSP70 增加,而 HSP70 则反馈性地使肿瘤细胞产生各类趋化因子,如 CCL2、CCL5 以及 CXCL10 等。该区域树突状细胞以及 T 细胞会浸润增加,不仅如此,该区域对 CD 和 T 细胞的趋化作用则是通过 TLR4 信号通路完成的,这为我们临床干预热消融疗效提供了很好的靶点。

(二)射频消融的设备及其特点

射频消融的设备由于生产厂家的不同各有各的特点,但共同特点为:①可以选择靶温度,功率自动调节以达到靶温度水平(温度控制模式);②选择并修正输出功率,直至阻抗达到消融规定水平后自动关闭(功率控制模式);③术中消融参数随时可调,适合不规则形状肿瘤的消融;⑤智能化高,可智能控制消融灶范围,消融范围相对准确;⑥射频消融电极的消融最大径一般小于 3cm。

四、肺部肿瘤射频消融的特点和注意事项

(一)肺部肿瘤射频消融的特点

1. 射频消融体积　凝固性坏死的体积 = 热能的沉积 × 组织间的相互作用 − 热能的损失。而热能的沉积主要取决于热量自电极向外传导的距离、足够的温度和维持时间。电极针周围局部组织温度最高,随着组织的脱水、炭化和汽化,最终因电阻增高致使电流中断,热量即不再产生,凝固区域也不再扩大(消融体积的大小并不一定与消融的时间成正比)。因此,

需要控制电极针及周围组织的温度,不使其升温过快。

2. 热量传导缓慢 自射频电极针表面传导至周围肿瘤组织的速度相对缓慢,同时肿瘤组织血液循环丰富,血液循环通过对流效应带走热量,这种灌注介导的组织冷却是热能丧失的主要原因。另外,当肿瘤邻近较大的血管或支气管时,血流和气流也会带走部分热量,即热沉降效应(heat sink effect)。热沉降效应是造成消融不完全的因素之一。

3. 被动加热方式 单针射频消融属于被动加热方式,热量的产生受组织离子浓度和阻抗影响较大,热量的沉积主要靠温度传导并需要一定时间来实现,热量的损失受组织灌注和热沉降效应的影响较大。肺组织阻抗大,这就决定了射频消融具有升温速度慢、最高温度低、治疗时间长、消融范围小、受组织炭化和热沉降效应影响大等特点,多数情况下,这些特点是单针射频消融的不足之处,特别是对直径 >5cm 的大肿瘤射频消融效率低、肿瘤残存率高。

4. 伞形电极 如果采用适形可伸展电极(尤其伞形电极),且采纳功率或阻抗控制模式,消融速度将显著提升,某种程度上并不亚于微波消融。同时,由于子针张开范围随肿瘤直径而定,单一位点消融事实上可获 5~6cm 的最大横径和上下径,以及 3~4cm 的最大纵径,因而消融灶范围并不逊于其他消融技术。

5. 消融范围相对精准和可控 射频消融作用相对温和、消融后坏死组织更容易吸收以致消融灶更容易缩小。另外,相比单针电极,采用功率或阻抗模式的消融发生器和伞形伸展电极进行消融,不仅单一位点消融范围大,而且随着阻抗上升至某一高度发生器将自动切断电源而结束消融,因而消融范围更为精准、稳定、可控,这对于邻近重要脏器和组织结构的肿瘤安全、彻底消融更为重要,这是包括微波消融等单针电极所不具备的最大优势。

(二)肺部肿瘤射频消融的注意事项

1. 心脏起搏器 心脏起搏器的患者不建议使用射频消融,射频消融一般是电流通过射频发生器、射频电极针、分散电极板和人体共同构成的闭合回路而发挥作用,因此在此闭合回路上的干扰或中断均会使射频消融出现故障或导致不良后果。对于体内有心脏起搏器的患者不建议使用射频消融(双极射频消融系统除外)。

2. 皮肤灼伤 如使用单极射频消融系统,在摆好患者体位,行 CT 扫描定位之前,应贴好分散电极板。分散电极板应对称贴于下腹部、腰背部或者双侧大腿外侧肌肉平坦处。贴附之前,应对局部皮肤进行清洁,体毛较重者应备皮,以使分散电极板与皮肤紧密贴附,避免消融治疗时局部电流过大造成皮肤灼伤。

3. 电极针的使用方法 熟练掌握不同射频消融设备和消融电极针的使用方法,明确不同消融电极针的消融范围和形状,严格按照说明书进行操作,以充分达到射频消融的预定效果。例如,单针电极的消融范围是一沿针长轴的纵径长、横径短的椭球形;而伞形伸展型电极的子针主要向针的后方展开,所以应穿刺到肿瘤远端再开伞,其消融形状是与针垂直的横径长、纵径短的横椭球形。CT 扫描确认子电极针出口处位于肿瘤中心,打开子电极针 1cm以固定穿刺针,开始治疗。射频脉冲功率由小到大贯序治疗,子电极由 1cm、2cm 逐渐释放,根据温度上升的幅度,打开到相应的肿瘤大小,并回钩呈球形。随着能量加大和治疗时间的延长,组织温度逐渐上升,达到设定值时,由计算机控制能量的射频治疗机自动控制输出功率的大小,保持治疗温度维持一定的治疗时间,完成一次消融。

4. 肺组织的特性 由于正常肺组织内含有大量气体,阻抗很高,所以应根据肺部肿瘤的大小选择合适的射频消融电极。穿刺布针时,电极的活性部分(包括可伸展电极的子针)

应主要位于肿瘤内部或者略超出肿瘤边缘 5mm 左右为宜,避免活性尖端过多暴露于含气肺组织内,致使消融效率下降或提前终止消融。肿瘤直径小于 3cm 可以单点消融,温度达到 95℃维持 10min 治疗。

5. 肺部特殊部位的肿瘤 对位于肺门、纵隔,尤其邻近食管、支气管的肿瘤,建议尽量不选用多子针的可伸展电极,以免子针张开(尤其消融过程中)损伤肿瘤周围重要脏器结构。除非影像扫描下张开的子针清晰可辨或逐级打开子针。

6. GGO 为主和空洞型肺癌 对于以 GGO 表现为主的肺肿瘤或者空洞型肺癌,射频消融易受到高阻抗的影响而致使升温缓慢,此时可采用较低功率脉冲消融的方式开始消融,随着温度增加、局部渗出增多,再采用较高功率进行消融。或者采用细针在局部注射高渗生理盐水,增加离子浓度,提高射频消融效率。

7. 直径 ≥ 5cm 肿瘤 对于较大肿瘤(一般直径 ≥ 5cm),由于单针、单位点射频消融的范围较小,多需双针联合消融或者单针多位点、多针道、多平面、多角度叠加消融,以避免消融区遗漏、肿瘤组织残留。如采用双针同步消融,电极之间距离应控制在 1.5cm 以内(多子针的可伸展电极则可适当增加),电极针与肿瘤边缘距离应在 1cm 以内(可伸展电极子针则须延及肿瘤边缘)。直径 >5cm 者每隔 2cm 采取多点消融,温度达到 95℃,每个点进行 10min 治疗,直至靶点叠加包含整个瘤体积。

8. 灌注生理盐水和药物 如使用灌注电极,可在消融过程中缓慢滴注生理盐水,增加局部离子浓度,提高消融效率、增加消融范围;也可在消融结束时缓慢灌注一定剂量的化疗药物,提高肿瘤消融效果。

第三节 微波消融

一、微波消融技术的发展历程

微波技术在医学领域里的应用可以追溯到 20 世纪 50 年代,随着现代高科技和生物医学工程的迅猛发展,微波医疗设备不断改善,在医学研究和临床方面得到了广泛应用,肿瘤微波消融治疗可以说是微波热疗技术的范畴。普通的微波热疗技术大都采用体外辐射器或腔内辐射器,对体外或腔内病变组织的表面进行照射,而肿瘤微波消融治疗是采用针状的辐射器,称之为"微波消融天线",将微波消融天线直接插入到肿瘤组织的内部,微波能量转化为热能后作用于肿瘤组织,使之发生凝固性坏死,以达到灭活肿瘤组织的目的。1970 年后微波开始在外科领域用于止血和组织切割,1986 年日本 Tabuse 等率先开始了微波消融在肝癌治疗中的探索。自 20 世纪 90 年代后国内外肿瘤微波消融技术得到了迅速发展,真正进入到了"现在肿瘤消融时代"。我国在 1990 年前后,以董宝玮等为代表的医疗专家与航天二院二零七所合作开发了我国第一台微波热消融肝癌治疗系统,并在国内最先开展微波消融治疗肝癌的研究,在我国微波消融治疗肝癌历经二十几年的发展和临床实践。1997 年美国开发了微波消融产品用于乳腺癌治疗,2010 年前后国内王水等人也将微波消融用于了乳腺癌的治疗。2002 年冯威健等人又将微波消融应用于治疗肺癌。2014 年叶欣、范卫君等在国内率先制订了"热消融治疗原发性和转移性肺部肿瘤的专家共识(2014 年版)",并得到了国际认可(2015 年发表了文章"Chinese expert consensus workshop report:Guidelines for thermal ablation of primary and metastatic lung tumors"),2017 年叶欣、范卫君等又修订发表了"热消融治疗原发性和转移性肺部肿瘤的专家共识(2017 年版)",2018 年又在著名的期刊 *Journal of Cancer Research and Therapeutics* 上发表了题为"Expert consensus workshop report:Guidelines for thermal ablation of primary and metastatic lung tumors(2018 edition)"的临床指南。目前我国在应用微波消融治疗肝癌、肺癌等方面已达国际领先水平。现阶段该技术在我国发展迅速并逐步应用于肾癌、肾上腺肿瘤、腹膜后肿瘤以及骨肿瘤治疗等。2010 年前后章建全等开始将微波消融应用于治疗良性甲状腺结节,2012—2013 年梁萍、王淑荣等在国际上发表数篇在微波消融治疗良性甲状腺结节方面影响较大的论文,目前我国在微波消融治疗甲状腺肿瘤、子宫肌瘤等良性疾病方面异军突起,在国际上起到了领头羊的作用。微波消融的手术方式也由单纯的影像引导扩展到外科直视下、腹腔镜、胸腔镜下等多种外科手段相结合。

二、微波消融的原理

应用一定频率和一定强度的电磁波对生物体进行一定时间的辐射,该生物体就可以出现相应的生物学效应。但生物体系内部结构复杂,结构层次不同,因此电磁波辐射导致的生物体系不同结构层次上的生物学效应也不同。无论生物体产生何种生物学效应都是电磁波与被其辐射的生物体之间相互作用的结果。微波是指频率在 300MHz~300GHz 之间的电磁波,微波按其波长可分为 3 个波段:分米波、厘米波、毫米波。目前医疗上常用的是 915MHz 与 2 450MHz 微波,其波长属于分米波波段,且 2 450MHz 微波最为常用。微波具有波动性、高频性、热特性和非热性四大基本特性,其与生物体作用而产生的生物学效应主要体现为热效应和非热效应,阐明微波的生物学效应是应用微波消融最重要的基础理论之一。

(一)生物热效应

1. 微波产生生物热效应的机制　人体主要是由水、碳水化合物、蛋白质和大量细胞内外液中的带电粒子等成分组成。碳水化合物分子、蛋白质分子都是极性分子,钾、钠、氯离子等为带电粒子,极性分子和带电粒子是在微波场作用下产生热效应的物质基础:①极性分子的转动可产生位移电流,同时介质的黏性引起能量消耗;②带电粒子振动可产生传导电流,同时介质电阻引起能量消耗。这两种能量消耗转化为热能,这种效应就叫做微波在生物体组织中的热效应。极性分子和带电粒子在微波场的状态、运动形式和产热方式有一定的不同,现分述如下:

(1)极性分子外加电场作用下的状态:组织中的水分子、蛋白质分子等极性分子在无外电场作用时,极性分子的正、负电荷"重心"不重合,每个极性分子具有固有电矩,形成一个电偶极子,处于不规则随机运动状态(图 3-3-1)。在外电场的作用下,每个极性分子电矩都受到力矩的作用,使原来不规则随机运动的极性分子转向外电场的方向,产生取向极化,只要外电场足够强,极性分子的偶极子便沿外电场方向整齐排列(图 3-3-2)。若改变外电场的方向,极性分子也要随外电场的变化而改变方向。如果外电场是高频交变电场,极性分子也随之作高频反复的转向运动(图 3-3-3),比如外加微波频率为 915MHz 或 2 450MHz 时,则极性分子将以 $915 \times 10^6/s$ 或 $2\,450 \times 10^6/s$ 速度急速转动。极性分子激烈的振动,造成分子之间的相互碰撞、相互摩擦,将一部分动能转化为热能,使组织温度升高,此称为生物体的偶极子加热。

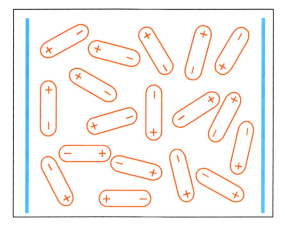

图 3-3-1　极性分子在无电场作用下的状态

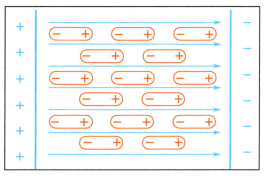

图 3-3-2　极性分子在外加电场作用下的状态

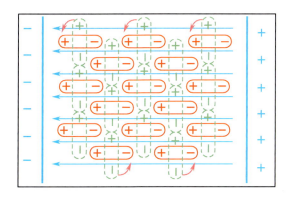

图 3-3-3　极性分子在外加交变电场作用下的状态

(2) 带电粒子在微波场作用下的状态:细胞内外液中的钾、钠、氯离子等带电粒子,它们在外电场作用下会受电磁力的作用而产生位移(图 3-3-4),带电粒子受到微波交变电场作用后,随微波频率而产生振动,在振动过程中与周围其他离子或分子相互碰撞而产热,称为生物体的离子加热。

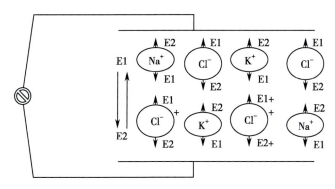

图 3-3-4　带电粒子在微波场作用下的状态

数学表达式来表达或计算加热过程中的温度变化。

（4）不同脏器的热物性参数：不同脏器有不同的热物性参数，如肝脏与骨骼在比热容量、相对介电常数、导热率和血液灌注率有明显不同。

（二）微波消融对机体免疫功能的影响

大多数学者认为经微波消融治疗后对免疫系统的作用主要表现在增强 T 淋巴细胞、NK 细胞和巨噬细胞的细胞免疫功能。微波消融治疗促进肿瘤宿主免疫反应的机制尚未阐明，目前认为主要有以下几种可能性：

1. 抗原决定簇暴露　微波消融可使瘤细胞表面的抗原决定簇暴露，高热效应能够增加膜脂流动性，可使镶嵌在细胞膜脂质双分子层中的抗原流动性增加，抗原积聚在液体细胞膜表面，使肿瘤抗原暴露，有利于抗体和补体与抗原结合。微波消融对细胞膜等结构的机械破坏使存在于细胞质和细胞核内的肿瘤抗原暴露增加，从而改变了肿瘤组织的免疫原性，加强了机体对肿瘤组织的免疫反应。

2. 热休克蛋白合成增加　微波消融可促进肿瘤组织合成热休克蛋白，热休克蛋白（heat shock protein，HSP）是一种高度保守性蛋白质，普遍存在于各类生物细胞，在细胞处于高温、冷缺血、微生物感染、组织创伤等"应激"情况下都可诱导产生，也称"应激蛋白"，其大小分为 HSP90、HSP70、HSP60 及 HSP32、HSP27 和泛素等低分子量 HSP 家族。HSP 能够刺激机体的单核巨噬细胞、树突状细胞、自然杀伤性细胞等固有免疫细胞活化，介导免疫细胞产生相关细胞因子和表面标志变化，参与免疫细胞的成熟分化和免疫学信号途径优化等过程。微波消融作为热疗的一种形式，同样可以刺激肿瘤细胞产生 HSP。

3. 逆转 Th1/Th2 失衡　肿瘤免疫以细胞免疫为主，T 细胞是最主要的肿瘤免疫细胞之一。T 细胞按细胞因子产生的模式和生物功能可分为两种极不相同的亚群，分别称为 Th1 和 Th2。Th1/Th2 的平衡维持着机体内正常的免疫状态，而 Th1/Th2 的平衡失调（漂移）则与微生物感染、肿瘤、自身免疫病、变态反应、移植排斥反应等多种疾病有关。正常情况下机体的 Th1/Th2 类细胞因子处于平衡状态，机体的抗肿瘤作用以 Th1 介导的细胞免疫为主，一旦发生 Th1 向 Th2 漂移，造成免疫抑制状态，机体的抗肿瘤免疫将受到严重干扰使肿瘤细胞发生逃逸现象。微波消融治疗肿瘤后，可以使 Th2 向 Th1 漂移，扭转肿瘤患者 Th1/Th2 平衡失调的状态。

4. 固化瘤苗理论　微波消融的热效应能使治疗后的肿瘤组织局部细胞膜、胞质及胞核内的抗原充分暴露和释放，这种"高抗原性"的肿瘤组织可以致敏树突状细胞，并使树突状细胞递呈抗原，刺激机体产生主动抗肿瘤免疫反应，此称为"固化瘤苗"。

5. 微波的非热效应　微波对生物体的作用除了"热效应"外，还有"非热效应"，是指生物体在微波照射时，在不引起生物体温度明显升高的情况下所出现的生理病理反应。近年来，发现经微波照射后的细胞，在细胞、亚细胞及分子水平上产生了一系列变化，导致细胞形态发生改变，细胞膜的通透性增加，酶活性下降，分裂指数下降，DNA 合成抑制以及染色体断裂等等，这些变化对机体的抗肿瘤的免疫效应是否有影响，还有待于进一步的研究。

三、微波消融设备及其特点

（一）微波消融治疗设备技术特性及安全要求

1. 技术特性　微波消融治疗设备必须具有基本的技术特性，方能满足临床使用要求：①设备工作条件，应满足 GB9706.1-2007 第 10 章的要求；②微波工作频率，一般用 2 450MHz 或 915MHz，我国多数使用 2 450MHz，其误差不超过 ±10%；③主机微波输出功率，建议不低于 100W，误差不超过 ±30%；④定时，设备必须具有可调定时器，当到达预定工作时间后，主机停止输出微波功率，精度不超过 ±3% 或 ±2s；⑤功率调节，设备必须具有输出功率设定与控制装置，一般为 5~100W 范围；⑥测温，设备必须具有测温装置，监测热区温度，精度不超过 ±0.5℃；⑦控温，设备必须具有控温装置，在达到设定温度时，停止输出微波功率；⑧微波天线与正常组织接触部分的杆温不超过 45℃。

2. 安全要求　医用电气设备的安全要求如下：① GB9706.1-2007《医用电气设备第 1 部分：安全通用要求》；② GB9706.6-2007《医用电气设备第二部分：微波治疗设备安全专用要求》。《微波热凝设备》（YY 0838-2011）作为国内微波热凝设备，包括微波消融治疗设备的开发、设计、生产及其产品质量控制的依据，保证它的安全性和有效性。

（二）微波消融治疗设备的基本组成

随着微波消融治疗技术的逐步推广和临床治疗的需求，目前已有各式各样的同类设备出现在医院的手术室里。而组成微波消融治疗设备的组成要素是相同的，其主要组成部分有微波功率源（主机）、微波传输电缆、水冷微波消融天线、水冷循环系统和微波热场的测温装置与系统等。图 3-3-5 为微波消融治疗设备的基本组成结构及其各个整件的连接逻辑框图。

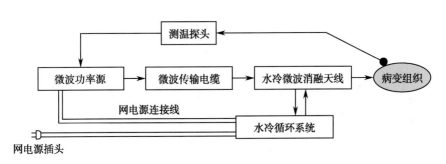

图 3-3-5　微波消融治疗系统逻辑框图

为适应肿瘤临床治疗手术的需要，对较大的肿瘤已有采用多源微波消融治疗系统的设备，即多台微波功率源和配套多根微波消融天线。

1. 微波功率源　在微波消融治疗系统中，微波功率源是提供微波能量的主体，是微波消融系统的控制中心。在医用微波技术的应用领域中，微波功率源分为两大类型，一类是磁控管微波功率源，另一类是固态微波功率源。

在治疗设备的微波功率源主机面板上，标识出设备的功能和调节治疗参量的按键（图 3-3-6）。

（1）磁控管微波功率源：目前，国内生产的医用微波器械中，磁控管微波功率源占主要部分。它的优点在于结构简单、效率高、性能可靠和适应负载变化的能力强，其中最大优点就是制作成本低。磁控管是一个可以把电能转换为微波能的电真空器件，是微波功率源的心脏。实质上，它是一只置于恒定磁场中的高真空二极管，当管内阴极发射的电子，在相互垂直的恒定磁场和恒定电场的控制下，与高频电磁场发生相互作用，从而把在恒定电场（管内阳极高电压)中获得的能量转变成微波能量。在国内的医用微波设备中,一般是使用小功率的多腔连续波磁控管(图3-3-7)。

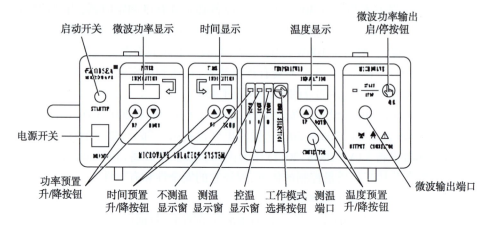

图3-3-6 微波消融治疗设备主机面板示意图

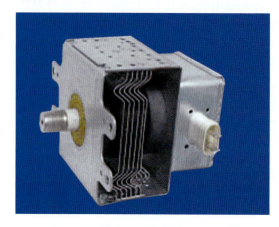

图3-3-7 磁控管

(2)微波固态源:随着半导体器件和集成电路组件技术的成熟和产品质量的稳定,国产的微波固态源已经进入国内医用微波的应用领域。它具有频谱纯度高、频率和功率稳定度高、使用寿命长等优点。在使用性能和技术指标,以及使用条件和外部使用操纵方面,微波固态源与磁控管微波源并无区别。在系统硬件方面,最大区别在于它以固体器件取代磁控管。在系统软件与控制方面的逻辑设计与磁控管微波功率源的软件基本相同。

2. 微波传输电缆 在微波消融治疗系统中,微波传输电缆是不可或缺的,是传输微波能量的重要整件,如图3-3-5所示。在微波消融治疗设备上,为了临床应用和操作便利,一般选用具有良好柔软度的半柔同轴电缆线作微波系统的传输线。

(1)半柔同轴电缆线的结构:半柔同轴电缆线的结构如图3-3-8所示。半柔同轴电缆线的芯部是由多股的镀银铜丝构成内导体;中间是介质层,如微孔聚四氟乙烯等氟塑料;第一层外导体,如铝塑箔或铜塑箔;第二层外导体,如镀锡铜线编织网线或镀银铜网线构成;最外层是耐磨性好的护套管,如聚氨酯等材料制成。

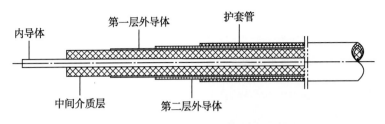

图 3-3-8 半柔同轴电缆线结构示意图

(2)线缆组件及基本要求:在微波消融治疗设备上,一般临床手术及环境需要微波传输线长为 2m 左右,其外形如图 3-3-9 所示,它是由半柔同轴电缆线的内、外导体分别与两端同轴连接器的内、外导体进行焊接,成为快速连接的微波能传输结构组件。在组件组装、焊接等制造方面均有严格的工艺流程。

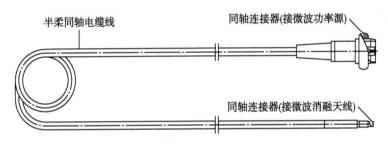

图 3-3-9 微波传输线组件示意图

3. 微波消融天线

1)第一代微波消融天线:1994 年日本学者 Seki 等首次报道了超声引导下经皮穿刺微波消融治疗小肝癌获得成功。当时所使用的微波电天线的外径为 1.6mm,长 20~30cm,内导体辐射端的长度为 10mm,其消融功率 60W,作用时间 120s,可形成纺锤形凝固体。1996 年董宝玮、梁萍、于晓玲等人改进设计微波消融治疗仪及其辐射天线,改变了辐射天线芯线的材料和裸露长度,其消融功率 60W,作用时间 300s,可形成稳定的 3.7cm × 2.6cm × 2.6cm 大小的凝固性坏死灶。上述微波消融天线均存在明显的局限性:①辐射器在尖端,穿刺时容易损坏;②无内置天线降温装置以致杆温过高,易于烫伤皮肤;③中心炭化增加及凝固形状退化,易形成拖尾现象(图 3-3-10);④需要穿刺引导,操作不方便等。这类天线被视为第一代微波消融天线,目前已很少使用(图 3-3-11)。

2)第二代微波消融天线:微波内置冷却系统是微波消融技术革新史上的重大突破。2000 年以前使用的微波天线在进行经皮微波消融治疗时,杆温最高可达 60℃,患者出现皮肤灼伤、消融形态不理想、中心易发生炭化、消融区域横轴较短等。2000 年后内置冷却装置的出现,解决了上述问题。内置冷却系统装置可以降低微波能量转化成热量时天线的杆温,减少了皮肤烫伤及消融灶核心处的炭化,使凝固区"拖尾"现象消失,从而改善了微波的凝固坏死区域形态,更适合临床应用。这种含有内置冷却系统装置的天线被视为第二代微波消融天线(图 3-3-12),但其缺点仍然需要穿刺针引导,且不能承受较大功率输出。

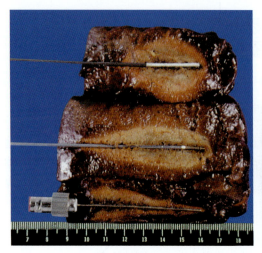

图 3-3-10　无降温装置的微波天线消融可见
　　　　　　　　拖尾现象

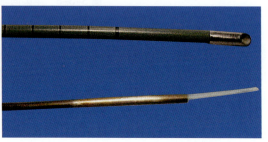

图 3-3-11　第一代微波消融天线

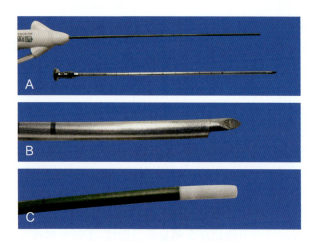

图 3-3-12　第二代微波消融天线
A.第二代微波消融天线和引导针;B.第二代微波消融天线的引导针;C.第二代微波消融天线

　　3)第三代微波消融天线:2003年,微波消融天线实现了穿刺系统、辐射系统与水冷循环系统的融合,针尖由硬质材料制成,无需引导针,可直接穿刺,这种天线含有内置水冷循环系统,同样可以降低杆温,并通过不断改进,使微波消融天线设计更为合理,临床操作简便,水冷循环装置的出入水量增加,目前在临床中广泛应用,此为第三代微波消融天线(图3-3-13~图3-3-16)。第三代微波消融天线临床操作上较前两代天线明显简便,不需要引导针,且能承受较大功率输出,消融范围较前增大,凝固范围更加符合临床实际要求(图3-3-17)。在临床应用中,按操作手柄的外形分为弯柄(L型)和直柄(I型)两大类型,如图3-3-18和图3-3-19所示。

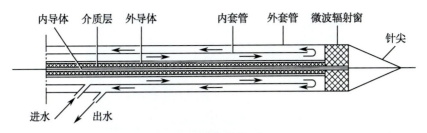

图 3-3-13　第三代微波消融天线原理示意图

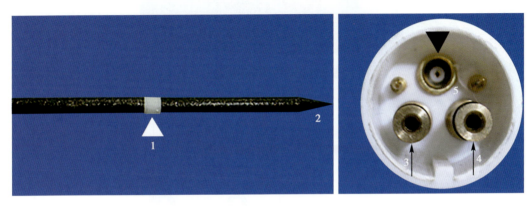

图 3-3-14　第三代微波消融天线
1. 微波发射窗；2. 穿刺针尖；3、4. 冷循环进出口；5. 电缆接口

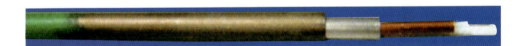

图 3-3-15　第三代微波天线实物照片

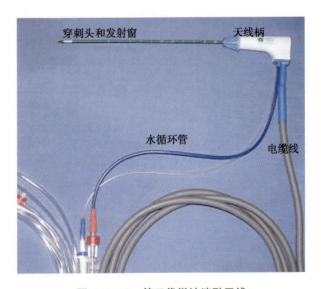

图 3-3-16　第三代微波消融天线

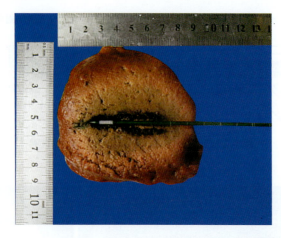

图 3-3-17 内置水冷循环微波天线消融形态无"拖尾现象"

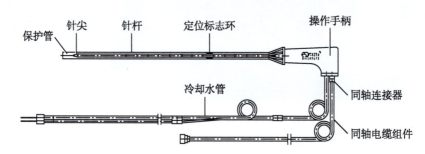

图 3-3-18 弯柄(L 型)水冷微波消融天线外形图

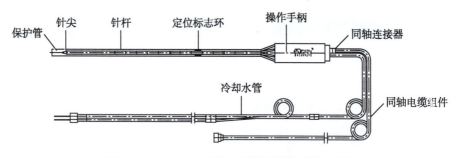

图 3-3-19 直柄(I 型)水冷微波消融天线外形图

4. 水冷循环系统

(1)微波天线冷却的重要性:在肿瘤微波消融治疗手术的过程中,微波天线不断向肿瘤组织辐射微波能量,其温度快速上升,一般在很短的时间内肿瘤组织的中心温度会达到100℃,甚至达到120℃以上。微波热效应范围也在不断扩大。在热传导作用下,散热条件极差的肿瘤组织的热量势必从微波天线的尖端沿针杆轴向方向蔓延,且温度逐渐升高,针杆温度过高将灼伤针道的正常组织,同时微波天线的半刚同轴电缆的温度升高,加剧了微波功率的反射与驻波,将降低微波功率。因此,必须采取行之有效的方式,如气冷或水冷等方式,降低微波天线本身的工作温度,或迅速把大量的热量带出到体外,使微波天线始终保持正常的工作状态。国家医药行业标准规定:在消融过程中,要求杆温≤45℃。

(2)蠕动泵及水冷循环系统:微波天线水冷循环的动力源是蠕动泵,它是利用虹吸原理设计而成的。图 3-3-20 为蠕动泵及水冷循环原理示意图。当蠕动泵转轴上的间歇式转轮旋转时,每个自转的小压轮在进入泵头滑块的圆形滑道的弧长部分时,会将压力胶管压扁,这是因为自转小压轮的表面与泵头圆形滑道表面的间隙远小于压力管道的直径,随着蠕动泵转轮的顺时针旋转,这个"压迫点"(压力管被小压轮压扁的位置)沿着水流方向移动。对于具有足够弹性力的压力硅胶管来说,当压迫点移动过后,便立即恢复原形(直径),即在管内形成负压。于是,随着压力管内体积由小变大,即形成的负压,看似微量,然而随着间歇式转轮持续地旋转,当进水管内达到足够负压,具备了足够的真空吸力时,冷却水将从进水针孔被吸入,水开始流动,并进而达到良性循环的状态。同时移动的压迫点也在把冷却水往微波天线里推进,在冷却水路结构件的引导下,水流进入天线体内,携带大量的热,再经出水管又回到水袋中,如此循环往复,达到冷却微波天线的目的。

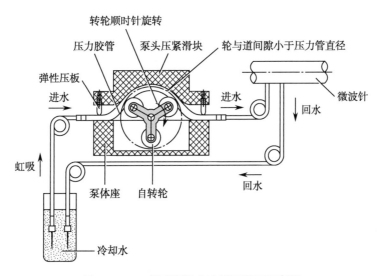

图 3-3-20 蠕动泵及水冷循环原理示意图

5. 测温技术 在微波消融治疗手术中,测量肿瘤组织的温度,是判断其治疗效果极其重要的标志。因为肿瘤组织的组成的复杂性,成分的不均匀性,肿瘤周围组织的成分的复杂性,以及个体上的差异,很难以输出微波功率的大小和工作时间的长短,来判断某一病灶组织实际吸收的微波功率及真实的温升数据。因此,测温技术是微波消融技术中一个重要的组成部分。目前,对各种影像技术、红外技术等非接触测温和热敏电阻、热电偶等接触式测温均有专门的报道。在微波消融治疗手术中,最常使用的测温方法是热电偶测温。

热电偶测温的特点是测温点直接与组织接触,具有温度响应速率高、精确可靠、误差小、分辨能力高,而且使用方便、制造成本低等。但是,由于热电偶测温必须将测温探头,或称之为测温针插入到组织中间,布置在预定的测温点上,所以会损伤正常组织,特别是测温针要微波消融治疗手术之前,布针在肿瘤组织的边缘,存在可能引起肿瘤细胞种植的风险。实质上,热电偶是一种能量转换器,它可以将热能转换为电能,再以温度数据显示出来。热电偶的工作原理是基于赛贝克(Seeback)效应,即两种不同的导体两端连接成回路,如两连接端温度不同,那么在回路中将产生热电流的物理现象。热电偶就是利用这一效应来工作的。从 1988 年 1 月 1 日起,国内生产的热电偶和热电阻全部按 IEC 国际标准生产,并指定 S、B、E、K、R、J、T 七种标准化热电偶为我国统一设计型热电偶,被列入国家标准。七种标准化的热电偶,是由各自不同热电偶丝配对组合的,所以它们的测温范围也不同。在微波消融技术中的热电偶是属于非标准系列设计的。一般采用铜 – 康铜配对,以满足临床的测温范围。热电偶测温,是选用铜和康铜丝作为热电偶丝。先将两端点焊接在一起,称之为热接点,即测温工作点,再将康铜的另一端与另一铜丝焊接在一起,注意两根铜丝的材质必须相同,其焊接点称之为冷接点,从而构成回路。当热接点的温度变化时,则回路中将会产生电动势,即产生热电效应,通过测温电路系统将此信号放大,再以温度数据的形式显示出来。热电偶产生的热电动势的大小,与其长度和直径无关,只与热偶工作点的温度有关,所以测温针的直径可以做得很细,如直径 ≤ 0.6mm。一般热偶测温的分辨能力可以做到 ≤ 0.2℃,测温误差小于 ±0.3℃,可以完全达到微波消融治疗技术测温的精度要求。(图 3-3-21)

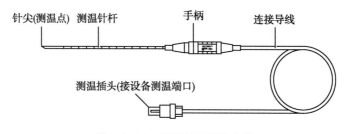

图 3-3-21 测温针外形示意图

(三) 设备使用与安全

肿瘤微波消融治疗设备属于医疗器械,其性能和技术指标必须满足使用要求,详见本节内容"(一)微波消融治疗设备"。另外,必须强制性执行国家《医用电气设备 第 1 部分:通用安全要求》和《医用电气设备 第二部分:微波治疗设备安全专用要求》的规定,包括说明书的编写内容及其要求。在《微波热凝设备》的国家医药行业标准颁布之后,应该执行该文件。在使用微波治疗设备之前,使用者务必认真阅读设备说明书的每一项和每一条款的内容,必须严格按照说明规定的操作方法和要求进行使用。

1. 磁控管 微波源磁控管微波功率源的故障率很低,但是必须指出:①对磁控管必须进行强制风冷,这是磁控管稳定工作的最基本和最首要的条件。②在微波源使用期间和停止工作之后的较短时间内,主机不能受到很大的震动,以避免磁控管的灯丝被震断。接通网电源的磁控管微波源,必须具备能够随时输出微波能量的基本功能。当磁控管阳极上一旦接通高压时,阴极可立即发射(逸)出电子,磁控管方可即刻输出微波功率,因此磁控管应始终处于预热状态,灯丝上始终要有大的电流(4A 左右)流过,所以灯丝部位也需要风冷。另外,磁控管工作时,大量电子流向阳极,磁控管的阳极被电子轰击,温度将随工作时间的延长而不断升高,虽然在磁控管管芯外设有很多散热片,但这远远不够,必须有风机进行强制冷却,否则磁控管将会因过热而损坏。在微波源的网电源通电后,灯丝始终处于通电状态,红热状态下的灯丝机械强度较低,此时遇到强烈的震动,就会有造成灯丝脆断的可能。这里需要特别说明的是,磁控管工作时处于负高压状态,即阳极电位为零伏,阴极为负高压,阳极与主机机壳等电位。所以,只要网电源接地和机壳接地状态良好,使用者不必担心电的安全问题。

2. 微波同轴线缆组件 在微波消融治疗手术中,微波同轴线缆组件是使用者现场连接的。因此当半柔同轴电缆线组件的一端与主机微波功率输出端口相连,另一端与水冷微波天线插连接时,务必确保连接紧固可靠,并保证整个手术过程中处于良好接触状态。否则,①会造成微波能泄漏;②会产生相当大的驻波,造成相关组件或器件的温度较高;③影响微波能量传输,严重者会发生打火、击穿,直至元器件的损坏。

3. 微波天线的使用 启动微波功率必须在微波天线插入到组织后,严禁空载使用,否则会造成微波泄漏。严禁将微波天线朝向人体和金属物,否则微波能将直射或被金属物反射,伤害到人体。另外,微波天线水冷却是微波天线持续处于正常工作状态的首要条件。在启动微波源输出功率之前,务必首先启动蠕动泵,并使冷却循环的水流通畅无阻后,方能启动微波源输出功率。就两者的启动顺序方面,在国产设备中,将其设计为硬件操作程序,带有网电源开关连锁,先开蠕动泵,后开微波功率输出。在临床应用中,为解决手术过程之中的精准、动态的测温和控温技术,提高微波辐射效率,以达到微波杀灭肿瘤的最佳效果,需要微波治疗系统的硬件研发和制造者以及临床医学专家和工作者的共同努力和深入探索。为满足临床治疗的不断需求,需要研制适应性更强的产品,所以在肿瘤微波消融治疗的硬件手段和软件功能上还存在着很大的拓展空间。总之,肿瘤微波消融治疗技术及其设备必将日臻成熟和完善,并逐步向智能化方向发展。

四、肺部肿瘤微波消融的特点和注意事项

(一)肺部肿瘤微波消融的特点

1. 微波消融范围大 同射频消融比较,微波消融产生的凝固性坏死区域的范围更大。比如在肺部肿瘤的消融中,离体猪肺的实验研究结果表明:采用频率 2 450MHz 水冷循环天线,输出功率 60W,消融时间 10min,可产生长径约 3.0cm、短径约 2.6cm 类椭圆形的凝固性坏死区。同样的参数在活体猪肺实验研究中,产生的凝固性坏死区长径约 2.8cm、短径约 2.4cm。因此对于直径较大的肿瘤,尤其是直径 >5cm 的肿瘤,采用微波消融能获得更高的完全消融率。

2. 瘤体内温度高 对于人体组织来说,组织含水量的多少对微波加热效果影响很大,而恶性肿瘤组织的含水量高于正常组织,因此恶性肿瘤组织具有更强的吸收微波能的能力,使得微波产热在肿瘤组织中具有选择性加热的特点。通常瘤体内的温度可以达到 130℃ 甚至更高。当组织内温度过高时,可以出现对微波吸收过强的现象,使局部温度急剧上升 >150℃甚至更高,造成组织炭化。炭化的组织含水量明显减少,微波热量即不再产生,凝固区域也不再扩大(即消融体积的大小并不一定与消融的功率和时间成正比)。因此,需要控制微波消融的参数(功率和时间),不使瘤体内升温过快。

3. 加热迅速 对于频率 2 450MHz 的微波,采用功率 60W,数十秒内温度即可达到 100℃以上。因此采用微波消融治疗肺部肿瘤时要严格控制消融时间,避免加热时间过长造成温度过高、空洞形成及周围正常脏器的损伤。

4. 加热均匀 在肺部肿瘤的热消融治疗中,同射频消融比较,由于单针射频消融属于被动加热方式,热量的产生受组织离子浓度和阻抗影响较大,热量的沉积主要靠温度传导并需要一定时间来实现,热量的损失受组织灌注和热沉降效应的影响较大。肺组织阻抗大,这就决定了射频消融具有升温速度慢、最高温度低、治疗时间长、消融范围小、受组织炭化和热

沉降效应影响大等特点,多数情况下,这些特点是单针射频消融的不足之处,特别是对直径 >5cm 的大肿瘤射频消融效率低、肿瘤残存率高。相比之下,微波消融因其具有升温快、瘤体内温度高、消融范围大、受组织灌注和热沉降效应影响小等优势,尤其适合于直径较大的肺部肿瘤。

5. 受血流灌注影响小 对于瘤体大、邻近较大的血管和支气管的肺部肿瘤的消融,选择微波消融可以获得更高的完全消融率。

6. 多针联合使用互不干扰 在微波消融治疗的过程中,尽管在一定范围内随着功率和时间的增加,消融范围会相应增加。但是随着瘤体内水分的减少,尤其是受组织炭化的影响,热量的生成和传导都减弱直至停止。因此在临床实践中对于直径较大的肿瘤经常会采用双针甚至多针联合消融,多针消融可以明显增大消融的范围,尤其是横径,以期提高消融的完全率。多根微波消融针联合使用互不干扰,而且可以通过消融区域的互补更好地使热量完全覆盖肿瘤,达到完全消融。

7. 不影响心脏起搏器 对于安装心脏起搏器的患者,微波消融天线不影响起搏器电极的工作,而对于这部分患者来说,射频消融治疗则属于相对禁忌,因为射频消融一般是电流通过射频发生器、射频电极针、分散电极板和人体共同构成的闭合回路而发挥作用,在此闭合回路上的干扰或中断均会使射频消融出现故障或影响起搏器电极的工作。因此微波消融治疗是这部分患者首选的治疗方法。

（二）肺部肿瘤微波消融的注意事项

1. 正确连接水冷循环通路 新一代微波消融针配有水冷循环系统,水冷循环的作用有两个:①避免热传导作用导致针杆温升过高灼伤针道正常组织,包括穿刺点皮肤的烧伤;②避免微波天线的半刚同轴电缆的温升加剧微波功率的反射与驻波,从而导致微波功率降低。因此正确连接水冷循环通路不仅可以避免灼伤针道正常组织,也是提高肿瘤完全消融率所必须的。

2. 掌握不同消融参数 熟练掌握不同消融参数下的肿瘤消融范围,尽量做到适形、完全消融。目前热消融存在的主要问题之一是消融不完全,导致局部控制率下降。主要原因是消融参数的不确定性,缺乏大数据指导下的合理参数选择依据。影响消融疗效的原因包括消融针的参数、肿瘤本身的特性(包括形状、含水量、血流气流灌注等)、操作者对肿瘤边界(影像学边界及病理学边界)的判断等因素。虽然国内市场的微波消融针的各项技术参数已经相对成熟,但是在临床工作中仍然推荐针对每种型号的微波消融针进行特定器官、特定参数下的离体及在体动物实验,另外在临床实践中密切随访微波消融治疗后的影像学资料,以期获得特定参数下更准确的消融范围评估。随着微波消融治疗计划系统的发展完善,将计算机软件系统、影像学资料系统、消融范围大数据分析等进行融合,能够指导操作者术前合理选择进针路线及消融参数,术中及时调整治疗计划,以及术后合理验证消融范围并准确预测消融疗效,及时给予残留病灶的再次消融,从而获得肿瘤的完全消融。

3. 注意避免大空洞形成 肺脏是开放性器官,消融后形成空洞可以继发感染(尤其是真菌感染),造成咳嗽、咳痰、咯血,严重的侵袭性曲霉感染会造成感染性休克、大咯血甚至死亡。造成肺部肿瘤消融后空洞形成的原因主要有功率过高、时间过长。尤其对于微波消融来说,其特点是升温快、瘤体内温度高、消融范围大。如果瘤体中心部位温度过高,短时间内温度升高 >150℃即可引起组织炭化,炭化的组织不利于热量的生成及传导,不仅造成瘤体内温度不均匀,局部消融不全,而且在炭化部位容易形成空洞。小空洞(≤ 3cm)一般不会引起临床症状和风险,随着消融后时间的延长,小空洞可以变为纤维化。大空洞(≥ 5cm)可以肺内空洞与支气管相通,极易继发感染,尤其是曲霉容易在空洞壁生长。高龄体弱、伴发糖尿病等疾病以及消融术后短期内行全身化疗等是肺部肿瘤消融后继发真菌感染的高危因素。对于直径 >3cm 的肿瘤,建议采用多针联合消融以及低功率长时间消融,是提高消融完全率同时避免空洞形成的策略之一。

4. 消融天线尖位置　目前市场上的微波消融天线的热场分布范围大部分为长椭圆形,而非“球形”,尤其是在天线尖部位,热量分布不易覆盖瘤体边缘,造成局部残留,因此应将天线针尖部位穿刺出瘤体远端边缘 5mm 左右,保证瘤体远端边缘被热量完全覆盖。

5. 肺部特殊部位的肿瘤　位于某些特殊部位的肺部肿瘤,需要采用辅助技术或者某些特殊体位进行消融,以免损伤正常器官。如靠近肺尖部位的肿瘤,需要注意避开交感神经、臂丛神经以及邻近的大血管等结构。邻近纵隔部位的肿瘤需要注意避开喉返神经、迷走神经、膈神经以及纵隔大血管、心包、膈肌、食管、胸腔、胃等结构。最常用的辅助技术是人工气胸,在两层胸膜间注入适量的空气,将肿瘤与危险器官分隔开来,不仅可以保证安全,同时可以提高完全消融率。人工气胸的操作要注意控制气体注入的速度和数量,避免过多气体进入纵隔,造成严重的纵隔气肿。另外消融治疗结束后,将人工气胸尽可能抽干净,避免术后并发症的发生。

6. GGO 为主和空洞型肺癌　对于以 GGO 表现为主的肺肿瘤或者空洞型肺癌,由于瘤体内水分含量少,微波产热速度相对较慢、瘤体内温度相对较低,可以采用增加消融功率或者延长消融时间的策略,以提高局部控制率。但是由于肺脏是开放性器官,通常 GGO 病变直径较小,病灶边界不清,过高的功率会造成肺内空洞形成,因此提高消融功率仍需谨慎。对于需要同步取活检的 GGO 病灶,如果先穿刺活检针,穿刺针道损伤以及活检枪切割时的损伤,容易造成局部出血,将 GGO 病灶的边缘完全掩盖,降低了消融的准确性。因此推荐对于 GGO 病灶行同步活检消融治疗时,先将微波消融针准确穿刺到位后,再将活检针沿着消融针的方向插入瘤体内。

7. 多针多位点消融　对于直径较大的肿瘤(一般直径 ≥ 3cm),建议采用多针多位点消融。尽管随着功率和时间的延长,微波消融的范围会相应地增加。但是达到一定限度后,由于组织内水分的减少和炭化的增加,消融范围不再扩大,而且容易形成瘤体内空洞,增加术后并发症的发生。因此对于直径较大的肿瘤(一般直径 ≥ 3cm),多需双天线联合消融或者单针多位点、多针道、多平面、多角度叠加消融,以避免消融区遗漏、肿瘤组织残留。一个天线一般消融的横径在 3cm 左右,因此如采用双天线同步消融,两根天线之间距离应控制在 1.5cm 以内,且两根天线针尖部位要伸出肿瘤边缘 5mm 以上。过大的间距会造成天线尖和天线尾部位热量分布的空缺,引起消融不全。

8. 早发现早处理轻微并发症　由于肺脏是个开放性器官,早期的并发症多为穿刺损伤引起的气胸、血胸以及血气胸等。术后持续缓慢产生的少量气胸、血胸可能会随着时间延长变成大量气胸、血胸,导致肺脏明显压缩,引起肺不张,在此基础上容易继发肺部感染。加上热消融导致的肺内一定范围的热辐射损伤,会加重肺内渗出、出血及感染,使患者出现不同程度的咳嗽、喘憋、胸闷以及低氧血症,严重者出现感染性休克、ARDS、甚至死亡。因此早发现、早处理消融后出现的气胸、血胸、血气胸等轻微并发症可以避免出现严重的并发症。

第四节　冷 冻 消 融

一、冷冻消融技术的发展历程

人类运用冷冻技术治疗疾病已有数千年历史,古埃及时期就有应用冰降温止痛和控制伤口感染的记载。近代冷冻治疗的发展获益于 18 世纪中叶以来人工制冷技术的进步,1755 年爱丁堡的化学教授库仑(William Culllen)利用乙醚蒸发使水结冰标志着近代制冷技术的开始。1845—1851 年,英国医生 James Arnott 利用含碎冰的盐溶液,将温度降至 –24~–18℃,用于治疗乳腺癌、宫颈癌及皮肤癌,开创了近代冷冻治疗技术的先河,被认为是"现代冷冻手术之父"。1877 年,法国矿业工程师 Louis Paul Cailletet 开发出了基于气体绝热节流的气体液化系统,并推动了后续氧气、空气、氮气、氢气和氦气的液化。基于气体液化技术的发展,Campbell White 在 1899 年首次应用液态空气来冷冻治疗多种类型的皮肤疾病。现代冷冻治疗学的建立,以及在临床上得到较为广泛的应用和推广,是近几十年冷冻治疗技术持续发展的结果。目前一般认为,现代低温外科的里程碑源于 1961 年一种用于治疗恶性肿瘤的液氮冷冻治疗设备的研发,以此为起点,冷冻治疗技术可以分为三代。

（一）第一代冷冻治疗技术

1961 年,美国神经外科医生也就是现代低温手术的奠基人 Irving S.Cooper 与工程师 Arnold Lee 合作研制了一种可调节温度的液氮冷冻治疗设备——Cooper's 冷冻针,该设备利用带有真空外层保护的同心套管,将液氮输送至探针尖端,使其温度保持在约 –196℃,从而实现对目标组织实施冷冻治疗(图 3-4-1)。Cooper's 冷冻针较粗,由三层中空的同心针芯组成,尾端接高压液氮瓶,用来提供冷冻源,最中心的针芯管道用来输送液氮至针尖,液氮在针尖处汽化后以氮气的形式经过最内层与中间夹层通道输出。针的最外层与中间层之间为真空层,具有隔热功能,防止液氮流向针尖时能量流失。随后应用该方法在 1 年内进行了 100 例帕金森症患者的丘脑冷冻治疗,这一开创性的治疗技术不仅获得了显著疗效,而且其将冷量传送至消融部位而不损害路径组织的精巧结构设计,也成为后续消融探针的原型而沿用至今。1964 年,Gage 和 Gonder 等应用冷冻消融装置进行前列腺疾病的治疗,推动了现代冷冻消融技术应用。1967 年,Setrag Zacarian 设计了一种使用液态氮气的手持式冷冻外科设备,并开始使用"冷冻手术(cryosurgery)"一词。第一代冷冻治疗技术主要用于开放性手术和前列腺癌治疗,此时期用于冷冻治疗的仪器是一种简便的倾倒式和喷射式装置,直接将其倾注到病变组织表面进行冷冻,术中没有实时监测和冷冻后复温保护,因易导致尿道直肠瘘和尿道组织脱落等并发症而未能广泛应用。

（二）第二代冷冻治疗技术

20 世纪 80 年代末至 90 年代,伴随超声医学、影像引导经皮穿刺技术、内镜技术等微创冷冻治疗辅助技术的应用与推广,现代冷冻治疗学得到进一步建立和发展。从 1984 年开始,现代冷冻治疗的开拓者——美国医学家 Gary Onik 等人,把超声图像监测技术与冷冻消融手术结合起来,用于冷冻治疗的临床应用,开创了影像引导冷冻消融治疗应用的先河,冷冻治疗过程中,通过对冰球位置、大小和病灶部位温度的实时监测实现对手术的指导,增加保温导管进行组织保护,有效地减少对正常组织的损伤。这些显著的优势促进了冷冻消融技术的快速发展,逐步成为肿瘤微创介入治疗的可选方案之一。第二代冷冻治疗技术随着超声成像等影像技术的应用而发展,实现了影像引导下的适时监控、靶区温度的直接测量,以及对正常组织的保护,并发症明显减少,开创了微创冷冻消融的新时代,在临床上得到了一定应用。

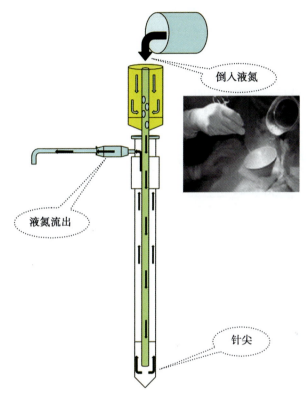

图 3-4-1　Cooper's 冷冻针结构

(三) 第三代冷冻治疗技术

　　早在 1975 年,Torre 基于焦耳 – 汤姆孙(Joule-Thomson) 效应将高压氩气(1 000~2 500Psi,69~172 个大气压)进行节流制冷获得低温,同时论述了一氧化二氮(笑气)、氟利昂等制冷机制的应用,为第三代冷冻治疗技术的发展提供了重要的应用研究基础。20 世纪 90 年代,美国 Endocare 公司利用焦耳 – 汤姆孙节流制冷原理研制了一种新型冷冻治疗设备,该设备采用氩气节流制冷和氦气节流加热复温,实现快速冷冻和复温(图 3-4-2)。由于冷冻和复温均局限于针尖区域,而不会对穿刺路径上的组织产生严重损伤,安全有效地实现了低温冷冻技术的临床应用。1999 年 10 月该设备首次进入中国,张积仁等教授将其命名为"氩氦刀",同时将该技术译为"氩氦靶向治疗技术"(argon-helium targeted cryablation therapy)。

　　第三代冷冻治疗技术在我国得到大量开拓性应用,被用于经皮穿刺治疗肺癌、肝癌等多种实体肿瘤的临床应用,我国也成为国际上微创冷冻治疗临床研究最活跃的国家之一。20 世纪 90 年代,清华大学及中国科学院理化技术研究所刘静教授团队研究发现,基于冷冻复温过程的细胞损伤机制的研究,冷热复合消融治疗不仅可以在治疗区域彻底杀伤肿瘤,显著提高冷冻消融的效果,扩大杀伤范围,而且为解决冷冻消融产品潜在的针道出血、针道种植风险等问题提供了一种解决方法。因此首次提出并实现了集深低温冷冻和高强度加热于一体的、高低温复合冷冻消融技术和产品系统(康博刀),该系统采用了基于液氮为制冷工质、无水酒精蒸汽为加热工质的一体式集成设计。上海交通大学徐学敏教授团队也认为冷热联合治疗具有一定优势,提出了液氮冷冻复合射频加热的冷热联合治疗方案,并研制了液氮与射频冷热交替的治疗系统。其配置的治疗探针既作为液氮冷冻的低温探针,又作为射频热疗的发射探针,可交替实现低温消融和射频热疗。但 Hines-Peralta 等发现,射频加热过程中,阻抗上升导致射频电流向未冷冻而阻抗较低的生物组织集中,因而冰冻组织升温较慢、幅度不大。徐学敏教授团队后续研究也表明,通过射频加热仅可使局部温度达到 40℃ 左右,与实际热消融的温度需求还存在一定差距。

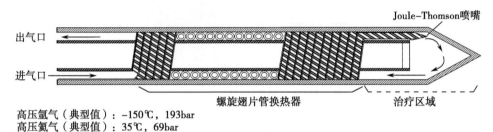

高压氩气（典型值）: -150℃, 193bar
高压氦气（典型值）: 35℃, 69bar

图 3-4-2　基于物理学焦耳 - 汤姆孙节流制冷原理设计的氩氦刀

冷冻消融技术由于其良好的综合治疗效果,在欧美国家得到了持久研发投入,其临床推广和应用也得到了政府和专业机构大力支持。1999 年美国将低温冷冻治疗前列腺癌列入全民医保公费报销项目。我国自 1999 年引进氩氦刀以来,越来越多的专家、学者正在积极开展冷冻消融方面的工作,在肺癌、肝癌、骨与软组织肿瘤等方面积累了丰富的临床经验。同时国内学者对冷冻消融设备的研制、冷冻消融过程的热物理、生物学等基础研究也显示出了较高的热情,取得了长足的进展。

二、冷冻消融的原理

冷冻消融是通过低温技术冷冻病变组织从而达到组织原位灭活的方法,作用原理是快速降温破坏组织细胞,引起细胞死亡或凋亡,导致组织变性及坏死,并且能够刺激机体产生一定程度的免疫应答,对肿瘤患者能够带来一定程度的免疫调节作用。冷冻消融的基础条件是需要提供足够低的温度及足够多的"冷量"以实现治疗目的。目前应用最广泛的冷冻消融技术主要有两种制冷方式,一种基于 Joule-Thomson 效应的节流制冷方式,即通过工质由高压向低压的热力学转化过程实现节流制冷。国内通称的"氩氦刀"即利用此原理实现制冷。另一种是充分利用冷媒的潜热及显热来进行制冷,典型代表是国内利用液氮实现制冷的"康博刀"。

(一) Joule-Thomson 节流制冷技术

节流过程是指高压流体(液体、气体)经过流道截面突然缩小的阀门、孔板或多孔塞等设备时,压力突然降低的过程,因节流过程会产生能量的迅速转换,而流体来不及与外界进行热量交换,故节流后流体的温度发生变化。节流过程产生的温度效应也称 Joule-Thomson 效应。气体节流后温度可以降低、升高,也可以不变,视节流时气体特征、所处的状态及压降大小而定。大多数的气体在常温高压节流后可产生制冷效应,如氮气、氧气、氩气、一氧化二氮、二氧化碳等;而氢气、氦气在常温高压节流后将产生制热效应。氩氦节流制冷设备即同时利用了氩气的节流制冷效应和氦气的节流制热效应。

(二)冷媒冷冻技术

冷媒冷冻技术是直接利用冷媒的相变吸热效应来实现冷冻过程,冷媒包括液氮、干冰等。一种简单方式是直接将冷媒倾注或用棉签蘸取涂于靶组织上,或者通过特殊喷射装置,对准病变处喷洒,这种方式主要针对表面组织实施冷冻治疗。另一种方式是运用探针作为冷量传递的通道,冷媒通过管路输送至探针尖端吸热汽化,这种方式冷媒不直接接触病变组织而是通过探针对靶组织进行定位杀伤,因冷冻设备能够提供持续的冷媒且探针能够深入内部器官,因而此方式应用更加广泛。此外,当冷媒选择液氮时,因相同压强下液氮的相变温度比液氩更低,可以获得比采用氩气节流制冷设备更低的治疗温度。

(三)冷冻消融生物学效应

冷冻消融过程由快速降温和复温两部分组成,称为冷冻 / 复温循环,根据治疗需要决定循环的次数和每个冷冻循环的时间。研究发现冷冻消融对细胞的破坏主要包括以下四种机制:直接细胞损伤、血管损伤、细胞凋亡和免疫反应。

1. 直接细胞损伤 在降温初始阶段,当组织温度降低至 -20℃时,细胞外冰晶形成,引起细胞外溶质浓度增大,渗透压差引起细胞内水分流到细胞外。导致细胞脱水,进而引起细胞的代谢和功能障碍(图 3-4-3)。当温度进一步降低至 -40℃以下时,细胞内形成冰晶,冰晶可对线粒体、内质网等细胞器产生机械性损伤,导致细胞死亡(图 3-4-4)。有研究认为较快的降温速度主要促使细胞内冰晶形成,缓慢降温主要引发渗透压差导致的细胞损伤。

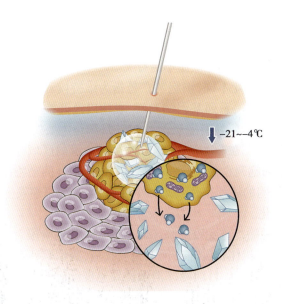

图 3-4-3 细胞脱水、皱缩示意图

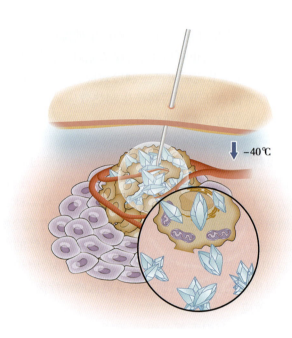

图 3-4-4 细胞内冰晶形成示意图

有两种理论解释了复温过程对细胞损伤的机制:一是随着温度升高,细胞外冰晶首先融化,渗透压差导致细胞外水分进入细胞内,细胞肿胀,进而发生崩解。二是当温度上升到 -25~-20℃之间时,细胞内小冰晶会出现再结晶或相互融合,形成大的冰晶,机械性损伤作用进一步加强。

2. 血管损伤 低温冷冻导致血液瘀滞,引发循环受阻是细胞损伤的另一个重要机制。冷冻消融过程中,随着温度的降低,血管收缩明显,血液流速减慢,细胞缺氧导致血管内皮细胞损伤,引起微血栓聚集,进一步加重了组织缺血、缺氧的进程(图 3-4-5)。在复温过程中,当温度上升至 0℃时,血管舒张、组织充血,造成血管通透性增加,内皮细胞损伤加重。研究表明,冷冻消融术后血管内皮细胞间连接处在复温 2h 后破坏明显,消融中心区域细胞呈现均匀坏死,考虑与血液瘀滞导致细胞供血不足有关。

3. 细胞凋亡 与细胞坏死不同,细胞凋亡是指为维持内环境稳定,由基因控制的细胞自主性、有序性的死亡,涉及一系列基因的激活、表达以及调控等作用,具有生理性和选择性。Hollister 研究发现当细胞所处温度低于 -15℃时,细胞主要发生坏死;当温度高于 -5℃时,凋亡为主要的致死机制。在冷冻消融过程中,冰球边缘的区域为亚致死性损伤,研究显示此区域内术后 12h 以细胞凋亡为主。Forest 采用 3mm 探针的动物冷冻实验发现,在术后 2h,冷冻消融中心区域细胞的坏死率达到第一个峰值,第二峰值则发生在术后 4d,而细胞凋亡则在术后 8h 达到最大化。

4. 免疫反应 目前肿瘤冷冻免疫的临床研究仅仅是初期阶段,一系列临床与基础研究均表明,冷冻消融能够提高机体抗肿瘤方面的免疫反应,为清除残余肿瘤,控制肿瘤复发及转移提供了新的临床治疗思路。目前冷冻消融诱导免疫反应的主要机制可能为:①冷冻消融导致更多肿瘤抗原的释放,相当于体内原位接种"肿瘤疫苗"。冷冻消融的内部区域导致肿瘤凝固性坏死,被称为中心区域的温度达到 -50℃,该中心区域的抗原特征主要是细胞膜、

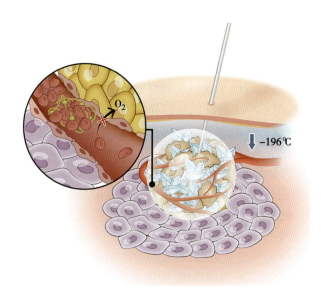

图 3-4-5　组织缺血、缺氧坏死示意图
冷冻导致微血管收缩,血流减慢,血小板积聚,微血栓形成,
组织细胞坏死

细胞核成分的分解和释放,实际上可能是细胞的表面抗原以及核抗原。冷冻消融可以导致异质性肿瘤细胞群中释放出数百种独特的抗原,这些抗原不仅有细胞膜表面的抗原表位,也有细胞内的核内抗原。对自身免疫性疾病的研究表明,核内和细胞器衍生的抗原可能是宿主免疫系统中更有效的刺激物,能够诱导更强烈的免疫应答。②免疫正调控相关细胞因子的释放。与放射治疗及热消融治疗相比,冷冻消融诱导了更强的免疫应答,这种免疫应答水平可通过冷冻消融后 IL-1、IL-6、NFκB 和 TNF-α 水平显著增加表现出来。此外,在动物模型研究中发现,与辐射相比,冷冻消融后树突状细胞抗原负荷量更大,冷冻消融产生细胞内碎片的释放,能够引起与全身性炎症反应综合征相关的细胞因子的释放,这是肿瘤冷冻免疫的一个特征性反应,在基于热量或辐射的损伤模式中没有观察到类似现象。由冷冻消融所引起中心区域的细胞因子变化,通常表现为 IL-2、IFN-γ、TNF-α 和 IL-12 的 TH1 细胞因子谱,并可通过 MHC-Ⅰ 类抗原递呈,导致细胞毒性 T 细胞应答。③冷冻消融可诱导特异性抗肿瘤免疫应答。Shulman 和 Yantorno 在 1965—1967 年间最早发表的一系列论文证明了前列腺和附属组织冷冻消融术后释放循环抗原并产生特异性抗体,并将这一过程称为低温免疫(cryo-immunization),并创造了术语“异抗原(iso-antigens)”或“自身抗原(self-antigens)”。Soanes,Ablin 和 Gonder 随后发表了三例人类前列腺癌患者的最早冷冻免疫产生远隔效应的病例报告,这些患者冷冻消融术后出现远处转移灶的消退,包括颈椎转移、肺转移和左侧锁骨上淋巴结转移。在接下来研究中,逐渐阐明了冷冻免疫反应的一些机制和随后带来的临床意义,揭示了冷冻消融后肿瘤抗原表达的临床意义,它可以刺激机体产生抗肿瘤抗体、特异性细胞毒性 T 细胞,并产生针对恶性肿瘤细胞的强大细胞因子反应。

　　一些研究者已经证明,冷冻消融后的抗肿瘤免疫应答远隔效应不仅能被观察到,而且在乳腺癌和前列腺癌模型中被证实为细胞毒性 CD8+ T 细胞所介导。在一项冷冻消融 4T1 乳腺异种移植物的小鼠模型研究中,与对照组(仅手术切除)相比,肺部转移灶显著减少,生存期显著延长。一项对比冷冻消融与手术切除在异种移植肾脏肿瘤的小鼠模型的研究显示，经历冷冻消融或手术切除后，再次接种肾脏肿瘤细胞，手术切除组中肿瘤再生率发生得更快，冷冻消融组则显示 CD4$^+$ 和 CD8$^+$ T 细胞计数以及自然杀伤细胞数量明显增加；同时与单纯手术组相比，冷冻消融组细胞毒性 T 淋巴细胞显著增加；而再次接种肠癌细胞后，则两组肿瘤发生发展无显著区别，提示冷冻能够诱导特异性抗肿瘤免疫应答。临床研究中报道了 22 例 pT1a 期的肾癌患者进行冷冻消融治疗的结果，术后发现 CD4、CD8 表达水平显著升高。胰腺癌是恶性程度最高的肿瘤之一，预后极差，大多数患者就诊时已处于晚期阶段，失去手术时机。冷冻消融被认为是晚期胰腺癌的有效姑息性治疗方法，Niu 等人研究表明冷冻消融联合免疫治疗晚期胰腺癌，可以延长转移性胰腺癌患者的总生存期。受试者分为冷冻 + 免疫治疗组、冷冻消融组、免疫治疗组和化疗组，结果显示，冷冻 + 免疫治疗组和冷冻治疗组(13 个月和 7 个月)的中位总生存期显著长于单纯化疗组(3.5 个月)；每个单独治疗组相比，冷冻 + 免疫治疗组的中位总生存时间也显著延长，表明冷冻消融产生的免疫应答能够为患者带来生存获益，与免疫疗法联合后具有协同作用，为未来的临床研究提供了一个重要方向。

三、冷冻消融设备及其特点

冷冻消融的前提是获得冷源，因制冷方式不同，工作介质不同，所获得的冷源温度存在较大差异。目前根据可获得的最低温度可分为普冷区和深冷区医疗设备(图 3-4-6)。实际的普冷区和深冷区没有明确的定义，美国国家标准局的研究人员把低于 123K(−150℃)的温度范围作为深冷区，对应的冷冻工质为空气、氮气、氧气、氩气、氢气、氦气等，而氟利昂、一氧化二氮(笑气)、二氧化碳(或干冰)等属于普冷区。

按工作温区分 {
  深冷区医疗设备(治疗温度123K~0K)
  冷冻方式以液氮传热、氩气节流制冷为代表

  普冷区医疗设备(123K ~ 常温)
  冷冻方式以二氧化碳、一氧化二氮(笑气)节流制冷为代表
}

图 3-4-6　冷冻消融设备工作温区

深冷区低温冷冻消融设备主要以肿瘤治疗类设备为代表，分为相变制冷设备和 Joule-Thomson 制冷设备。典型 Joule-Thomson 制冷设备为由国外引进的氩氦刀，采用氩气的节流制冷和氦气的节流制热效应实现冷冻消融和复温。而典型相变制冷设备是由刘静团队开发的康博刀，冷冻消融采用液氮相变制冷，复温采用无水乙醇蒸汽加热。

普冷区的冷冻消融设备主要针对浅表性组织的冷冻消融，或是冷冻性能需求一般的场合，治疗心房颤动的"冷冻球囊"是其代表性设备，该设备采用高压一氧化二氮(笑气)进行节流制冷；另外一种代表性的设备为气管镜下支气管病灶组织的冷冻消融设备，工作介质采用一氧化二氮或二氧化碳进行节流制冷。

(一) 深冷区冷冻消融设备

1. 氩氦刀　氩氦节流冷冻消融设备通常被称为"氩氦刀"，目前国内上市的进口产品有美国和以色列两个厂家的设备，冷冻机制相同，但设备各有其特点。

(1)美国氩氦刀：使用常温的高压氩气作为冷媒，高压氦气作为热媒。通常配置 4~8 个冷冻探针通道，常用冷冻探针规格直径有 1.7mm、2.0mm、2.4mm、3.0mm 等。氩气工作压力为

2 800Psi(约 193 个大气压),氮气工作压力为 1 000Psi(约 69 个大气压),工作时高压氩气在冷冻探针的针尖处节流降压降温最低可至 –150℃以下。

(2)以色列氩氮刀:通常配备直径 1.47mm 冷冻探针以及 5 组 25 个冷冻探针通道。氩气工作压力 3 000~4 000Psi(206~275 个大气压),氮气工作压强 1 500~4 000Psi(103~275 个大气压),探针温度为 –133~–98℃。

与美国氩氮刀相比,以色列氩氮刀具有冷冻探针更细、可核磁兼容、可同时控制 25 支冷冻探针进行治疗等优势,但也存在无测温探针、氩气工作压力要求高等不足。比较而言,美国氩氮刀的单根冷冻探针能够获得更大冷冻范围。

2. 康博刀 系高低温复合冷冻消融系统,以液氮为冷冻工质,无水乙醇为加热工质,工质价格低廉容易获取。可同时控制 4 路探针分别进行冷冻和加热,目前上市探针直径为 2.6mm。系统运行压力在 5 个大气压以内,手术过程中无需外连高压气瓶等辅助设备,探针处可获得最低 –196℃的低温,最高 100℃的高温。

3. 靶向刀 该系统应用焦耳 – 汤姆逊原理,采用氮气 + 氩气(1 200~1 500Psi,82~103 个大气压)混合制冷,射频发热原理制热,冷冻温度可至 –140℃以下。由于氮气节流效果有限,预冷系统需提前几小时进行准备。

4. 液氮冷冻消融系统 冷冻消融系统,采用液氮为冷冻工质,通过液氮蒸发释放冷量来进行冷冻消融。IceSense3 冷冻消融系统只能配置一把冷冻探针,目前专用于治疗乳腺肿瘤。

5. Visica 2 治疗系统 主要用于女性肿瘤的冷冻消融。该设备采用液氮为制冷工质,针对直径小于 10mm 的乳腺肿瘤冷冻消融效果良好,手术时间短,一般小于 30min。

(二)普冷区冷冻消融设备

普冷区冷冻消融设备代表性的是德国生产的 ERBE 冷冻治疗仪,工作介质采用一氧化二氮或二氧化碳。当前冷冻治疗仪型号有 ERBOKRYO CA 和 ERBECRYO 2。ERBOKRYO CA 冷冻治疗仪采用二氧化碳为制冷剂,可获得探针最低温度 –60℃ ±10℃;ERBECRYO 2 冷冻治疗仪主要配合支气管镜用于支气管内组织的冷冻灭活。

(三)肿瘤冷冻消融治疗技术的主要特点

肿瘤冷冻消融治疗的主要技术特点有:①适应证较广,可治疗大多数恶性及良性实体肿瘤,可用于早期恶性肿瘤的根治性治疗,也可作为中晚期恶性肿瘤的姑息性治疗。②可在开放手术中、内镜及腔镜手术中以及经皮穿刺条件下实施。直接作用于治疗靶组织,通过快速冷冻和复温,有效实现病变组织的原位灭活。③能够精确控制冷冻消融部位,在 CT 影像引导下,冰球能清晰成像,可实现实时监测和精确调控,提高成功率和减少并发症。④可通过多探针组合冷冻,实现适形性治疗以及获得更大消融范围。⑤消融过程中疼痛感较轻,可无需全身麻醉,患者耐受性较好。⑥创伤小,保留器官完整性及功能,术后恢复快。⑦可激发抗肿瘤免疫效应,具有一定抑制肿瘤生长及复发的作用。⑧可单独治疗、可以重复进行治疗、也可与其他治疗方法联合治疗。⑨须警惕冷休克、血小板下降以及出血等罕见严重并发症。

综上所述,冷冻医学历史悠久,肿瘤冷冻治疗是冷冻医学的一个重要分支。现代肿瘤冷冻消融治疗以"氩氮刀"为主要设备代表,具有适应证广、耐受性好、疗效确切、可精确控制以及能够激活机体抗肿瘤免疫等显著特征,是现代肿瘤消融治疗中的重要技术手段,在肝癌、肾癌、前列腺癌、肺癌、软组织肉瘤等多种肿瘤的临床应用中显示出良好的近期及远期疗效,并被多项临床治疗指南所推荐。随着冷冻设备的深入研发、临床方案的不断优化、操作技术的培训推广,肿瘤冷冻消融治疗具有非常广阔的发展应用前景。展望未来,冷冻消融技术与现代影像学技术、智能导航技术、精准低温控制技术等高新科技的有机结合,以及抗肿瘤冷冻免疫效应的深入研究与拓展,将是肿瘤冷冻医学研究与发展的重要方向。

四、肺部肿瘤冷冻消融的特点和注意事项

(一) 技术特点

1. 冷冻范围　能够通过 CT 清晰显示冷冻治疗范围,CT 扫描后纵隔窗可见低密度区域即为冰球范围。但是冷冻冰球范围的边界并不代表病灶坏死的边界,一般认为冰球边界的温度是 0℃左右。

2. 无"疼痛"性　冷冻消融基础实验研究表明:神经在 -140 ℃以下的温度冷冻后永久坏死,不能再生,而氩氦刀的工作温度是 -160~-140 ℃,因此冷冻消融时患者几乎没有疼痛,对于肿瘤距离胸膜≤ 1cm 或有骨转移引起骨质破坏的肿瘤患者,冷冻消融明显优于微波消融和 RFA。另外,冷冻消融还具有明显的止痛效果。

3. 渗出特点　冷冻过程中可见不同程度的渗出,大多在复温期出现,表现为:病灶周围渗出、治疗范围扩大,也可能沿气道扩散至其他肺段,部分患者伴有咯血。同时病灶周围的渗出范围可作为冷冻边界。

4. 血流热沉降效应　血流热沉降效应若靠近大血管进行操作,血液循环流动的热效应可使冷冻效果降低,对大血管破坏程度小,靠近血管的病灶可能消融不全,容易复发。

5. Stick 技术　在进针时应用较小的冷冻功率,使针尖与组织粘连固定,防止探针的移动,保护周围血管、气管等危险器官,能快速到达靶区。

6. 多探针协同组合　根据肿瘤病灶的大小、形状,可选择不同规格、多针的组合,获取满意的消融范围,避免消融不全。

7. 引导方式　不同的引导方式下进行消融。支气管内冷冻消融可被用于治疗无法手术的气道阻塞性中央支气管肺肿瘤患者,可以有效地重新开放阻塞的气道。开胸术中直视下冷冻消融应用于胸廓切开术中发现无法切除的肿瘤。

(二) 肺部肿瘤冷冻消融的注意事项

1. 冷冻消融可引起血小板减少　在冷冻消融过程中可导致血小板凝集、微血栓形成,这需要消耗大量血小板,故增加了出血风险。尤其是血小板降低的患者,选择冷冻消融要慎重。如果短期内血小板减少不能被纠正,最好选用其他消融方式。术后注意检测血细胞分析、出凝血功能等指标,警惕冷冻治疗导致的血小板下降及出凝血功能障碍等。

2. 循环次数　肺部肿瘤的冷冻消融需要"冷冻及解冻"3 个循环。因为肺泡组织中没有足够的水,空气阻止低温的传导,干扰肺部的冰球产生,从而影响消融范围。故初始冷冻可能范围比较小,一两个循环的冷冻及解冻后,大量的肺泡内出血可以排除空气,再次冷冻可以形成更大的冰球。

3. 消融边界　一般认为,恶性肿瘤治愈性消融的冷冻消融的范围要大于肿瘤边界 1cm,磨玻璃样结节消融边界应该超过病灶边缘 0.5cm,甚至 1~1.5cm。

4. 肿瘤直径　对于直径大于 2.0cm 的肿瘤,通常需要 2 根或更多根冷冻探针。对于形

态不规则的肿块,需要多根消融探针以便做到适形消融。CT 三维成像对于引导消融探针的放置,评估肿瘤与冰球的位置等有所帮助。

5. 联合其他全身治疗 恶性肿瘤是一种全身性疾病,冷冻消融治疗是一种局部治疗手段,可以作为恶性肿瘤综合治疗的一部分。冷冻消融联合其他全身治疗可以得到更好的疗效,比如联合化疗、联合靶向免疫治疗都可能增强肿瘤的坏死和凋亡。

第五节 激光消融

一、激光消融发展历程

(一)激光的概念

激光技术的产生已有几十年的历史。从 1917 年爱因斯坦发表了《辐射的量子理论》,提出激光的概念,到 1960 年美国科学家研制出世界上第一台激光器,并由此获得诺贝尔奖,再到 1961 年激光首次应用至临床,逐渐形成了激光医学学科。Laser 是英文 light amplification by stimulated emission of radiation 的缩写,在我国的港、澳、台将 Laser 音译为"镭射"。1964年根据钱学森教授的建议,在我国大陆将 Laser 译为"激光"。

(二)激光产生机制

在外来的感应下,某些特殊的物质中粒子大部分处于较高能级上,并发生相同的能级间跃迁,由此产生连锁反应,发射出大量频率、方向、偏振状态、相位都一致的光子,这种光就是激光。激光产生的条件有①激励源:把能量供给低能级的电子,激发使其成为高能级电子;②工作物质:被激发、释放光子的电子所在的物质;③谐振腔:增强亮度,提高单色性和方向性。谐振腔是两面互相平行的镜子,作用是把光线在反射镜间来回反射,目的是使被激发的光经过增益介质多次以得到足够的放大,当放大到可以穿透半反射镜时,激光便从半反射镜发射出去。

(三)激光消融的发展历程

激光医学在临床上分为三大部分,包括基础医学研究、激光诊断和激光治疗。激光治疗中包含激光手术治疗、非手术治疗和激光光敏治疗三类。一般医用激光的辐射波长位于红外波段,红外线能量可直接穿透 12~15mm 的组织,而由于热能的传导,实际可达到的消融区域范围更大。激光作用于组织的生物效应取决于组织内温度分布情况,这是由激光的各种物理特性如波长、功率、脉冲持续时间、能量密度、输出方式及靶组织自身的光热物理特性所决定的。

现今在激光消融中应用最广泛的是波长为 1 064nm 的 Nd∶YAG 激光。它采用掺杂 Nd 的 YAG 激光掺钕钇铝石榴石技术,以 Nd(钕)作为发光物质,钇铝晶体(YAG)作为基质,输出波长为 1 064nm 的近红外光,它在组织中穿透能力强,可达 3~5nm。该激光照射使组织表面吸收少,进入组织后进行散射,分布到一个较大的体积内,所以称为体积效应。该激光与光导纤维联合使用,用于组织汽化、血管凝固、切割等。它可以用在气/组织界面和水/组织界面,能用于凝固更深和更大的血管。从使该体积内的组织温度升高,导致组织坏死,达到消融的目的。现今临床所用的经皮激光消融目前采用 Nd∶YAG 激光,输出激光波长为

1 064nm,光纤直径为 0.3mm,输出功率最高可达 10W 的连续激光。利用该波长对肿瘤组织良好的凝固性,从而消融肿瘤组织,导致失去生物活性。

二、激光消融的原理

激光消融术是使用激光作为能量源,通过激光与组织的相互作用,将光能转化为热能的一种热消融技术。激光消融通过一束连续的单色光发出的热效应引起组织坏死。当光集中在恰当的波长时,光能量被组织吸收,导致加热、蒸发以及凝固性坏死。目前最常用的为波长 1 064nm 的连续 Nd∶YAG 激光,使用低能量光源(3~15 W)作用 6~60min。由于其低渗透吸收、高分散的特点,能使能量最大化分布和渗透组织。由于能量的传导和直接作用,激光所产生的热效应已经被证实超出了光照射的范围,但其引起组织坏死凝固的范围比射频消融较小。但如果同时使用多针治疗的话,其范围大大增加,可以精准的定位治疗更大的肿瘤。

激光能量的传导是通过插入瘤体内的带鞘可调节光纤,光子的传输引起组织加热,即组织吸收辐射激光,导致局部温度升高,从而引起蛋白质变性,达到杀死细胞和灭活组织的目的。激光辐射生物组织时,除了会对组织加热和产生热损伤以外,还可能发生组织汽化、熔融、喷射和高温分解等现象,这些作用都可以归结为组织消融,从而实现对目标组织凝固或切割。

激光具有固有一致性、集中性、单色性等属性,激光的波长在组织中的穿透模式使激光消融成为可能。利用其穿透性,热量能穿透 12~15mm 深处的组织,在此区域范围内达到一个理想的消融效果。通过传导热能,利用高温加热杀死肿瘤细胞。局部温度可达 300℃以上,可迅速导致组织凝固性坏死,还伴随发生汽化和炭化等。激光对组织进行破坏的过程经历五个阶段:首先利用激光的高温作用,使组织细胞的蛋白质变性;继而出现凝固性坏死;组织细胞液化;大量水分蒸发汽化;最后使组织炭化。整个过程中,细胞仅在瞬间完成变性-凝固-液化-汽化-炭化的过程。其原理为:激光导入组织后,光子被组织生色基团所吸收后瞬间即可产生高热、压强等生物效应使肿瘤组织变性、凝固、汽化甚至炭化而达到杀灭肿瘤的目的。

三、激光消融设备及其特点

(一)激光消融的设备组成
主要是由:①激光发射源;②激光鞘针头;③激光鞘;④激光光纤等组成。

(二)激光消融特点
1. 消融范围小 消融范围较小(1.0cm×1.5cm),消融范围可控性强,对周围组织损伤小。
2. 消融时间短 激光能量可以瞬间释放,因此消融时间极短。
3. 适形性好 单针、双针、三针和四针消融灶分别为圆形、椭圆形、近似正方形以及圆柱形。
4. 穿刺损伤小 光导纤维常用 21G 的 Chiba 针导入,因此穿刺损伤小,导致的并发症少(如出血、感染)。对于肺内多发的、重要器官旁、最大径 <1.0cm 的肿瘤有一定优势。

(三)激光设备的安全和防护
激光设备的安全和防护的国际标准主要有国际电工委员会(IEC)的 IEC 60825-2007 标准和美国国家标准协会(ANSI)的 Z136-2000 标准,国内主要有激光产品的辐射安全标准 GB7247.1-2001 和激光安全标志标准 GB18217-2000 标准。该设备注册证注明的激光功率输出参数,每根光纤最大输出功率为 7 W±20%,属于国家第四类激光设备,参照国家标准和厂家的相关要求,从设备管理的角度,提出以下安全管理办法:①眼球保护措施。订货时,要求使用科室提供在操作该设备时,在操作室内(含患者)的最多人数,配置相关专用防护眼镜。同时要求在操作室内,减少玻璃,不锈钢等强反射光线的装置,或用棉布遮盖。②皮肤保护措施。要求操作者穿上棉质的保护衣,尽量减少皮肤裸露。③安全培训措施。除了进行使用培训外,还要求供应商提供安全培训,并在安装报告中注明,由相关使用科室签证确认。④应急预案要求使用科室制订受激光辐射伤害后的抢救措施。

四、激光消融在肺部肿瘤治疗中的应用

Bown 于 1983 年首次应用 Nd:YAG 激光组织内照射肿瘤,至今已发展成为治疗肿瘤尤其手术无法切除肿瘤的微创治疗技术之一。大量的动物试验和临床研究都已证实了激光消融的安全性和可行性。Markolf 的研究提出激光治疗中凝固、汽化、炭化等消融临界温度,为临床消融研究提出新依据。Weigel 等对 42 例肺癌患者的 64 个病灶进行了 CT 引导下的激光消融术。病灶直径 0.5~5.8cm,其中 51 个病灶得到完全灭活,较大病灶的周围仍有肿瘤残留。Vogl 等对 24 例肺癌等 34 个病灶进行 CT 引导下激光消融,同时与 20 例转移性肺癌 32 个病灶进行射频消融治疗,分别对生存率和并发症进行比较,结果显示激光消融的并发症发生率低于射频消融组,而生存期方面两者无显著差异。对于并发症方面,激光消融低于射频消融,主要原因在于光纤直径小,仅约 1mm,可允许使用细而弹性好的发射电极;激光消融形状比射频更科学合理;肺出血等严重并发症低于射频消融。QZ 等对转移性肺癌患者进行 CT 引导下的激光消融治疗,结果显示激光消融具有损伤小、安全的治疗特点。大量的临床实践证实,激光消融与射频消融、微波消融一样,在肺部肿瘤治疗中扮演重要角色。

第六节 不同消融技术在肺部肿瘤治疗中的选择及优势对比

自 2000 年 Dupuy 等学者首次报道用 RFA 治疗肺部肿瘤以来,多种影像引导消融技术也用于治疗肺部肿瘤。射频消融是应用最多的消融方法,但是目前微波消融及冷冻消融也是肺部肿瘤消融常用的技术选择。上述三种临床上常用的消融技术各有一定优势,但是到目前还没有上述三种消融技术的前瞻性随机对照临床试验研究,如何选择合适的消融技术,是临床上常常遇到的问题。

一、射频消融治疗肺部肿瘤的优势和不足

(一) 优势

1. 射频消融体积　大部分关于肺部肿瘤消融治疗的安全性及有效性分析的数据均来源于射频消融。对于直径 <3cm 的小肿瘤可以取得良好的局部治疗效果。

2. 消融范围　相对精准和可控,相比单针电极,采用功率或阻抗模式的消融发生器和伞形伸展电极进行消融,不仅单一位点消融范围大,而且随着阻抗上升至某一高度发生器将自动切断电源而结束消融,因而消融范围相对精准、稳定、可控,这对于邻近重要脏器和组织结构的肿瘤安全、彻底消融更为重要。但对位于肺门、纵隔,尤其邻近食管、支气管的肿瘤,建议尽量不选用多子针的可伸展电极,以免子针张开(尤其消融过程中)损伤肿瘤周围重要

脏器结构。直径 >5cm 的大肿瘤射频消融效率低、肿瘤残存率高。使用伞形电极可在一定程度上克服单极电极的缺点,由于子针张开范围随肿瘤直径而定,单一位点消融可获 5~6cm 最大横径和 3~4cm 最大纵径的消融范围,但是实际消融范围还有待研究。

3. 灌注生理盐水和药物 如使用灌注电极,可在消融过程中缓慢滴注生理盐水,增加局部离子浓度,提高消融效率、增加消融范围。也可在消融结束时缓慢灌注一定剂量的化疗药物,提高肿瘤消融效果。

(二) 不足

1. 热沉降效应明显 当肿瘤邻近较大的血管或支气管时,血流和气流会带走部分热量,即热沉降效应,热沉降效应是造成消融不完全的因素之一。

2. 治疗时间长 肺组织阻抗大,这一点决定了射频消融在肺组织中升温速度慢、最高温度低、受组织炭化和热沉降效应影响大等特点,因此在用单极射频电极消融时(尤其是在治疗 GGO 病变时),要到达预定的消融范围需要长时间加热。

3. 皮肤灼伤 如使用单极射频消融系统,在摆好患者体位,行 CT 扫描定位之前,应贴好分散电极板。分散电极板应对称贴于下腹部、腰背部或者双侧大腿外侧肌肉平坦处。贴附之前,应对局部皮肤进行清洁,体毛较重者应备皮,以使分散电极板与皮肤紧密贴附,避免消融治疗时局部电流过大造成皮肤灼伤。

4. 直径 ≥ 5cm 肿瘤 对于较大肿瘤(一般直径 ≥ 5cm),由于单针、单位点射频消融的范围较小,多需双针联合消融或者单针多位点、多针道、多平面、多角度叠加消融,以避免消融区遗漏、肿瘤组织残留。如采用双针同步消融,电极之间距离应控制在 1.5cm 以内(多子针的可伸展电极则可适当增加),电极针与肿瘤边缘距离应在 1cm 以内(可伸展电极子针则须延及肿瘤边缘)。直径大于 5cm 者每隔 2cm 采取多点消融,温度达到 95℃,每个点进行 10min 治疗,直至靶点叠加包含整个瘤体积。

5. 心脏起搏器 可能影响心脏起搏器的工作,心脏起搏器的患者不建议使用射频消融。

二、微波消融治疗肺部肿瘤的优势和不足

(一) 优势

1. 微波消融范围大 同射频消融比较,微波消融产生的凝固性坏死区域的范围更大。

2. 消融治疗时间相对短 由于微波消融时瘤体内温度高、加热迅速和均匀、受血流灌注影响小等因素,消融治疗时间相对较短。

3. 直径 ≥ 5cm 肿瘤 多针联合使用互不干扰,在微波消融治疗的过程中,尽管在一定范围内随着功率和时间的增加,消融范围会相应增加。在临床实践中对于直径较大的肿瘤经常会采用双针甚至多针联合消融,多针消融可以明显增大消融的范围,尤其是横径,以期提高消融的完全率。多根微波消融针联合使用互不干扰,而且可以通过消融区域的互补更好地使热量完全覆盖肿瘤,达到完全消融。

4. 不影响心脏起搏器 对于安装心脏起搏器的患者,微波消融天线不影响起搏器电极的工作。

(二) 不足

1. 容易消融过度 对微波消融来说,其特点是瘤体内温度高、加热迅速和均匀、受血流灌注影响小、消融范围大。消融范围大是一个"双刃剑",如果瘤体中心部位温度过高,短时间内

温度升高 >150℃即可引起组织炭化,炭化的组织不利于热量的生成及传导,不仅造成瘤体内温度不均匀,局部消融不全,而且在炭化部位容易形成空洞。消融后形成空洞可以继发细菌感染,尤其是真菌感染,造成咳嗽、咳痰、咯血,严重的侵袭性曲霉感染会造成感染性休克、大咯血甚至死亡。造成肺部肿瘤消融后空洞形成的原因主要有功率过高、时间过长。另外,即便不形成空洞如果消融功率过高、时间过长,可造成过多正常肺组织损伤而加重副作用。

2. 消融参数 仍是经验参数。目前微波消融存在的主要问题之一是消融不全,局部控制率不高。主要原因之一是消融参数的不确定性,缺乏大数据指导下的合理参数选择依据。

3. 神经损伤 由于微波消融具有温度升高快、加热迅速、消融范围大等特点,操作过程中要注意避免对臂丛神经、喉返神经、迷走神经、膈神经损伤。

三、冷冻消融治疗肺部肿瘤的优势和不足

(一) 优势

1. 清晰显示冷冻范围 冷冻消融能够通过 CT 看到冷冻治疗范围,CT 扫描后纵隔窗可见低密度区域即为冰球范围。但是冷冻冰球范围的边界并不代表病灶坏死的边界,一般认为冰球边界的温度是 0℃左右。CT 能够清晰地判断冷冻治疗范围,这对于中央/肺门肿瘤、纵隔内或附近肿瘤消融有一定优势。

2. 无"疼痛"性 冷冻消融基础实验研究表明:神经在 -140℃以下的温度冷冻后永久坏死,不能再生,而氩氦刀的工作温度是 -160~-140℃,因此冷冻消融时患者几乎没有疼痛,对于肿瘤距离胸膜 ≤ 1cm 或有骨转移引起骨质破坏的肿瘤患者,冷冻消融明显优于微波消融和射频消融。另外,冷冻消融还具有明显的止痛效果。

3. 粘连技术(Stick 技术) 在进针时应用较小的冷冻功率,使针尖与组织粘连固定,防止探针的移动,保护周围血管、气管等危险器官,能快速到达靶区。

4. 多探针组合 根据肿瘤病灶的大小、形状,可选择不同规格、多针的组合,获取满意的消融范围,避免消融不全。

(二) 不足

1. 治疗时间长 冷冻消融治疗需要冷冻 - 复温 - 冷冻 - 复温多个循环,因此冷冻消融治疗时间明显长于射频消融和微波消融。

2. 受血流热沉降效应影响大 若靠近大血管进行操作,血液循环流动的热效应可使冷冻效果降低,对大血管破坏程度小,靠近血管的病灶可能消融不全,容易复发。

3. 冷冻消融可引起血小板减少 在冷冻消融过程中可导致血小板凝集、微血栓形成,这需要消耗大量血小板,故增加了出血风险。尤其是血小板降低的患者,选择冷冻消融要慎重。如果短期内血小板减少不能被纠正,最好选用其他消融方式。术后注意检测血细胞分析、出凝血功能等指标,警惕冷冻治疗导致的血小板下降及出凝血功能障碍等。

四、不同消融技术在肺部肿瘤治疗中的选择

上述三种消融技术是临床上常用的肺部肿瘤局部消融治疗技术,并各有一定优势,目前尚没有比较射频消融、微波消融和冷冻消融的随机对照临床试验,关于消融方法的最佳选择也没有共识和指南。仅提供关于某种消融方法用于特定临床情况的意见。①对于直径 ≤ 3cm 的肿瘤,三种消融方式均可获得良好的治疗效果。射频消融电极的适形性好,可以

Radiol,2015,38(5):1261-1270.

［30］Abdo J,Cornell DL,Mittal SK et al.Immunotherapy plus cryotherapy:potential augmented abscopal effect for advanced cancers.Front in Oncol,2018,8:85-89.

［31］金龙,李静,李肖,等.冷冻消融软组织肉瘤消融率的影响因素.中国介入影像与治疗学,2018,15(6):341-344.

［32］杨武威,尉承泽.肝细胞肝癌的微创消融治疗.中华肝脏外科手术学(电子杂志),2012,1(2):132-137.

［33］胡凯文.肿瘤绿色治疗学.北京:北京科学技术出版社,2017.

［34］Hinshaw JL,Lubner MG,Ziemlewicz TJ,et al.Percutaneous tumor ablation tools:microwave,radiofrequency,or cryoablation—what should you use and why？Radiographics,2014,34(5):1344-1362.

［35］Slovak R,Ludwig JM,GettingerSN.Immuno-thermal ablations-boosting the anticancer immune response.J Immunother Cancer,2017,175(1):78.

［36］ErinjeriJP,ThomasCT,SamoiliaA,et al.Image-guided thermal ablation of tumors increases the plasma level of Interleukin-6 and Interleukin-10.J VascIntervRadiol,2013,24:1105-1112.

［37］Ahmad F,Gravante G,Bhardwaj N,et al.Changes in interleukin-1β and 6 after hepatic microwave tissue ablation compared with radiofrequency,cryotherapy and surgical resections.Am J Surg,2010,200(4):500-506.

［38］Qiyu Zh,Guo T,Fen Ch,et al.CT-guided percutaneous laser ablation of metastatic lung cancer:three cases report and literature review.Oncotarget,2017,8(2),2187-2196.

［39］Benzon B,Glavaris SA,Simons BW,et al.Combining immune check-point blockade and cryoablation in an immunocompetent hormone sensitive murine model of prostate cancer.Prostate Cancer Prostatic Dis,2018,21(1):126-136.

［40］Kato T,Iwasaki T,Uemura M,et al.Characterization of the cryoablation-induced immune response in kidney cancer patients.Oncoimmunology,2017,6(7):e1326441.

［41］Lizhi N,Jialiang L,Jianying Z,et al.Comparison of percutaneous cryoablation with microwave ablation in a porcine liver model.Cryobiology,2014,68(2):194-199.

［42］Littrup P J,Aoun H D,Adam B,et al.Percutaneous cryoablation of hepatic tumors:long-term experience of a large U.S.series,Abdominal Radiology,2016,41(4):767-780.

［43］Wang C,Wang H,Yang W,et al.Multicenter randomized controlled trial of percutaneous cryoablation versus radiofrequency ablation in hepatocellular carcinoma.Hepatology,2015,61(5):1579-1590.

［44］Ritz JP,Lehmann KS,Mols A,et al.Laser-induced thermotherapy for lung tissue—evaluation of two different internally cooled application systems for clinical use.Lasers Med Sci,2008,23(2):195-202.

［45］Vogl TJ,Lehnert T,Eichler K,.Adrenal metastases:CT-guided and MR-thermometry controlled laser-induced interstitial thermotherapy.European radiology,2007,17:2020-2027.

［46］Vogl TJ,Naguib NN,Lehnert,T,et al.Radiofrequency,microwave and laser ablation of pulmonary neoplasms:Clinical studies and technical considerations—Review article.Euro Radiol,2011,77:346-357.

［47］Vogl TJ,Eckert R,Naguib NN,et al.Thermal Ablation of Colorectal Lung Metastases:Retrospective Comparison Among Laser-Induced Thermotherapy,Radiofrequency Ablation,and Microwave Ablation.Vasc and interventional Radiol,2016,12:1340-1349.

［48］Yue W,Wang S,Wang B,et al.Ultrasound guided percutaneous microwave ablation of benign thyroid nodules:safety and imaging follow-up in 222 patients.Eur J Radiol,2013,82(1):11-16.

［49］章建全,闫磊,陈红琼,等.微波消融致甲状腺结节细胞活性的快速变化分析.中华医学杂志,2018,98(43):3525-3527.

［50］Shahrzad MK.Laser Thermal Ablation of Thyroid Benign Nodules.J Lasers Med Sci,2015,6(4):151-156.

第四章

肺部肿瘤消融手术室和麻醉要求

第一节　消融手术室的基本要求及配置

一、消融手术室基本要求

（一）消融手术室基本配置原则

消融手术室的人员配置、规模设施、占地面积、区域分布应根据所在医疗单位的实际情况因地制宜,不可能千篇一律,但都应该遵循以下原则:

1. **人员配置专业化**　①手术室护士应接受过严格专业训练,相对固定消融护理,熟悉手术室操作规范及流程,熟悉抢救工作规范及流程;②手术室技师应熟练掌握手术室相关设备的操作及日常维护,有丰富的医学背景知识,熟悉无菌原则;③麻醉医师和手术医师应该一专多能,不但熟悉本专业的相关业务工作,同时也应该熟悉心血管内科、呼吸内科、消化内科、普腹外科及急诊医学的相关专业知识。

2. **设施完善化**　消融手术室无论规模大小,设施应完善。相关设备主要包括:①影像引导设备:CT、MRI、C臂CT及B超;②治疗设备:如微波消融仪、射频消融仪、冷冻消融仪及激光消融仪等;③麻醉相关设备:如麻醉机等;④监护、抢救相关设备及常规医用设备等。值得强调的是,消融手术室的监护及抢救设备必须完备,因为微创治疗不等于低风险治疗,相反,在某些情况下,消融治疗的风险并不亚于开放式外科治疗的风险。

3. **占地面积适宜化**　手术室面积过大,不符合成本效价原则;过小,则不利于日常工作的开展。应紧密结合所在单位的实际情况,特别是引导手段、治疗项目的种类及收治患者的多少来确定适宜的手术室占地面积。

4. **区域分布合理化**　手术室是医疗单位内的一个特殊工作环境,每个工作日都进行着高风险的医疗操作,因此对环境布局要求相对较高,合理的分区布局有利于医疗工作的开展,反之,则易带来混乱、隐患甚至事故。消融手术室应该区分为若干功能区域,并且合理布局,使其有机结合,相得益彰。同时应该遵循无菌观念,严格区分清洁区域、无菌区域和污染区域,避免交叉感染。

5. **制度完善化**　建立完善消融手术室相关制度包括《消融手术室管理制度》《消融手

属干扰,例如植有心脏起搏器及其他金属植入物的患者不适宜此种导引方式,因此现阶段尚未普及,但前景广阔。

(三) B超引导技术操作平台

1. 优点　可实时监测,操作时间短,可用于超声能观察到靠近胸壁或与胸壁粘连的肿瘤。

2. 不足　显示的病灶和穿刺位置没有 CT、MRI 那样直观清楚。消融过程中由于受组织汽化和肺部气体的干扰,不能很好判断消融范围和即刻消融疗效。

(四) 其他

其他新技术如 C 臂 CT、PET-CT、磁导航支气管镜均有使用,但因各种因素目前开展单位很少。

第二节　消融治疗的麻醉与监护

一、麻醉药品和设备的准备

肿瘤微波消融治疗一般都在介入手术室进行,麻醉设备的配置与麻醉药品的准备很难达到常规麻醉手术科的要求,但基本的麻醉、抢救药品与设备是必须要配置的。

(一) 药品

1. 麻醉药品　①局麻:利多卡因、布比卡因等;②镇静剂:地西泮、咪达唑仑、丙泊酚等;③镇痛药:吗啡、芬太尼等。

2. 抢救药品　阿托品、肾上腺素、去甲肾上腺素、异丙肾上腺素、利多卡因、多巴胺、间羟胺(阿拉明)、洛贝林、尼可刹米(可拉明)、毛花苷丙(西地兰)、呋塞米(速尿)、氨茶碱、异丙嗪等常用抢救药品。

3. 其他药品　非甾体类镇痛抗炎药、抗恶心呕吐药、糖皮质激素类药、硝酸甘油、酚妥拉明、硝普钠、艾司洛尔、甘露醇、纳洛酮、血浆代用品等。

(二) 麻醉设备

1. 呼吸机　可以进行间歇正压通气的呼吸机,如果有条件配置麻醉机更好。尽管肿瘤消融术本身创伤较小,但手术室外的麻醉,无论是区域麻醉还是全身麻醉,呼吸抑制都是与麻醉相关的最常见并发症之一。处理不当或延迟的急救处理往往导致窒息和缺氧。

2. 心肺复苏的器械和急救箱　应该包括:直视插管喉镜、5~8F 的气管内导管、简易呼吸气囊、除颤仪等基本设备。

3. 不间断供氧设备　氧气瓶供氧或中心管道供氧。如采取氧气瓶供氧,则必须有专人负责检查设备的可靠性,并常规维护和登记使用情况。

4. 多功能床边监护仪　含心电监测、脉搏血氧监测、自动呼吸和血压监测功能,有呼吸末二氧化碳($ETCO_2$)指标监测更佳。

5. 负压吸引设备　手术与麻醉均可能导致患者呕吐和误吸,术前未严格禁食的患者,发生概率更高。处于麻醉状态下,迷走兴奋,咳嗽反射减弱甚至被抑制,一旦发生呕吐未能及时处理,极易发生误吸。

二、麻醉选择

(一)全身麻醉

对于儿童、术中不能配合、预计手术时间长、肿瘤贴近壁层胸膜可能引起剧痛的患者,建议全身麻醉。

1. 患者病情的评估 如果采用全麻,一般手术前应由麻醉医生进行常规术前访视、评估手术患者,并根据病情以及手术需要制订麻醉计划。评估患者时除了进行标准病史采集和体格检查外,还要注意有无发生新的疾病,如上呼吸道感染或难以解释的胸痛等。如患者伴有慢性疾病,如高血压、糖尿病等,应告知患者将原来应用的抗高血压药和抗糖尿病药应用至术前。如住院患者,入院后口服降糖药已改为胰岛素治疗,则手术当日停用,术中根据血糖监测情况由麻醉医生视具体情况调整胰岛素用量。

2. 手术麻醉的评估 如果采用全麻,手术麻醉的评估则须由手术医生与麻醉医生共同进行,可采取术前会诊形式。对于非常规手术,术前应估计可能出现的并发症并制订处理计划。如肿瘤位于胆囊附近,治疗中常发生迷走 – 迷走反射(胆心反射)。

3. 术前禁食 应视为肿瘤消融治疗术的常规,全身麻醉前 12h 禁食、前 4h 禁水。

4. 全凭静脉麻醉 全凭静脉麻醉由于没有创伤性麻醉操作、诱导快速、患者术中无知晓、术后苏醒快等优点,越来越广泛地被应用在介入微创手术中。

(1)诱导:由于丙泊酚(异丙酚)半衰期短、呕吐发生率低,因而常用于麻醉的诱导,可采用 1.5~2.0mg/kg 剂量进行诱导,也可复合芬太尼 0.5~1μg/kg,但要注意,异丙酚与阿片类药物协同作用,更容易发生严重的呼吸抑制。瑞芬太尼以 0.08~0.1μg/(kg·min)的速度输注并复合异丙酚或者咪达唑仑(咪唑安定)也可以用于麻醉的诱导。

(2)气道控制:可以根据手术部位与时间长短以及患者气道情况选择面罩、鼻咽(口咽)罩或者喉罩。最常见的气道梗阻为上呼吸道阻塞,由舌根后坠引起,可以通过减少镇静镇痛药物注入速度和剂量、置入鼻咽通气导管解决。如果手术时间比较长,可以考虑使用喉罩。

(3)麻醉维持:持续的输注异丙酚 2~6mg/(kg·h)并辅以阿片类药物可以很好地满足手术的需求,术中根据监测微调。

(二)局部麻醉

1. 术前禁食 应视为肿瘤消融治疗术的常规,局部麻醉前 4h 禁食、2h 禁饮。

2. 术前常用药物 ①镇静药物:包括苯二氮草类如地西泮、咪达唑仑等,于麻醉前 30min 肌内注射;②抗胆碱药:用于麻醉前用药的抗胆碱药均为 M– 胆碱受体拮抗剂,能阻滞节后胆碱能神经支配的效应器上的胆碱受体,抑制多种平滑肌,抑制多种腺体分泌,抑制迷走神经反射,常用药有阿托品和东莨菪碱,一般不做常规用药;③ H_2– 受体拮抗剂:本类药能抑制组胺、胃泌素和 M– 胆碱受体激动剂所引起的胃酸分泌,使胃液中 H^+ 下降,一般不做常规药;④麻醉性镇痛药:由于此类药都是阿片生物碱或其半合成的衍生物,常称之为阿片类药物,主要应用于麻醉前常用的有吗啡、美沙酮;⑤镇咳药:术前口服可待因;⑥术前非甾体类药物:如氟比洛芬酯;⑦止吐药物:胃复安、5–HT$_3$ 受体拮抗剂(如格拉司琼)等。术前常用药举例:地西泮 10mg、吗啡 10mg、甲氧氯普胺(胃复安)10mg 于术前 30min 肌内注射,氟比洛芬酯 50mg 于术前 15min 缓慢静脉推注,可待因 15~30mg 于术前 30min 口服。

3. 局部麻醉 穿刺点处用 1%~2% 利多卡因局部浸润麻醉,直至胸膜。

三、监护要求

(一)多功能心电监护

设备齐全、完好、严格交接手续,MRI 引导最好采用磁兼容监护仪器。消融过程需要监测心电、呼吸、血压、血氧饱和度和消融温度等,同时需要观察患者的呼吸、疼痛、咳嗽、咯血、呕吐等情况,必要时予以对症处理。

(二)消融过程中监测

以 CT 引导下为例,在消融过程中要用 CT 监测消融电极(天线、探针或光纤)是否脱靶(off target)、是否需要调整消融电极、是否达到了预定消融范围、是否有术中并发症(如出血、气胸)。

(陈仕林 杨武威 李 肖 叶 欣)

参 考 文 献

[1] HanX,Yang X,Ye X,et al.Computed tomography-guided percutaneous microwave ablation of patients 75 years of age and older with early-stage nonsmall cell lung cancer.Indian J Cancer,2015,52(Suppl 2):e56-e60.

[2] Hoffmann RT,Jakobs TF,Lubiensk I A,et al.Percutaneous radio-frequency ablation of pulmonary tumors—is there a diference between treatment under general anesthesia and under conscious sedation? Eur J Radiol,2006,59(2):168-174.

[3] Pouliquen C,Kabbani Y,Saignac P,et al.Radiofrequency ablation of lung tumours with the patient under thoracic epidural anaesthesia.Cardiovasc Intervent Radiol,2011,34(Suppl 2):S178-S181.

[4] Chung DY,Tse DM,Boardman P,et al.High-frequency jetventilation under general anesthesia facilitates CT-guided lung tumor thermalablation compared with normal respiration under consciousanalgesic sedation.J Vasc Interv Radiol,2014,25(9):1463-1469.

[5] 范卫君,叶欣.肿瘤微波消融治疗学.北京:人民卫生出版社,2012.

[6] 叶欣,范卫君,王徽,等.热消融治疗原发性和转移性肺部肿瘤专家共识(2017 年版).中国肺癌杂志,2017,20(7):433-445.

[7] 翟博.肝脏肿瘤局部消融治疗学.上海:第二军医大学出版社,2017.

第五章

| 肺部恶性肿瘤热消融治疗

第一节　原发性和转移性肺部肿瘤热消融治疗的适应证及禁忌证

一、适应证

　　目前用于原发性和转移性肺部肿瘤的局部热消融治疗技术包括射频消融、微波消融、冷冻消融、激光消融和高强度聚焦超声（HIFU）消融。鉴于肺脏自身的解剖学及组织学特点，HIFU 很少用于肺部肿瘤的消融治疗。

（一）治愈性消融

　　治愈性消融（curative ablation）是指通过热消融治疗，使肺部肿瘤组织完全坏死，并有可能达到治愈的目的。

　　1. 原发性肺癌

　　（1）Ⅰ期周围型 NSCLC：Ⅰ期周围型 NSCLC，肿瘤最大径 ≤ 3cm，无淋巴结转移及远处转移。①因心肺功能差或高龄不能耐受手术切除的患者；②拒绝行手术切除者；③其他局部治疗（如手术、适形放疗、放射性粒子植入等）后原位复发者；④单肺（各种原因导致一侧肺缺如）患者。

　　（2）原发性肺癌局部治疗后：原发性肺癌术后或放疗后肺内孤转移，肿瘤最大径 ≤ 3cm，且无区域淋巴结转移及远处转移的患者。

　　（3）多原发肺癌（multiple primary lung cancers，MPLC）：双肺肿瘤数量 ≤ 3 个，肿瘤最大径 ≤ 3cm，且无区域淋巴结及远处转移。

　　2. 肺转移瘤　　某些生物学特征显示预后较好的肺内转移瘤（如肉瘤、肾癌、结直肠癌、乳腺癌、黑色素瘤和肝细胞癌），如果原发病能够得到有效治疗且无肺外的其他部位转移，可进行肺转移瘤的消融治疗，以期达到治愈目的。

　　（1）肿瘤数量：单侧肺转移瘤数目 ≤ 3 个，双侧肺转移瘤数目 ≤ 5 个，且多发转移瘤最大者直径 ≤ 3cm。

(2) 肿瘤大小：单侧单发转移瘤，且最大直径 ≤ 5cm。

(3) 双侧肺肿瘤：对于双侧肺肿瘤，不建议双侧同时进行消融治疗。

（二）姑息性消融

姑息性消融（palliative ablation）作为综合治疗的重要组成部分（局部治疗手段），消融的目的在于应用技术手段造成肿瘤组织发生不可逆损伤或凝固性坏死，最大限度减轻肿瘤负荷、缓解肿瘤引起的症状和改善患者生活质量。对于达不到治愈性消融条件的患者，其适应证可以较治愈性消融适当放宽。

1. 周围型 NSCLC 或 SCLC　经放化疗或分子靶向药物治疗后局部进展或寡转移者，热消融可作为控制局部病灶的手段。

2. 进展期 NSCLC　通过消融治疗原发灶或肺内转移灶，以达到降期或减轻肿瘤负荷目的，为外科手术创造机会，或通过联合全身化疗、分子靶向治疗或免疫治疗，提高疗效，延长患者的生存期。

3. 肺转移瘤数量和大小　超过治愈性消融标准者，如肿瘤最大径 >5cm 或单侧肺病灶数目 >3 个（双侧肺 >5 个），可以进行多针、多点或多次治疗，或联合其他治疗方法（如放疗、粒子植入、局部药物注入）。

4. 局部止痛　①肿瘤侵犯胸壁、肋骨或椎体引起的难治性疼痛，通过对肿瘤局部侵犯处进行消融，可以达到止痛效果；②对局部放疗失败或放疗后疼痛复发的骨侵犯部位进行消融，达到止痛目的。

二、禁忌证

肺部肿瘤患者对经皮热消融治疗具有良好的耐受性，术后肺功能几乎不受影响，因此除无法纠正的凝血障碍性疾病以外，肺部肿瘤局部热消融的绝对禁忌证相对较少。

1. 炎症　病灶周围感染或放射性炎症没有很好控制者，穿刺部位皮肤感染、破溃。

2. 肺纤维化　严重的肺纤维化，尤其是药物性肺纤维化。重度肺纤维化患者呼吸困难突出，喘息、气短、憋闷、心慌明显，活动耐量明显下降，严重影响日常生活，常发生呼吸衰竭和心衰。动脉血气血氧在 60% 以下，肺弥散功能小于 40%，甚至因肺总量小不能完成肺功能检测。肺 CT 有大量的纤维索条影和大面积的蜂窝肺，甚至因肺组织牵拉出现明显的支气管扩张等。

3. 凝血功能障碍　有严重出血倾向、血小板小于 50×10^9/L 和凝血功能严重紊乱者，且在短期内无法纠正者。凝血功能差的患者尤其是血小板相对较低者应避免使用冷冻消融。

4. 抗凝药物　应用抗凝治疗和 / 或抗血小板药物治疗者，在消融前停药不足 5~7d 者。

5. 恶性胸腔积液　消融病灶同侧恶性胸腔积液没有很好控制者。

6. 脏器功能　肝、肾、心、肺、脑功能严重不全者，严重贫血、脱水及营养代谢严重紊乱，无法在短期内纠正或改善者。

7. 全身感染　严重全身感染、发热（>38.5℃）未得到有效控制者。

8. 肺外转移　有广泛肺外转移，预期生存 <3 个月者。

9. 体能评分　美国东部肿瘤协作组（Eastern Cooperative Oncology Group，ECOG）评分 >3 分者。

10. 体内植入物　心脏起搏器植入、金属物植入的患者不建议使用射频消融。

第二节 CT 引导下肺部恶性肿瘤的热消融治疗

一、术前准备及治疗计划

所有患者消融前应充分完善相关术前检查及准备,并根据每个病例特点制订一套初步的治疗计划,包括:肿瘤部位和大小、穿刺体位、体表穿刺点和路径、消融针数目、消融参数的选择,可能出现的并发症及处理、抢救措施等。

(一)术前检查及评估

1. 患者常规检查　①患者术前 1 周内接受血常规、尿常规、大便常规、血糖、肝肾功能、血生化、凝血功能、肿瘤标志物、血型和感染筛查、心电图、肺功能等检查。②高龄患者,罹患高血压、糖尿病、冠心病或心律失常(如房颤等)等慢性疾病的患者,接受过心脏或冠脉手术(如瓣膜置换、支架植入和/或搭桥术等)或心电图异常的患者,建议行动态心电图、心功能检查,必要时请心内/外科会诊协助治疗。对于高龄、肢体活动不便、凝血功能异常、既往下肢或腹盆腔术后或其他疑有高凝状态的患者,建议行双下肢或相关部位血管彩超检查。③既往慢性阻塞性肺疾病、肺功能差的患者,可行术前动脉血气分析检查。

2. 影像学检查　患者术前 2 周内的胸部强化 CT 为消融治疗前评估的关键影像学检查,通过 CT 观察肿瘤的大小、位置及其与邻近重要脏器、血管、气管或支气管的关系。为了明确分期,患者需要术前行腹部 B 超、CT 或 MRI、全身骨扫描、头颅 CT 或 MRI 等检查。有条件者可行 PET-CT 检查以排除或发现远处转移,对于能达到治愈性消融的患者,建议消融前行 PET-CT 检查以便更准确的分期。

3. 病理学检查　对于原发性肺癌患者,消融前行经皮病灶穿刺活检或纤维支气管镜检查以明确诊断。对于不典型的转移病灶,建议消融前对肺部病灶行经皮肺穿刺活检或纤维支气管镜活检。对怀疑纵隔淋巴结转移者,可行经皮穿刺活检、超声内镜引导下经支气管针吸活检(EBUS-TBNA)或纵隔镜检查。

4. 术前评估及多学科会诊　消融治疗前要通过认真复习患者病史、体格检查及近期的影像资料,对患者进行准确的分期,并充分评估患者的热消融适应证。建议根据患者具体情况及合并症,建议多学科(胸外科、肿瘤科、放射治疗科、介入医学科、影像科、麻醉科、呼吸内科、心内科、病理科或其他相关科室)共同讨论做出决定,并有相应的消融术前讨论记录。

5. 药品及监护、抢救设备准备　①药品:术前应准备麻醉(利多卡因、布比卡因等)、镇痛(氟比洛芬酯、地佐辛、吗啡注射液等)、止吐(甲氧氯普胺、5-HT$_3$ 受体拮抗剂)、镇静(地西泮、咪达唑仑)、镇咳(可待因)、止血(血凝酶、酚磺乙胺、氨甲苯酸或氨甲环酸、垂体后叶素等)、扩血管及降压(硝酸甘油、地尔硫䓬、硝普钠、倍他乐克等)等急救药品;②抢救及监护设备准备:抢救车、心电监护仪、吸氧装置等,有条件者可配备麻醉机和心脏除颤仪;③其他:胸穿或胸腔闭式引流包、多功能引流管、闭式引流瓶、负压吸引装置也应备好,以便处理术中或术后即刻大量气胸或难治性气胸。

6. 患者准备　①详细告知患者及家属手术方式、目的、风险、替代治疗方案及注意事项,患者和/或家属(被委托人)签署知情同意书;②局部麻醉前4h禁食,全身麻醉术前12h禁食、术前4h禁水;③手术区标识,必要时备皮;④建立静脉通道;⑤术前口服镇咳剂;⑥患者术前护理及教育,如术前1天肠道准备、取出可摘卸的义齿、呼吸训练及常规药物(如降压药)的服用等。

(二)术前治疗计划

术前治疗计划是保证消融是否成功的关键环节,主要包括以下方面:确定肿瘤病变区域、麻醉方式、体位、体表定位点、穿刺路径、消融模式和消融参数。

1. 确定肿瘤病变区域 肿瘤病变区域(gross tumor region,GTR)是指:影像学能界定的病变区域,即确定病灶的位置、大小、形态及与邻近器官的关系。这是术前治疗计划最重要的环节。根据术前影像学检查如CT、MRI及PET-CT等,初步确定病灶的GTR、治疗方式(单纯热消融或热消融联合瘤体内注药等)、设备选择及消融模式(如单针单点、单针多点、多针多点)等。不建议在门诊进行肺部肿瘤的消融手术。

2. 麻醉方式选择 根据患者的状况选择合适的麻醉方式,可以采用全身麻醉或局部麻醉进行消融手术。对于儿童、术中不能配合、预计手术时间长、肿瘤贴近壁层胸膜可能引起剧痛的患者,建议全身麻醉。

3. 体位及体表定位 根据病灶所在部位选择合适的体位,如平卧位、俯卧位、侧卧位,多发病灶术中是否改变体位,重点以患者舒适和稳定为宜,必要时采用束缚带或真空负压垫固定。肺部肿瘤穿刺点多选择较大肋间,避开较厚的肌肉层,以便于消融针方向的调整。女性患者必要时可用胶带固定乳房,以利于保持穿刺位点的相对固定。

4. 初步确定穿刺路径 穿刺路径是指从穿刺点到达病灶的穿刺通道,此距离称为"靶皮距"。靶皮距不宜过短以免损伤胸壁、不宜过长以免增加穿刺难度和并发症。穿刺路径尽量经过部分正常肺组织以减少对胸膜损伤。尽量避开较大血管(>3mm)及叶间裂以减少出血及气胸的风险。尽量沿心包、大血管及膈肌等重要脏器的切线方向进针,以减少对上述脏器的误穿。

5. 初步制订消融参数 结合不同消融设备厂商提供的消融参数(温度、功率、时间、循环等)、患者病灶的影像及生物学特征、医疗中心及手术医师积累的临床经验,来选择合适的消融参数(包括功率及时间等)。

二、操作步骤和注意事项

对于已经具备经皮穿刺热消融治疗肺部肿瘤适应证的患者,规范化实施操作的具体流程为(图5-2-1):术前计划(已前述)、穿刺靶区、消融靶组织、消融过程中监测、即刻疗效评价和术后处理。

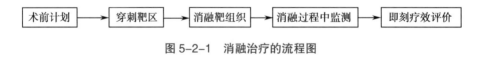

图5-2-1 消融治疗的流程图

(一)穿刺临床靶区

以术前CT扫描图像评估,麻醉后用热消融电极(天线、探针或光纤)按照术前计划的GTR,从体表定位点沿着穿刺路径逐层穿刺,到达预定的消融靶区。将患者以合适的体位

（俯卧位、侧卧位、仰卧位等）置于 CT 扫描床上，为保持患者体位稳固，可以采用束缚带或真空负压垫固定。术前患者进行呼吸训练，建议采用平静呼吸状态下屏气。将 CT 定位坐标尺纵向黏附在病灶所在区域的体表投影处，CT 扫描（建议 3~5mm 层厚扫描），见图 5-2-2A~C。

1. 确定 GTR　手术时 CT 扫描观察病灶的位置、大小、形态、与邻近器官的关系，最终确定 GTR。

2. 穿刺点体表定位　皮肤穿刺进针点，实际操作时为 CT 定位纵向与横向坐标尺交叉处。

3. 选择路径　路径需满足穿刺点到达病灶有适当的距离（靶皮距 >3cm），病灶与邻近器官清晰可辨，能穿刺到病灶的最大截面，无骨骼、大血管、气管或其他重要组织结构阻挡。分别测量进针角度以及皮肤穿刺点距离壁层胸膜和病灶的距离，必要时还需测量穿刺路径上距重要组织结构的距离。一般选取较大肋间隙进行操作，便于适当调整穿刺方向。

4. 穿刺　按照外科手术消毒范围、步骤和顺序对消融穿刺区域进行消毒，严格执行无菌操作技术规范。以 1%~2% 利多卡因（可联合布比卡因）局部逐层浸润麻醉，必要时行胸膜麻醉。麻醉满意后，可以将注射器针头留置于体表，行 CT 扫描，以其为标记初步观察、模拟消融穿刺进针角度。尖刀片在进针点处破皮，在 CT 扫描监视下，将消融针按预设的穿刺路径逐步穿刺到达靶病灶。建议采用三步法：①对于胸壁较厚者在消融针穿刺至壁层胸膜未进入肺组织前或对于胸壁较薄者在消融针穿刺入少许肺组织后，行 CT 扫描观察进针角度及穿刺路径上的重要组织结构；②消融针穿刺接近靶病灶时，行 CT 扫描观察：进针角度、与邻近重要组织结构的关系及穿刺路径上是否有出血或气胸等并发症发生；③消融针穿刺入靶病灶后，行 CT 扫描（必要时可行三维重建）确认消融针在靶病灶内的位置及与周围重要组织结构的关系。在穿刺过程中如出现大量咯血或大量气胸应及时处理。必要时可采用消融穿刺的辅助技术如人工液胸或人工气胸。

（二）消融靶组织

根据肿瘤的大小和部位可采用多种模式进行靶组织消融治疗。①单次单点：如直径 ≤ 3cm 者；②单次多点完成消融治疗，如直径 3.1~5cm 者；③多电极（多天线、多探针或光纤）单次多点或多次多点完成消融治疗，如直径 >5cm 者或姑息消融。消融参数：温度、功率、时间、循环等，根据不同的设备进行不同选择。

（三）消融过程中监测

在消融过程中要用 CT 扫描监测消融电极（天线、探针或光纤）是否脱靶、是否需要调整消融电极（天线、探针或光纤）、是否达到了预定消融范围（图 5-2-2 D、E）、是否有术中并发症（如出血、气胸）。热消融过程中，由于热消融对肿瘤周围肺组织的损伤，在肿瘤周围可出现不透明高密度区，称为磨玻璃样影（ground-glass opacity，GGO），当 GTR 周围的 GGO 大于消融前 GTR 边界并超出至少 5mm 时，消融电极（天线、探针或光纤）可以拔出，拔出消融电极（天线、探针或光纤）时要注意消融穿刺针道（针道消融要避免损伤胸膜及皮肤）。此时的靶组织定义为消融后靶区（post-ablation target zone，PTZ），如图 5-2-2F 所示。消融过程需要监测心率、血压和血氧饱和度，同时要观察患者的呼吸、疼痛、咳嗽、咯血等情况，必要时应对症处理。

（四）即刻疗效评价

消融过程结束时要再次 CT 扫描（范围要大，最好是全肺扫描）：①初步评价操作技术的成功情况；②观察消融边界（ablative margin）：如果要达到完全消融，PTZ 周围的 GGO 至少要大于消融前 GTR 边界 5mm,最好达到 10mm,如图 5-2-2G、H 所示。对于姑息消融根据临床实际情况不必达到完全消融所要求的标准,甚至不要求消融边界(如肿瘤侵犯肋骨或椎体引起的难治性疼痛);③同时观察是否有并发症的发生,如出现大量胸腔积血或积液、大量气胸等并发症应及时处理。

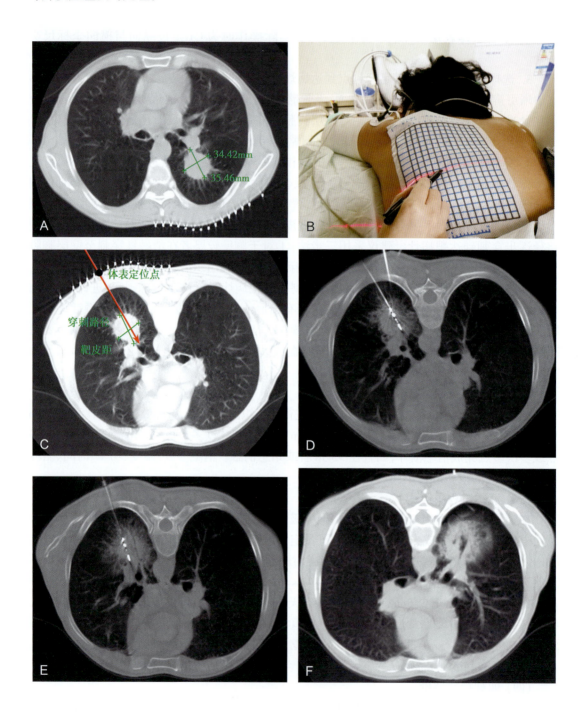

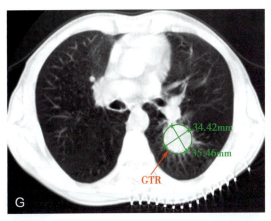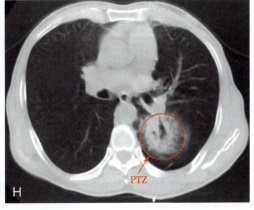

图 5-2-2　消融(微波)治疗的实战操作图

患者男性,63 岁,左肺下叶癌(鳞癌)。A.确定肿瘤 GTR;B. CT 引导下定位;C.穿刺点体表定位,选择路径;D.单次多点完成消融治疗,先消融肿瘤内侧;E. 调整微波天线后消融肿瘤外侧;F. 消融后即刻 PTZ(消融后周围的 GGO 大于消融前 GTR);G. 消融前 GTR;H.PTZ 周围的 GGO 范围为 4.5cm×4.7cm,大于消融前 GTR 边界 5mm

(五)术后监测及处理

拔出消融电极(天线、探针或光纤)后,如果患者血压、心率及血氧饱和度正常,无咯血、气促、胸闷、呼吸困难及其他症状,可以返回病房。术后建议监测生命体征,24~48h 后拍胸片或 CT 扫描,观察是否有并发症的发生,如出现大量胸腔积血或积液、大量气胸等并发症应及时处理。对于无症状性少量气胸或胸腔积液只需要观察。

三、随访及疗效评价

(一)随访

术后前 3 个月,每个月复查一次胸部增强 CT。以后每 3 个月复查胸部增强 CT 或 PET-CT 和肿瘤标志物,两年后每 6 个月复查一次,主要观察局部病灶是否完全消融、肺内有无新发病灶、肺外转移以及并发症等。胸部增强 CT 是目前评价消融效果的标准方法,有条件的可使用 PET-CT,PET-CT/ 增强 CT 两者相结合可以更准确地判断消融后的疗效。

(二)术后影像学表现及疗效评价

1. CT 疗效评价

(1)影像学表现:热消融后消融区周围出血、水肿、渗出、炎性细胞浸润,PTZ 显著大于原肿瘤的 GTR,而这种影像学表现将持续 3~6 个月,因此传统的实体肿瘤疗效评价标准(response evaluation criteria in solid tumors,RECIST)不适合用于肺肿瘤热消融后局部疗效的评价。消融后增强 CT 扫描显示的变化规律为:消融后 1~3 个月内病灶增大,3 个月后病灶保持稳定或逐渐缩小。①早期改变(1 周内):可分为三层,a. 第一层:病灶内可出现实性、蜂窝状或低密度泡影样改变(hypoattenuating bubbles);b. 第二层:围绕着消融肿瘤周边形成的 GGO,一般认为 GGO 应超出肿瘤边缘至少 5mm 可达到肿瘤完全消融;c. 第三层(外层):在 GGO 外有一层密度稍高于 GGO 的反应带。这种典型的影像学改变称为"帽徽"(cockade)征象或"煎蛋"(fried egg)征象,此征象在冷冻消融时即可出现,射频消融结束时可以出现,

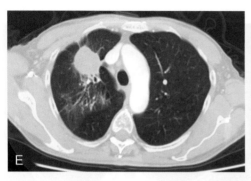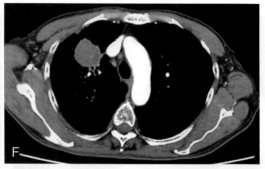

图 5-2-4　消融后 CT 影像学早中期改变

患者男性,63 岁,右肺上叶肺癌(腺癌)。A. 消融前定位像,右肺上叶病灶约 2.4cm × 2.5cm(消融前 GTR);B. 微波天线穿刺入病灶内进行消融;C. 消融后即刻,周围的 GGO 完全覆盖原病灶(PTZ 大于消融前 GTR);D. 消融后 48h(早期)在 GGO 外有一层密度稍高于 GGO 的反应带;E、F. 消融后 60d(中期),消融区可持续增大但 GGO 消失,消融区周边出现环绕清晰锐利的强化环,形成了典型的"蛋壳"(egg shell)征象,病灶内无强化

(2)局部疗效评估:以消融后 4~6 周时的病灶为基线判断疗效。①完全消融(出现下列表现任何一项):病灶消失;完全形成空洞;病灶纤维化,可为瘢痕;实性结节缩小或无变化或增大,但 CT 扫描无造影剂强化征象和 / 或 PET-CT 肿瘤无代谢活性;肺不张,肺不张内的病灶 CT 扫描无造影剂强化征象和 / 或 PET-CT 肿瘤无代谢活性;②不完全消融(出现下列表现任意一项):空洞形成不全,有部分实性,且 CT 扫描有造影剂强化和 / 或 PET-CT 肿瘤有代谢活性;部分纤维化,病灶部分纤维化仍存有部分实性成分,且实性部分 CT 扫描有造影剂强化和 / 或 PET-CT 肿瘤有代谢活性;实性结节,大小无变化或增大,且伴 CT 扫描造影剂有强化征象和 / 或 PET-CT 肿瘤有代谢活性;③局部进展(出现任何一项):a. 新增大 10mm,CT 上不规则或内部强化范围增大,PET-CT 上 FDG 摄取增大;b. 局部新发病灶,CT 上有新增强征象和 / 或 PET-CT 上新发的 FDG 高摄取。局部进展可以是不完全消融肿瘤残留发展的结果,可以是完全消融后局部复发的结果,也可以是完全消融后肿瘤原位转移的结果。

2. PET-CT　PET-CT 是目前判断消融后疗效最准确的手段之一,对于发现肿瘤残留、复发及远处转移是十分有益的。由于消融后的炎性反应,3 个月内行 PET-CT 检查发现局部肿瘤残留假阳性率较高,因此在这个阶段行 PET-CT 检查除能发现远处转移和新发病灶外,对于判断是否有局部残留和进展意义有限。

消融 3 个月后随着消融区域炎性反应的减轻或消退,PET-CT 能够比较客观地反映消融后肿瘤的代谢活性。如果 PET-CT 检查消融后的肿瘤无代谢活性,说明肿瘤达到了完全消融,如图 5-2-5 所示。如果 PET-CT 检查消融后的肿瘤有代谢活性或出现新代谢活性区域,说明肿瘤残留或进展,未达到完全消融或肿瘤进展,如图 5-2-6 所示。在 PET-CT 检查中有多种模式可体现出肿瘤的代谢活性,如点状、片状、结节状、环状等。消融后出现肺门或纵隔淋巴结肿大是转移还是炎性反应有时十分难以确定,如果在消融后 3 个月肿大的淋巴结无代谢活性或代谢活性较前明显减低,则说明为炎性反应,反之则为转移。

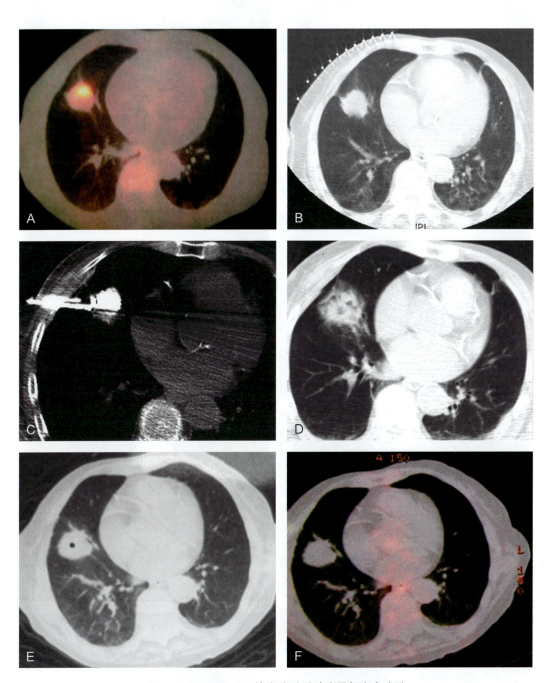

图 5-2-5 PET-CT 检查消融后肿瘤局部完全消融

患者女性,80 岁,右肺中叶肺癌(腺癌)。A. 右肺中叶病灶约 2.4cm×2.6cm,PET-CT 示右肺中叶病灶代谢活性明显,SUV 值 8.7;B. 右肺中叶病灶,消融前的定位像;C. 微波天线穿刺入病灶内进行消融;D. 消融后即刻,GGO 完全覆盖病灶,病灶内有空洞形成;E. 消融后 9 个月,病灶呈结节状,与消融前比较无明显缩小(约 2.5cm×2.7cm);F. 消融后 9 个月,PET-CT 示病灶无代谢活性,SUV 值 0.6,达到完全消融

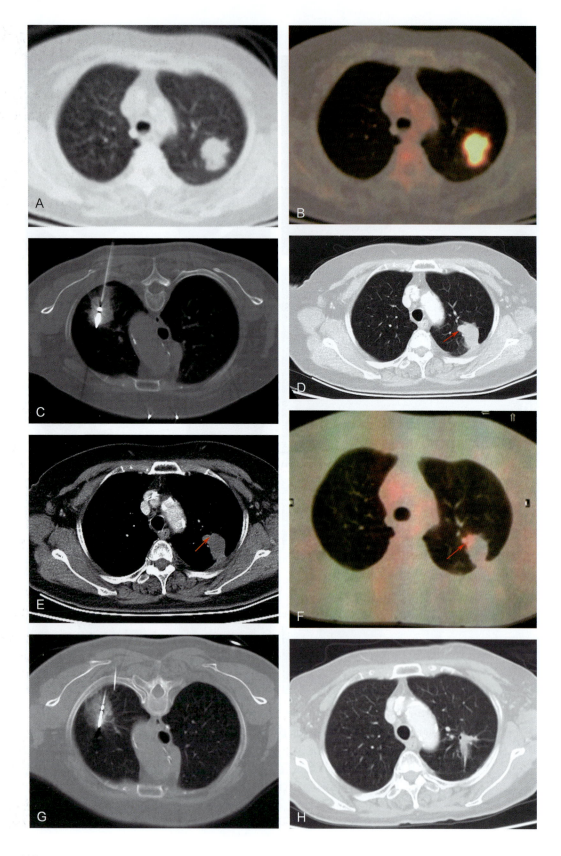

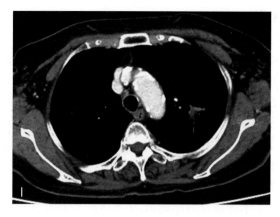

图 5-2-6 PET-CT 检查消融后肿瘤局部进展

患者女性,71 岁,左肺上叶肺癌(腺癌)。A. 左肺上叶病灶约 2.8cm×3.2cm;B. PET-CT 示左肺上叶病灶代谢活性明显,SUV 值 6.2;C. 微波天线穿刺入病灶内进行消融;D、E. 消融后 6 个月,在病灶的前内缘沿局部增大,强化明显(红箭),考虑病灶局部进展;F. 消融后 6 个月,PET-CT 示左肺上叶病灶前内侧局灶性代谢活性明显,SUV 值 4.6,明确了病灶局部进展(红箭);G. 微波天线穿刺入局部进展病灶内进行第二次消融;H、I. 第二次消融后 4 年,左肺上叶病灶缩小成为纤维瘢痕,病灶内无强化,达到完全消融

(三)临床疗效评估

在判断局部疗效的基础上,定期随访。技术成功和安全性评价至少随访 6 个月;初步临床疗效评价至少随访 1 年;中期临床疗效评价至少随访 3 年;长期临床疗效评价至少随访 5 年;对于惰性肺癌如"GGO 样肺腺癌"可能需要更长的随访时间。生存时间是最重要的临床疗效指标,要记录患者 1 年、2 年、3 年、5 年的生存情况。对于姑息消融的患者要观察患者生存质量的改善情况[生活质量量表(quality of life indices)],疼痛缓解情况(疼痛评分评估),药物用量等。

第三节 MRI 引导下肺部恶性肿瘤的热消融治疗

CT 是肺肿瘤消融治疗最主要的影像引导方式。目前国内外开展 MRI 引导下肺部肿瘤消融治疗较少,仍处于探索、起步阶段。MRI 无电离辐射、软组织分辨率高、任意方位成像、对温度变化敏感、术后疗效评价准确、容易鉴别肺癌伴阻塞性不张或炎症等优点,且 MRI 对于消融术后胸膜、胸壁软组织及邻近骨质、神经等损伤显示能力优于 CT 及超声,MRI 引导有望成为 CT 引导下肺肿瘤消融治疗的有效补充。伴随着 MRI 设备的普及、介入性 MRI 专用设备的研发、MRI 兼容性器械的不断发展及功能性 MRI 技术的日趋成熟,MRI 引导下肺部肿瘤热消融治疗的临床应用将会越来越广泛。

一、术前准备及治疗计划

(一)术前准备

1. 患者评估及影像学检查 认真复习病史、体格检查及近期的影像学资料来评估患者的热消融治疗适应证。所有患者术前 2 周内行肺部增强 CT 或 MRI 平扫 + 增强,明确肿瘤部位、大小、数目,了解肿瘤与邻近重要脏器、血管、气管的关系。完善相关检查(如骨 ECT、脑 MRI、PET-CT 等),明确肿瘤分期。

2. 实验室检查　术前常规行相关实验室检查,包括血常规、凝血功能、血型、肝肾功能、血糖、肿瘤标志物、肺功能及心电图等,排除消融禁忌证。

3. 病理检查　对于原发性肺癌,消融治疗前需行肺穿刺活检或纤维支气管镜检查以明确诊断。当转移性病灶表现不典型时,建议消融治疗前对病灶进行活检明确诊断。

4. 药品及监护设备准备　术前应准备麻醉、镇痛、镇咳、止血、扩血管、升压、降压等药物及抢救药品,配备 MRI 兼容性监护仪或简易的呼吸、心电门控设备。

5. 患者准备　患者及家属(被委托人)签署知情同意书。局麻患者术前禁食 4h,全麻患者术前 12h 禁食,4h 禁水。术前建立静脉通道,手术区域必要时备皮,术前可口服镇咳药。局麻患者术前 30min 常规肌注镇静和镇痛剂。进入 MRI 磁体间前移除患者身上所有金属物品。

6. 设备准备　消融设备主机放置在磁体间外或磁体间 0.5mT 线(5 高斯线)以外。确认消融针为 MRI 兼容性。连接好导线或延长电缆,调试好设备,然后断开电源。未行屏蔽处理的消融设备在磁体间内时,每次扫描必须关闭设备电源,否则会干扰磁场产生明显伪影,严重影响 MRI 成像。调校好导航设备。连接 MRI 兼容监护设备或呼吸、心电门控设备,监测患者生命征。应用合适的扫描线圈。

7. 患者术前训练　训练患者呼吸,嘱平静呼吸后屏气。利用呼吸门控装置观察患者屏气状态,判断屏气时相是否一致。选择快速扫描序列 $fs-T_2WI$(40~60s,层厚 5mm)行全肺扫描。选择 $3D-T_1WI$(10~15s,层厚 3mm)序列后行靶区域屏气扫描。

(二) 治疗计划

术前治疗计划是保证消融是否成功的关键。

1. 确定肿瘤病变空间区域　确定肿瘤的位置、大小、数目、形态及与邻近组织的关系(GTR)。肺肿瘤 T_2WI 上多呈稍高信号,T_1WI 上多呈等信号(与胸壁肌肉比较),DWI 上呈高信号。

2. 选择合适的体位　根据术前扫描图像评估,选择合适的体位(仰卧、侧卧或俯卧位),嘱患者保持体位不动,必要时可使用真空垫固定体位。

3. 确定穿刺点、体表定位　确定穿刺点体表定位和选择合适的穿刺路径。根据扫描 MRI 图像初步制订穿刺计划①穿刺点体表定位:经皮穿刺通过预估路径到达病灶的皮肤进针点,以色笔标记;②穿刺路径选择:路径需尽量满足穿刺点到达病灶需经过部分正常肺实质,能穿刺到病灶的最大截面,无骨骼、大气管、血管及其他重要组织结构阻挡;③分别测量进针角度以及深度,必要时还需测量穿刺路径上距重要组织结构的距离;④一般选取较大肋间隙进行操作,便于适当调整穿刺角度;⑤必要时可采用消融的辅助技术如人工气胸或人工胸水等。

4. 消融参数　初步制订消融参数。

二、操作步骤和注意事项

对于封闭式磁体,受磁体孔径限制,根据术前预估穿刺入路,尽量让患者身体移向穿刺对侧,增加穿刺侧空间以便有利于进针。患者粘贴体表标记物(如鱼肝油、鱼肝油矩阵或 MRI 专用定位器),体表覆盖扫描线圈。射频消融治疗患者双侧大腿粘贴皮肤电极备用(双极针除外）。对于已经具备经皮穿刺热消融治疗肺部肿瘤适应证的患者,MRI 引导下的规范化实施操作的具体流程与 CT 引导下大致相同,但是 MRI 引导下的操作有一定的特点。

（一）操作步骤

1. 穿刺　术前常规消毒、套线圈无菌罩、铺巾、局麻(部分特殊患者可行全身麻醉),尖刀片于穿刺点处做一皮肤小切口,进针时嘱患者屏气,可通过呼吸门控辅助判断患者屏气状态是否与扫描时一致。有条件者可使用光学导航技术模拟穿刺入路,利用 MRI 透视功能实时监控进针的过程。消融针在 MRI 各序列上均呈低信号。穿刺过程中多次扫描以确保进针方向正确,扫描方向可采取与消融针平行的斜冠状、斜矢状或斜横轴位,以显示消融针全长。微波及冷冻需要多针联合消融时,需控制好针与针之间的距离,尽量平行进针。

2. 确定消融针位置和消融穿刺到位　穿刺入靶病灶后,再次行 fs-T_2WI 及 3D-T_1WI 扫描确认针尖或子电极与靶病灶及周围重要组织结构的关系。确认布针合适后,连接消融针与消融主机,根据不同设备所使用的消融参数(温度、功率、时间等)进行消融治疗。

3. 消融术中监控及调整　目前部分 MRI 兼容性微波消融系统经过屏蔽、扼流等处理后,采用 fs-T_2WI(30~50s,层厚 5mm)行消融术中准实时动态扫描监控消融灶的 MRI 信号变化、消融范围及消融电极是否脱靶,避免过度消融,尤其适用于病灶邻近胸膜、较大气管及肺门大血管等重要器官。消融术中准实时动态扫描 fs-T_2WI 表现为低信号的热凝固性坏死区范围随时间进展逐渐从中央向外周扩大并覆盖高信号原病灶区,周边充血水肿的肺组织呈环样高信号(图 5-3-1)。MRI 在监控冷冻消融中冰球形成方面具有较大的优势,冰球在 T_1WI 及 T_2WI 序列上均呈明显低信号,周边冷冻损伤的肺组织渗出呈高信号,与正常组织分界清晰;MRI 还可进行无创测温,术中监测温度变化。

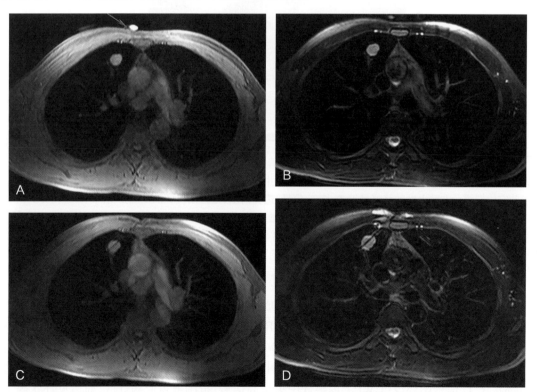

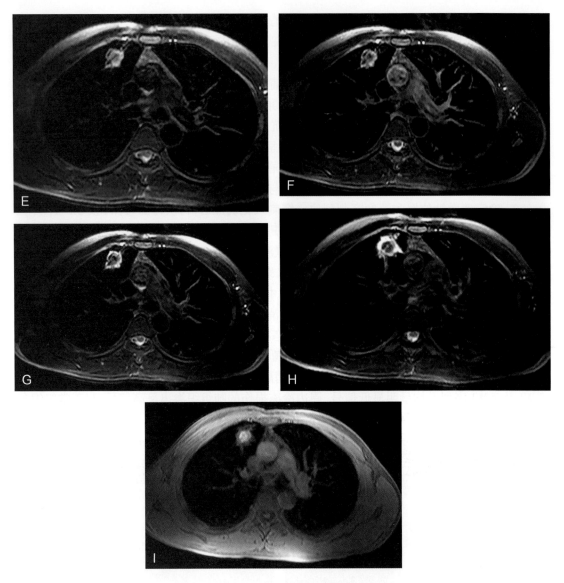

图 5-3-1　MRI 引导下肺转移瘤微波消融

患者男性,34 岁,肝癌综合治疗后右肺转移,行 MRI 引导下右上肺转移癌微波消融术。A、B. 患者取仰卧位,术前定位扫描示右肺上叶转移癌呈等 T_1 长 T_2 信号,边界清晰,定位用鱼肝油呈短 T_1 信号(A 红箭);C、D. 微波天线呈低信号,MRI 引导下微波天线逐步进针穿透病灶,启动消融;E~H. 行微波消融术中 fsT_2WI 准实时动态扫描监控消融范围,见低信号的热凝固性坏死区范围随时间进展逐渐从中央向外周扩大并覆盖原高信号病灶区,周边可见长 T_2 热损伤反应带;I. 消融后 T_1WI 扫描清楚显示消融灶中央呈高信号并覆盖原低信号病灶区,周边见等 T_1 热损伤反应带环绕,提示消融完全

　　4. 消融观察及即刻疗效判断　消融完成后,行针道消融、拔针。术后行全肺 $fs-T_2WI$ 扫描观察即刻疗效和是否有即刻并发症。MRI 引导肺肿瘤消融术后即刻疗效评价:消融灶完全覆盖原病灶,范围超出病灶边缘 0.5~1.0cm 考虑完全消融。如病灶残留,则补充消融。①完全消融术后即刻表现为:T_2WI 上消融灶中央呈低信号,范围覆盖原高信号病灶区,周边见环状长 T_2 信号影环绕;T_1WI 上消融灶中央呈高信号,范围覆盖原病灶区,周边见环状等 T_1

信号影环绕,周边等 T_1 长 T_2 热损伤反应带超出原病灶 0.5~1.0cm,DWI 上信号明显减低,考虑肿瘤完全消融(图 5-3-2)。②不完全消融术后表现:消融灶未完全覆盖原病灶,残留灶在 T_1WI 上呈等信号,T_2WI 及 DWI 序列上仍呈高信号。消融术后常规 MRI 平扫即可较准确判断疗效,一般不需行即刻 MRI 增强扫描。在消融后如出现大量气胸、大量胸腔积血或积液等并发症应及时处理。

(二)注意事项

1. 消融针尖的显示　由于肺内气体及消融针 MRI 各序列均表现为低信号,穿刺过程中有时会影响消融针尖的显示,需注意监测穿刺深度,尽量采取与大血管平行进针路线。

2. 消融　设备运行时对磁场干扰未做屏蔽处理的消融设备运行时干扰磁场,不能在消融的同时进行术中监测 MRI 扫描。

3. 消融参数　过长的电缆可导致较明显的能量损耗,需适当提高消融参数。

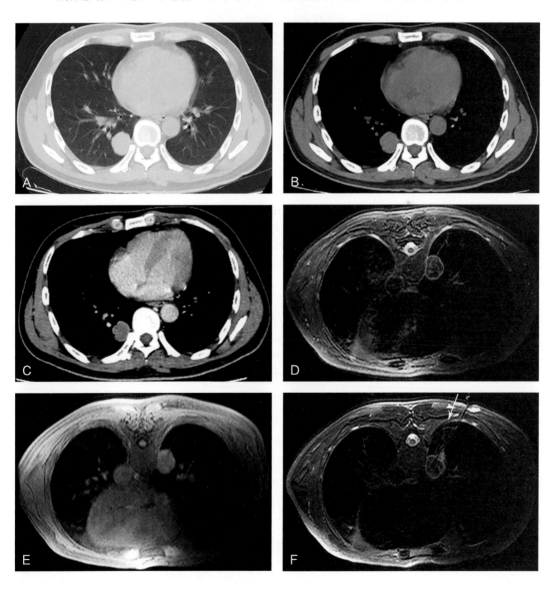

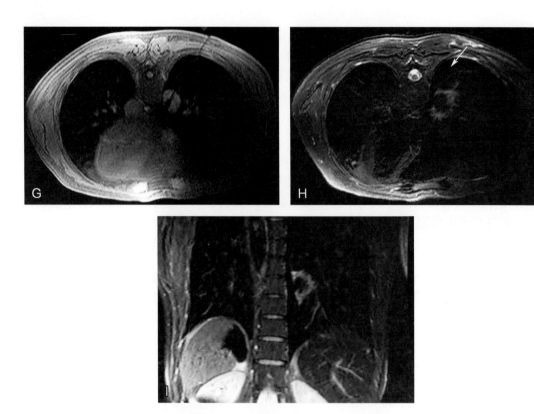

图 5-3-2　MRI 引导下右下肺转移癌微波消融术

患者男性,48 岁,直肠癌术后右下肺转移,行 MRI 引导下右下肺转移癌微波消融术。A~C. 术前胸部 CT 平扫 + 增强示右肺下叶转移癌,直径约 2.4cm,增强扫描呈环形强化;D、E. 患者取俯卧位,术前定位扫描示右肺下叶转移癌呈等 T_1 短 T_2 信号,周边见环状稍长 T_2 信号,边界清晰,微波天线呈低信号;F、G.MRI 引导下微波天线逐步进针达病灶远端,fsT_2WI 扫描右侧胸腔可见少量气胸(图 F 白箭);H、I. 消融后轴位及冠状位 fsT_2WI 上消融灶中央仍呈短 T_2 信号,周边见环状高信号热损伤反应带完全包绕,提示完全消融,右侧气胸显示清楚,范围较前稍增多(图 H,白箭)

三、疗效评价

(一)局部疗效

1. MRI 影像学疗效评估　①早期改变(1 周内):MRI T_2WI 上消融灶中央呈低信号,有时信号不均匀,周边见环状长 T_2 热损伤反应带环绕,边缘模糊。T_1WI 上消融灶中央呈不均匀高信号,周边见环状等 T_1 热损伤反应带环绕,边缘模糊。周边等 T_1 长 T_2 热损伤反应带超出原病灶 0.5~1.0cm 考虑完全消融,MRI 增强扫描提示消融灶中央无强化,周边见薄环状强化。DWI 上中央呈低信号,周边可见环状稍高信号。随时间进展,消融区范围逐渐扩大。邻近的胸膜或胸壁软组织热损伤呈片状长 T_2 信号改变。胸腔积液多呈长 T_1 长 T_2 信号。②中期(1 周 ~3 个月内):消融灶范围可继续扩大,部分病灶内可见长 T_1 短 T_2 空洞形成,T_2WI 上消融灶中央呈不均匀低信号,周边仍见环状长 T_2 热损伤反应带。T_1WI 上消融灶中央呈不均匀高信号,周边仍见环状等 T_1 热损伤反应带,周边反应带边界较前清楚。MRI 增强扫描提示消融灶中央无强化,周边见薄环状强化;DWI 上中央呈不均匀低信号,周边可见环状稍高信号。

③后期(3个月后):消融灶范围保持稳定或逐渐缩小,病灶表现多种多样,出现缩小纤维化、空洞、结节、肺不张、消失、增大等。大多数病灶 MRI T_2WI 上消融灶中央仍呈不均匀低信号,T_1WI 上消融灶中央信号减低呈等或略高信号,周边反应带基本吸收,MRI 增强扫描提示消融灶无强化,周边伴或不伴有薄环状强化(图 5-3-3)。随时间延长,病灶范围逐渐缩小(图 5-3-4)。

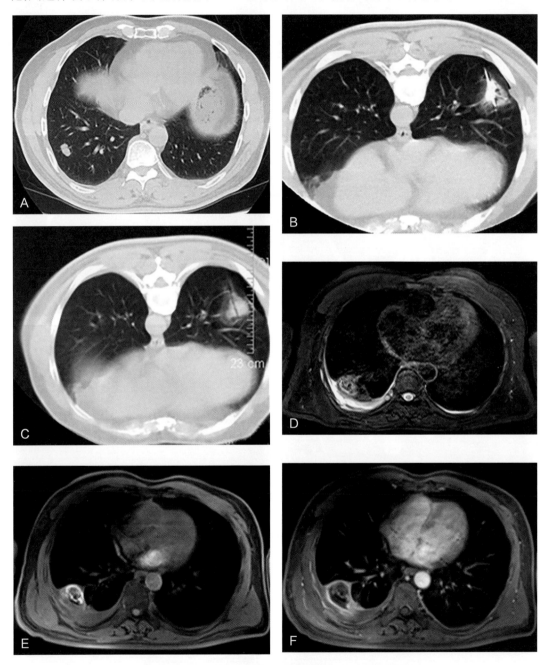

图 5-3-3　右肺下转移瘤射频消融后 MRI 疗效评价

患者男性,67 岁,肝癌术后肺转移。A. 胸部 CT 平扫示右肺下叶转移瘤(2.0cm);B. 射频电极穿透病灶;C. 术后 CT 扫描示病灶密度增高,周边见 GGO 包绕;D、E. 消融术后 4 个月 MRI 扫描:消融灶呈不均匀短 T_1 稍长 T_2 信号,境界尚清,右侧胸腔见少量积液;F. 增强扫描消融灶中央无强化,周边呈均匀的薄环状强化,提示肿瘤完全消融

（二）长期随访

随访时间及远期疗效评价与 CT 引导下肺肿瘤消融一致。

第四节　特殊部位肺部恶性肿瘤的热消融治疗和技巧

特殊部位肺恶性肿瘤的消融，主要指肺内肿瘤与重要脏器或者重要结构紧邻的病灶，如紧邻心包的病变或者胸膜下病灶。这些特殊部位肺肿瘤，消融过程不能像常规病灶一样处理，容易产生不完全消融。需要掌握一定的技巧，才能达到完全消融的效果。

一、胸膜下肿瘤

胸膜下病变，虽然都是肺外周的病变，对穿刺活检而言可能相对容易一些，因为病灶进针路径相对较短。对消融治疗来说，是选用射频消融、微波消融，还是冷冻消融，不同的手段，穿刺路径的选择可能不同。胸膜下病变因为紧邻壁层胸膜，而壁层胸膜神经丰富，消融过程中的热量，极易刺激壁层胸膜产生疼痛（冷冻消融不明显）。同时部分胸膜紧贴胸壁软组织，消融的热场有可能进一步扩散甚至损伤到胸壁软组织。部分患者在治疗过程中不能耐受疼痛，可能使消融手术不能完成，从而导致病灶消融不完全。

（一）穿刺入路选择

根据靶病灶的大小，选择合适大小射频电极，特别是伞形射频电极，展开子电极在抓取病灶时要考虑子电极是否延及胸膜外或胸壁。因射频电极的热场稳定性较好，热场大小变化不大，穿刺路径可以选用最短距离的皮肤穿刺点进行进针（图 5-4-1）。

如果考虑到热场对胸膜的损伤太大，特别是胸膜下大病灶担心胸膜瘘的发生，可以选择通过较多正常肺组织对靶病灶进行穿刺布针，路径可以"舍近求远"（图 5-4-2）。当然由于射频电极针尾较重，在穿刺过程中由于重力的作用，可能造成射频针移位或组织扭曲，此时有必要考虑患者体位，选择有利于射频电极稳定的入路进行穿刺。

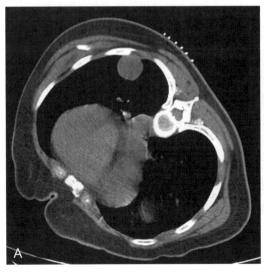
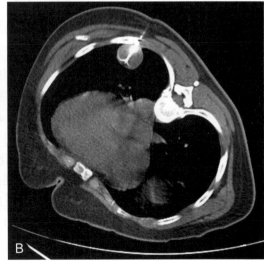

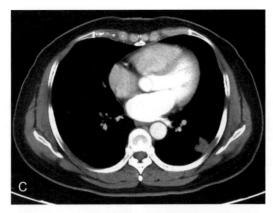

图 5-4-1　胸膜下病灶射频消融最短距离进针图

患者女性,68 岁,左下肺腺癌,病灶位于胸膜下,消融体位采用右侧卧位,射频电极入路选择路径最短距离进针,直接穿刺肿瘤,伞形射频电极将肿瘤完全包裹。A.消融前,采用栅栏条体表定位;B.伞形射频电极展开后,子电极从病灶表面包绕瘤体;C.射频治疗术后 30 个月复查增强 CT 扫描,原病灶无强化区,考虑为瘢痕组织

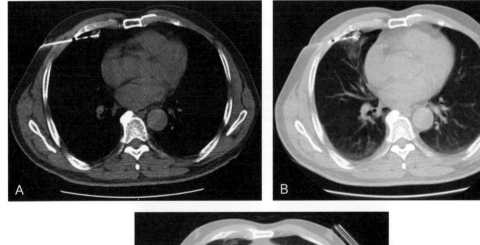

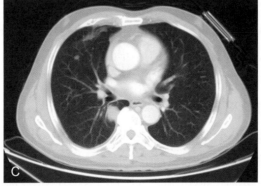

图 5-4-2　胸膜下病灶射频消融"舍近求远"进针图

患者男性,49 岁,右肺中叶胸膜下转移瘤(右下肢平滑肌肉瘤术后)。A.病灶位于前肋后方,采用最短穿刺路径难以实施,射频电极从同层肋间平行肋骨布针,子电极展开包绕肿瘤;B.病灶消融结束即刻 CT 扫描,病灶周围肺呈 GGO 样改变;C.射频后 24 个月 CT 复查,病灶局部呈条索纤维化改变

微波天线的热场分布一般与针的长轴一致。在对胸膜下病灶,特别是胸膜下小病灶进行消融时,考虑到针尾的热场容易损伤胸膜及胸壁软组织,通常不直接穿刺靶病灶,而是选择增加路径长度的入路进行穿刺布针(图 5-4-3)。冷冻针的热场与微波天线有类似之处,因此冷冻探针布针与微波天线原则一致。

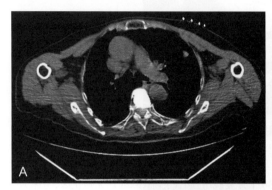
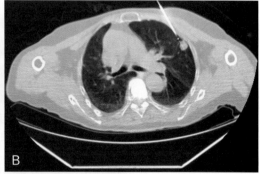
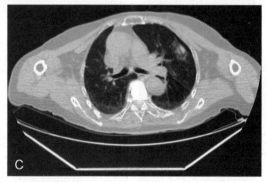

图 5-4-3　胸膜下病灶微波消融"舍近求远"进针图

患者女性,72 岁,左肺低分化腺癌,手术计划采用微波消融治疗。A. 左上肺胸膜下小病灶;B. 微波天线没有直接垂直于胸膜进针,而是采用通过部分正常肺组织穿刺到病灶;C. 微波消融治疗后即刻 CT 扫描,病灶周围 GGO 形成

(二)消融方式

胸膜下病灶选择冷冻消融可以减少疼痛,射频消融和微波消融可能引起较严重的疼痛,尤其是射频消融。另外,微波消融对胸壁的损伤可能比冷冻消融和射频消融要严重,有时可造成肋骨骨折。

二、心包或大血管旁肿瘤

胸腔中央部分有心脏和大血管(包括胸主动脉,肺动脉等),紧邻这些结构的病灶进行消融时,"热沉降效应"是难以避免的,病灶有时很难消融彻底。另外,由于病灶在心包或大血管附近有可能出现危及生命的并发症,以前将邻近心脏或大血管的病灶消融治疗视为相对禁忌。近年来,随着消融实践经验的积累和消融设备的发展,心包、大血管周围的肿瘤消融已有许多报道。

(一)穿刺入路选择

穿刺入路在充分考虑疗效和这些结构的损伤导致的并发症的同时,对消融针布针提出了要求,穿刺路径的选择,一般要求穿刺入路的方向与心包,大血管的切线平行进针(图

5-4-4、图 5-4-5),尽可能避免消融针进针方向与心脏、大血管交叉,消融针距离心脏或大血管要求间隔 ≥ 1cm,但是距大血管较远有可能消融不全。因为 CT 引导下的操作是非实时引导,不能如超声那样实时观察到消融针和血管的关系。有时即便靶病灶与心脏有 1cm 以上的距离,如果选择交叉方向穿刺进针,由于消融针相对较粗,可能会将靶病灶向前推移、挤压,使靶病灶进一步向心脏贴近,穿刺到病灶后方的心脏风险极高。选择与危险结构和脏器平行的进针原则也是规避风险的要则。

(二)消融方式

消融方式的选择,一般来说,微波天线及冷冻探针类似于射频的单极针,对心脏及大血管周围的病灶穿刺有一定的优势,冷冻探针在消融过程形成的"冰球"边界清晰,易于监测,可用于邻近重要脏器的肺部肿瘤。而射频伞形电极,在打开子电极的过程中,需要经多次 CT 扫描后,逐步展开,防止一步到位展开后,部分射频电极损伤心包或大血管。

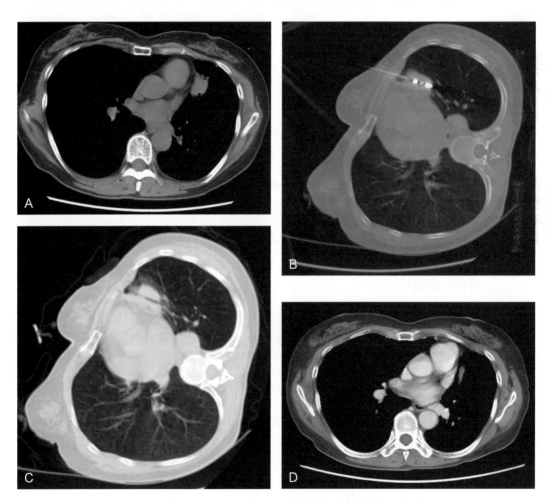

图 5-4-4　靠近心包病灶微波消融"切线平行"进针图

患者女性,62 岁,左肺腺癌术后两年,左心包旁穿刺病理为腺癌。A. 病灶位于左侧心包旁,位于乳腺后方,仰卧位穿刺入路上有乳腺遮挡;B. 患者采用右侧卧位后,乳腺向内侧移位,微波天线避开了乳腺组织的损伤,入路与心包切线位平行进针;C. 微波消融结束后,病灶周围 GGO 覆盖病灶区域 5mm 以上,提示完全消融;D. 微波消融术后 14 个月复查,CT 增强示病灶无强化,呈纤维条索状改变

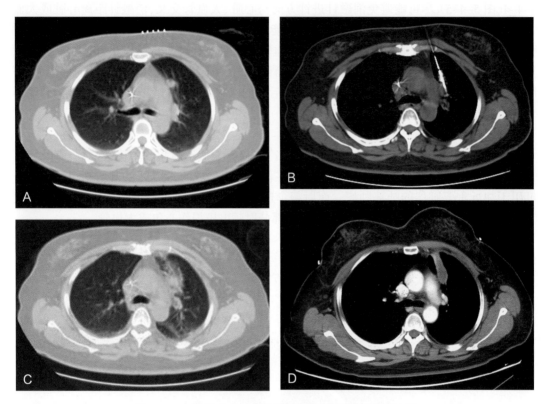

图 5-4-5　靠近大血管病灶微波消融"切线平行"进针图

患者女性,67 岁,左肺腺癌。A. 病灶位于主肺动脉旁;B. 患者采用仰卧位后,从胸骨旁胸骨旁进针,射频电极入路与肺动脉平行进针;C. 射频消融结束即刻扫描,病灶周围 GGO 覆盖病灶区域 5mm 以上,提示完全消融;D. 微波消融术后 6 个月复查,CT 增强病灶呈无强化改变

三、中央型病灶

中央型肺癌位于肺门部位,内含大血管的主要分支和支气管,"热沉降效应"导致不完全消融可能性较大。此外,试图消融靠近中央气道的肿瘤,容易引发气道狭窄、塌陷形成远端肺不张,也可能导致大血管热损伤。因此中央型肺癌不是完全消融的理想适应证。

(一)穿刺入路

肺门由支气管和肺动脉、肺静脉构成,呈放射状向外走行,分支进入肺叶、肺段和亚段。肺段在形态上、功能上都是一个独立的单位。而对中央型病变来说,肺门结构的放射状分布的特点,为我们提供了穿刺通过无血管、支气管分布的区域(图 5-4-6)。通过这个区域的穿刺路径,可以大大降低发生严重致命性出血的风险,穿刺路径尽量选择肺纹理稀疏区路径的依据。穿刺路径与肺大血管平行,可以减少消融针或穿刺针对肺血管的横断损伤,减少出血的发生。而术前的胸部 CT 增强扫描是了解肿瘤与血管关系的影像依据,特别是肺门部血管走行复杂,中央型病灶消融治疗时 CT 增强扫描是不可缺少的检查项目。

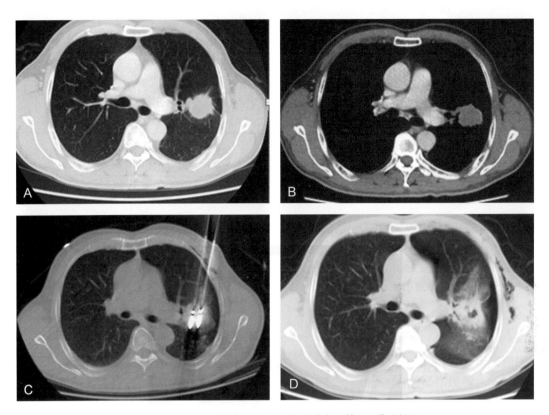

图 5-4-6 中心型病灶微波消融与"肺大血管平行"进针图

患者男性,62 岁,左肺鳞癌。A、B. 微波消融前 CT 片,肿瘤约 3.2cm×3.0cm。入路选择血管较少的肺外侧
带进针;C. 两根微波天线插入到病灶中进行消融;D. 微波消融结束时即刻扫描,病灶完全为 GGO 覆盖

(二) 消融方式

消融方式的选择,冷冻探针在消融过程冷冻消融形成的"冰球"边界清晰,易于监测,可用于肺门部或中央型肿瘤。微波天线和射频的单极针也可以应用。而射频伞形电极,在展开后,部分射频子电极可能损伤大血管及气管,应尽量避免使用。

四、膈顶的病灶

(一) 穿刺入路

受呼吸运动的影响,膈面附近的病灶很难准确定位。在全身麻醉下进行手术可以暂停呼吸,提高放置针的准确性。在非呼吸暂停的情况下,特别是位于肋膈角内的病灶,随呼吸的变化较大,同时肋膈角内肺组织的空间大小也随呼吸变化。有时可以通过变换患者的体位得到改善(图 5-4-7、图 5-4-8)。如位于后肋膈角内病灶,俯卧位可以打开后肋膈角的空间,利于穿刺消融针的布针。或者患侧在上的侧卧位,由于胸廓展开自如有利于呼吸,后肋膈角空间也可能大于对侧,有利于消融针的入路穿刺。

(二) 消融方式

射频、微波、冷冻和激光均可采用。

组织前或对于胸壁较薄者在消融针穿刺入少许肺组织后,行CT扫描观察进针角度及穿刺路径上的重要组织结构;②消融针穿刺接近靶病灶时,行CT扫描观察:进针角度、与邻近重要组织结构的关系及穿刺路径上是否有出血或气胸等并发症发生;③消融针穿刺入靶病灶后,行CT扫描(必要时可行三维重建)确认消融针在靶病灶内的位置及与周围重要组织结构的关系。在穿刺消融过程中如出现大量咯血或大量气胸应及时处理。

(五)选择消融参数

根据不同的设备所使用的消融参数(温度、功率、时间、循环等)进行消融治疗,在消融过程中应用CT扫描监测消融针是否脱靶、是否需要调整消融针的深度和角度、是否达到了预定消融范围、是否出现术中并发症(如出血、气胸等)。

(六)行针道消融

消融结束后,行针道消融并拔出消融针。针道消融要避免损伤胸膜及皮肤。

(七)术后CT扫描观察

术后要全肺CT扫描观察是否有即刻并发症及初步判断疗效。在消融后如出现大量胸腔积血或积液、大量气胸等并发症应及时处理。

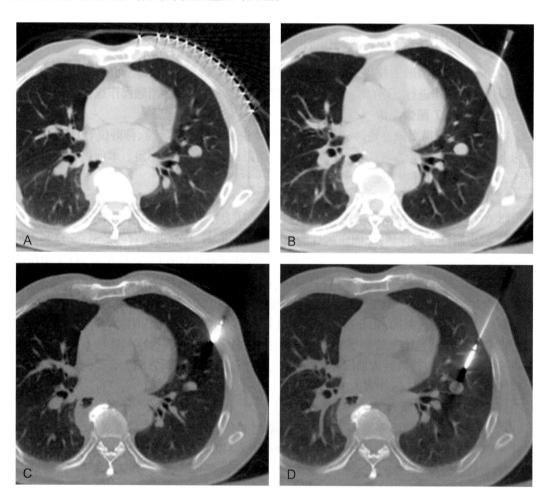

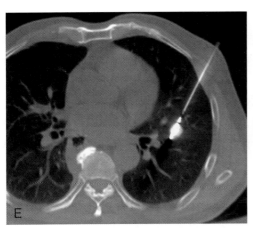 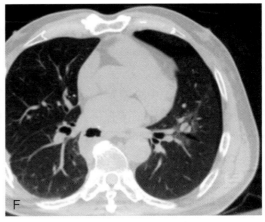

图 5-4-9　消融针穿刺三步法图

患者男性,66 岁,食管癌术后两年,单发转移瘤。A. 左肺上叶 1.5cm×1.6cm 的单发转移瘤,微波消融前定位像,初步确定 GTR;B. 局麻后将注射器针头留置与体表,行 CT 扫描,以其为标记初步观察、模拟消融穿刺进针角度;C. 消融针穿刺至壁层胸膜未进入肺组织前(第一步)行 CT 扫描,观察进针角度及穿刺路径上的重要组织结构;D. 消融针穿刺接近靶病灶时(第二步),行 CT 扫描观察:进针角度、与邻近重要组织结构的关系及穿刺路径上是否有出血或气胸等并发症发生;E. 消融针穿刺入靶病灶(第三步),行 CT 扫描,确认消融针在靶病灶内的位置及与周围重要组织结构的关系;F. 消融后即刻,消融后的 GGO(PTZ)完全覆盖病灶(GTR)

第五节　肺部肿瘤热消融治疗的辅助技术

消融过程中在靶组织与非靶组织之间注入液体或气体以分离靶组织与非靶组织,这样对于保护重要的非靶组织(如胸膜、心包、纵隔等)和减轻消融过程中的疼痛是十分有益的,这些技术主要包括人工液胸或人工气胸。另外,随着计算机技术的发展出现了许多导航技术在此也简单介绍。

一、人工气胸

(一)目的和原理

人工气胸的历史已经超过百年,最早被应用于治疗肺结核。由于有效抗结核药物的广泛应用以及外科手术疗法的开展,人工气胸治疗肺结核已很少使用。随着胸腔镜技术的成熟与广泛应用,人工气胸作为一种辅助技术可以帮助暴露手术视野,压缩正常肺组织,减少胸膜损伤,越来越多地应用于胸腔镜下的食管、肺、胸腺以及纵隔病变的治疗,肺部的穿刺活检与肿瘤消融等微创诊疗措施同样需要人工气胸技术的辅助。人工气胸是用针管将空气注入胸膜腔,造成"人工"气胸的一种穿刺技术操作。该方法是利用胸膜腔的空气压力使肺脏萎缩,人工气胸技术可以帮助介入医师更好的选择穿刺点、暴露肿瘤组织、减少并发症的发生(如部分患者肿瘤靠近胸膜及膈面,穿刺点的不当选择及消融治疗容易导致疼痛、胸膜及胸壁损伤等并发症)。

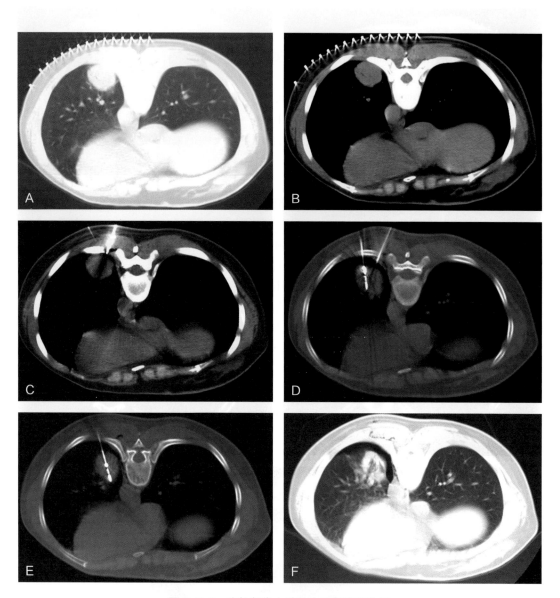

图 5-5-2 病灶紧靠心脏处人工气胸操作图

患者男性,62 岁,左肺腺癌。A、B. 消融前,肿瘤 3.2cm × 2.5cm;C. Chiba 针(18G)穿刺入脏层和壁层胸膜之间,注入过滤气体 200ml,造成了 10mm 的人工气胸;D、E. 插入两根微波天线进行消融;F. 消融后即刻,肿瘤内出现不规则空洞,周围 GGO 覆盖肿瘤

　　已经有研究表明人工气胸技术在减轻肺肿瘤 MWA 术中疼痛的有效性。实际上人工气胸还可以应用在肺门、纵隔肿块穿刺活检时及近膈顶部肝癌热消融时对肺组织的保护。不同研究者在实施人工气胸时使用的穿刺针及穿刺方法略有差别。人工气胸作为一种肺部消融的辅助技术可以降低手术难度及风险,减少并发症,降低术中及术后疼痛。

二、人工液胸

(一) 目的和原理

人工液胸作为一种辅助技术可以帮助暴露手术视野,减少并发症;是一种通过向胸腔内或胸腔与胸壁肌肉之间或胸腔与重要解剖结构之间注射液体(生理盐水、造影剂等),将消融靶病灶与消融热量可能波及损伤的正常解剖结构隔离开的保护技术。人工液胸技术可以帮助介入医师更好地选择穿刺点、暴露肿瘤组织、减少并发症的发生。通常适用于纵隔、心脏旁、脊柱旁的肺内肿瘤。

(二) 适应证及禁忌证

1. 适应证 ①位于靠近纵隔、心脏旁、脊柱旁的肺内肿瘤,明确诊断或行消融治疗;②用于判断病变是否与纵隔、心脏、脊柱粘连。

2. 禁忌证 ①中央型肺癌;②胸膜粘连;③一般情况差,心肺功能较差,低容量患者。

(三) 操作及方法

1. 术前准备 术前行血常规、血生化、胸部、腹盆腔 CT 检查,确定患者有治疗适应证,并排除无基础疾病如严重心脏病、高血压等禁忌证,术前 6h 常规禁食、水。

2. 患者体位 人工液胸术患者取仰卧位、俯卧位或侧卧位,先接受胸部 CT 横断面连续扫描。根据 CT 扫描图像,标记穿刺点,测量自穿刺点皮肤至壁层胸膜或肿瘤的垂直距离,在穿刺点处给予 1% 利多卡因局麻至胸膜,使用 18G Chiba 穿刺针进行穿刺,穿刺到预定位置时,缓慢注入生理盐水(或 0.1% 利多卡因)10~15ml,然后每注入 10~15ml 生理盐水(或 0.1% 利多卡因)行 CT 扫描,当重要解剖结构与病灶之间有"安全"的水隔离距离时停止继续注入生理盐水(或 0.1% 利多卡因),水隔离"安全"距离视穿刺情况而定,一般距离为重要解剖结构与病灶之间 ≥ 1 cm(图 5-5-3、图 5-5-4)。

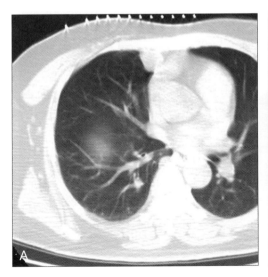
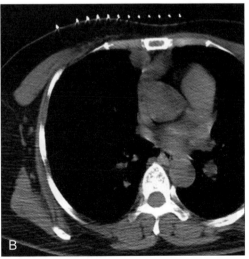

in 153 patients.Radiology,2007,243(1):268-275.

[22] Shigehiro Morikawa,Toshiro Inubushi,Yoshimasa Kurumi et al.MR-guided microwave thermocoagulation therapy of liver tumors:Initial clinical experiences using a 0.5 T open MR system.Journal of magnetic resonance imaging,2002,16(5):576-583.

[23] 林征宇,张涛,胡建平,等.1.5 T MR 导向下肝脏恶性肿瘤射频消融治疗技术初探,中华放射学杂志,2010,44(12):1304-1307.

[24] Chen J,Lin Z Y,Wu Z B,et al.Magnetic resonance imaging evaluation after radiofrequency ablation for malignant lung tumors.Journal of Cancer Research&Therapeutics,2017,13(4):669-675.

[25] Vyfhuis MAL,Mohindra P,Simone CB 2nd.Stereotactic Body Radiation Therapy versus Thermal Ablation for Early Stage Non-Small Cell Lung Cancer.Radiology,2019 Feb,290(2):574-575.

[26] Hartley-Blossom ZJ,Healey TT.Percutaneous Thermal Ablation for Lung Cancer:An Update.Surg Technol Int,2018,20 ;34.

[27] Hiraki T,Gobara H,ShibamotoK,et al.Technique for creation of artificial pneumothorax for pain relief during radiofrequeney ablation of peripheral lung tumors:report of seven cases.JVascIntervRadiol,2011,22 :503-506.

[28] A.Molly Roy,MBBS,MRCS,Clare Bent,et al.Radiofrequency Ablation of Lung Lesions:Practical Applications and Tips.Curr Probl Diagn Radiol,2009 :44-52.

[29] Luwen Mu,Tao Pana,Ning Lyu,et al.CT-guided percutaneous radiofrequency ablation for lung neoplasms adjacent to the pericardium.Lung Cancer,2018,122 :25-31.

[30] G Carrafiello,M Mangini,I De Bernardi,et al.Microwave ablation therapy for treating primary and secondary lung tumours:technical note.Radiol med,2010,115 :962-974.

[31] Edward W,Lee Æ Robert D.SuhÆ Michelle R.Zeidler,et al.Radiofrequency Ablation of Subpleural Lung Malignancy:Reduced Pain Using an Artificially Created Pneumothorax.Cardiovasc Intervent Radiol,2009,32 :833-836.

[32] 侯晓玮,张元信,庄兴俊,等.人工气胸联合肋间神经阻滞用于减轻近胸膜肺肿瘤微波消融术疼痛的疗效分析.介入放射学杂志,2017,26 :269-273.

[33] 王忠敏,陈志瑾,李麟荪.CT 四维电磁导航在肿瘤微创介入治疗中的应用.介入放射学杂志,2014,23 ;93-95.

第六章

并发症预防及处理

第一节　肺部肿瘤热消融并发症概述

一、并发症的定义

并发症(complication)包括两层含义:一种疾病在发展过程中引起另一种疾病或症状的发生,后者即为前者的并发症,如消化性溃疡可能有幽门梗阻、胃穿孔或大出血等并发症;另外,在诊疗护理过程中,患者由患一种疾病合并发生了与这种疾病诊疗护理行为有关的另一种或几种疾病,称为医源性并发症。简单地说,并发症是指一种疾病在发展过程中出现的或者由诊疗操作引起的能够预见或不能预见的另一种疾病或症状。本章讲述的是由热消融治疗肺部肿瘤引起的一系列疾病或症状,即医源性并发症。

二、并发症的分级与分类

(一)并发症的分级

经皮肺肿瘤消融术是一种相对安全的局部治疗手段,为便于学术交流和肿瘤消融临床应用质量控制和评价,需要采用相对统一的术语和标准,一般依据美国介入放射学会(Society of Interventional Radiology,SIR)的标准对肿瘤消融的并发症进行评估分级。

1. 不良反应　①疼痛;②消融后综合征;③无症状胸腔积液;④影像学可见的无症状积液;⑤附随的损伤。

2. 轻微并发症　①不需治疗,无不良后果;②仅需简单治疗,无不良后果,包括不需要住院 1d 及以上的观察。

3. 严重并发症　①需要治疗,需要住院或住院时间延长 ≤ 48h;②需要重要的治疗措施,需要住院或住院时间延长 >48h,或该并发症产生永久后遗症;③死亡:需要说明与消融之间的关系。

(二)并发症的分类

1. 按照发生原因　与肺肿瘤热消融相关的并发症可以分为两类:①与穿刺相关。如出血、气胸、邻近器官结构的损伤等。②与消融治疗相关。如迷走反射、消融后综合征、疼痛、肺部感染、肿瘤针道种植、皮肤损伤、神经损伤等。但很多并发症是由多重因素共同作用导致的。

2. 按照发生时间 分为即刻并发症(immediate,消融后 <24h)、围手术期并发症(periprocedural,消融后 24h~30d)及迟发并发症(delayed,消融后 >30d)。

三、肺部肿瘤热消融并发症的发生率及种类

肺部肿瘤热消融相对安全,并发症的发生率报道不一,一般在 10%~60%,严重并发症的发生率在 10% 以下。消融导致的不良反应包括术中和术后疼痛、咳嗽、胸膜反应、消融后综合征(发热、乏力、食欲不振)等;常见并发症包括气胸、胸腔积液、出血、感染等;相对少见的并发症包括非靶区热灼伤或冻伤、肋骨骨折、冷休克、血小板降低、肿瘤针道种植、神经损伤(臂丛、肋间、膈、喉返等神经)等;罕见但可能造成严重后果甚至死亡的并发症包括各种肺炎(包括间质性肺炎、真菌性肺炎)、肺脓肿、大出血/大咯血(包括肺动脉假性动脉瘤破裂出血)、支气管胸膜瘘、肺栓塞、空气栓塞和急性呼吸窘迫综合征。根据目前的文献报道肺部肿瘤消融手术相关死亡率最低为 0,最高为 2.6%。

第二节 热消融相关不良反应

一、疼痛

(一)术中疼痛

对肺肿瘤进行热消融治疗时,一般来说患者的疼痛感比较轻微,大多数在基础麻醉加局部麻醉下即可完成。但对于邻近胸膜的肿瘤,消融时可能疼痛感比较剧烈,可以采用的预防和治疗措施包括:①对穿刺点胸膜进行充分的浸润麻醉;②采用静脉清醒镇痛麻醉方式;③选择冷冻消融(如紧靠胸壁或骨骼的肿瘤),而不是射频、微波或者激光消融;④如果使用射频或者微波消融方式,可以采用低功率长时间消融的模式,使组织逐步缓慢升温,患者易于耐受;⑤采用人工气胸技术,即使用细针穿刺到病变局部的胸膜腔,然后注入过滤后的空气或者二氧化碳气体,形成人工气胸,使胸膜下的肿瘤远离壁层胸膜,再行消融治疗,患者的疼痛感会明显减轻。

(二)术后疼痛

消融术后疼痛多为局部胸膜炎导致,一般为轻度疼痛,可持续数天,也可持续 1~2 周,很少出现中度以上的疼痛,使用非甾体类消炎药物(如塞来昔布、吲哚美辛栓等)止痛即可,必要时可以加糖皮质激素。对于极少数消融术后重度疼痛者,可以使用阿片类药物。

二、咳嗽

(一)术中咳嗽

消融术中出现咳嗽十分常见,剧烈的咳嗽可导致或加重气胸或皮下气肿,有时可使消融针(射频电极、微波天线、冷冻探针或光纤)脱靶,有时加剧患者紧张感,甚至使其不能耐受消融。引起咳嗽的原因主要与消融时局部温度增高刺激肺泡、支气管内膜或胸膜所致,穿刺损伤肺内血

管造成较明显的肺实质出血也可诱发咳嗽。术前 1h 口服可待因可预防或减轻术中的咳嗽反应（吗啡等阿片类药物也有良好的镇咳效果，但应注意不能过量使用，特别是对年老体弱患者使用应慎重，以免过度抑制咳嗽反射造成血块或痰液不能顺利咳出而窒息）。术中发生轻度的咳嗽不影响消融手术的过程。剧烈咳嗽要暂停消融手术，采取必要的治疗措施，等待患者咳嗽缓解后再行消融（如伸展型射频电极进行消融，可经注水孔注入少量的利多卡因，可减轻咳嗽；射频、微波消融时也可采用自低功率至高功率逐步升温的模式或者进行间断消融也可减轻咳嗽）。

（二）术后咳嗽

术后咳嗽是由于术中出血、肿瘤组织坏死及其周围肺组织热损伤引起的炎症反应所致，不宜单独镇咳，可适当给予止咳化痰药物、雾化吸入等。术后咳嗽如果合并脓痰、发热等要警惕感染的可能，要及时做痰、血培养，根据情况选择有效的抗生素。

三、胸膜反应

（一）发生机制

消融过程中刺激了支配壁层胸膜的迷走神经，迷走神经反射可使患者的心率减慢、血压下降甚至心跳停止，一般好发于肿瘤邻近胸膜、身体比较虚弱、术前长时间禁食或者精神过度紧张的患者。

（二）处理

开始消融前一定要对患者进行心电和血氧监护，并建立有效的静脉输液通道。消融开始时密切注意患者生命体征的变化，一旦出现心率逐渐减慢至 50 次 /min 或以下时，应立即中止消融，充分进行胸膜局部麻醉，并适当应用阿托品、镇静剂等药物，待心率和血压上升并保持稳定后再行消融治疗。需要注意的是，迷走神经反射有可能发展非常迅速，因此对有高危好发因素的患者，在开始消融前一定要做好相应准备，准备好抢救药品和器材。

四、消融后综合征

（一）发生率

约 2/3 患者可能发生消融后综合征，这是由坏死物质的吸收和炎性因子的释放引起，主要症状为低热（<38.5℃）、乏力、全身不适、恶心、呕吐等，一般持续 3~5d，少部分患者可能会持续 2 周左右。

（二）消融后综合征的处理

对症处理即可，必要时除给予非甾体类抗炎药物外，还可以适量短时应用小剂量糖皮质激素，同时加强支持治疗。

第三节　常见并发症

一、气胸

（一）发生率及易发因素

1. 发生率　气胸是肺肿瘤热消融最常见的并发症，其发生率报道不一，但几乎所有关于肺肿瘤热消融的临床研究中,气胸是发生率排在第一位的并发症,最高报道可达 60% 以上。气胸发生率虽然很高,但是实际上需要置管引流处理的只有 15% 左右。气胸可在穿刺消融过程中即出现,也可在消融结束、拔除治疗电极后行 CT 扫描时发现。另外,迟发性气胸也应引起注意。

2. 易发因素 发生气胸的危险因素可以分为患者相关因素(年龄、性别、肺气肿等)、肿瘤相关因素(肿瘤大小、位置、数目等)和消融术相关因素(体位、穿过的肺组织长度、穿刺次数、消融时间等)。综合文献研究的结果,一般认为,老年患者、男性、伴有肺气肿和慢性阻塞性肺疾病患者、肿瘤较小(直径 <1.5cm)、位置深、位于中下叶、穿刺技术不熟练、反复穿刺、多次穿过胸膜或叶间裂、消融时间长、多个病灶同次消融是发生气胸的危险因素。既往有同侧胸部手术史的患者,胸膜常常已经发生粘连而不容易发生气胸。肺部放疗史、化疗史、体位(前 / 后入路)、消融时间和功率与气胸发生的相关性不大。

(二)处理措施

1. 消融术中气胸 穿刺消融术中出现的气胸,如果不影响消融布针操作、患者生命体征平稳、无不适症状,可以继续消融,待消融完成后再对气胸进行处理。如果气胸影响消融布针操作、患者有症状(如胸闷呼吸困难),可以先处理气胸再消融。①气胸产生速度较慢:可以抽出气体后再进行消融操作。②气胸产生速度较快:需要置管抽气。可以边抽气边观察消融针位置、患者症状、消融范围,视情况完成消融操作。③气胸产生速度很快(甚至是张力性气胸):置管抽气不能减少气体量、患者症状不能缓解、消融针移位等,要停止消融操作,并积极处理气胸,等气胸恢复后再择期进行肿瘤消融。

2. 消融术后气胸 术后应密切观察患者,24h 后常规复查胸片或 CT。消融术后一般嘱咐患者采用穿刺点在下的体位卧床休息,避免剧烈咳嗽、上肢剧烈活动和增加腹压的活动,适当吸氧,可有助于减少气胸的发生。①少量气胸:患者无明显临床症状,不需要治疗即可自愈。②中等量以上气胸:中等量以上气胸或者患者伴有胸闷憋气、呼吸困难、血氧饱和度下降,则需要穿刺抽吸或置管引流,大多数于数天内气胸好转消失。③顽固性气胸:极少数气胸并发于支气管胸膜瘘,经过胸腔闭式引流仍然持续有气体漏出,则难以处理,这种情况称为"顽固性气胸"。对这些顽固性气胸患者可以行胸腔闭式引流和持续负压吸引、行胸膜固定术、气管镜下注入硬化剂、气管内置入阀门等措施。严重的气胸会加重呼吸衰竭,甚至引起患者死亡,尤其对年老体弱、基础肺功能差的患者,必须引起重视。④迟发性气胸:一般认为消融后 72h 后发生的气胸称为迟发性气胸。迟发性气胸也是按照气胸的量、患者的症状等进行处理。⑤气胸合并严重的皮下气肿或纵隔气肿:严重的皮下气肿需要在皮肤多处切开进行排气。纵隔气肿严重,影响呼吸循环者,可于胸骨上窝做横切口,充分游离纤维组织,不缝合伤口,使气肿自伤口排出。随着气胸的好转皮下气肿或纵隔气肿会逐渐好转。

二、胸腔积液

(一)发生率及易发因素

1. 发生率 胸腔积液是肺部肿瘤热消融的第二常见并发症,其发生率在 30% 左右。多数被认为是胸膜对热损伤的交感反应,胸膜受高温或低温损伤所致的无菌性胸膜炎症也是重要机制之一。反应性胸腔积液和胸腔内出血不同,后者也表现为胸腔积液,但不是发生在术后,而大多是发生在手术当中,易于鉴别。

2. 易发因素　出现胸腔积液的危险因素与肿瘤邻近胸膜、肿瘤较大、消融时间长有关。另外,消融侧原来的胸腔积液没能有效地控制也是危险因素之一。

(二)处理措施

1. 少量胸腔积液　在消融术中和术后即刻就可以出现少量反应性胸腔积液,但大多数在术后 3~7d 达到高峰,患者可出现胸闷和低热等表现。绝大部分胸腔积液量少且无症状,不需要处理。

2. 大量胸腔积液　对少数患者积液量较多(一般大于 500ml),出现胸闷、胸疼、低热、呼吸困难等症状时需要及时穿刺置管引流。

三、出血

肺部肿瘤热消融后的出血性并发症主要包括咯血、肺组织内出血和血胸,三者关系密切,可以是肺出血的不同表现形式,也可以同时发生,但是三者的临床特征不同。咯血危及的主要是呼吸功能,血胸的主要危害是失血性休克,肺动脉假性动脉瘤是迟发大咯血的常见原因。

(一)咯血、肺组织内出血及血胸

1. 咯血　在消融过程中大咯血的发生率很低。肺内出血导致咯血常见于以下情况:①病灶直径 <1.5cm,小病灶多需要更多地调整进针来进入靶点。②中下肺野的病灶,此处的病灶更容易受到呼吸动度的影响,较难穿刺,并且针尖的运动更易损伤血管。③穿过肺组织的针道长度超过 4.5 cm。④肺门区病灶:这类病灶靠近肺门,周围大血管多,并且消融中需要损伤更多的肺组织。此类病灶消融应非常谨慎,消融治疗时应精确穿刺避免伤及较大血管,避免用过大的功率追求较大范围的消融,以防止致死性咯血的发生。⑤消融路径穿过肺血管,避免穿过血管可以避免 80% 的肺出血,平行而不是垂直于血管进针可以最大限度地避免此危险因素。⑥应用多极消融针。如果出现中等以上的咯血时应立即消融,同时静脉输注止血药。由于消融本身可以使血液凝固,随着消融治疗的进行出血会逐渐停止,故在具体消融治疗过程中大出血的发生率并不高。在穿刺过程中应尽量避免穿刺到较大血管或者不张的肺组织等。术后咯血,多具有自限性,可持续 3~5d。保守治疗无效者,可行介入栓塞治疗或剖胸探查。

2. 肺组织内出血　经皮穿刺消融导致的包括穿刺针道在内的肺实质出血很常见,主要是由于消融电极 / 微波天线 / 冷冻探针在经皮穿刺到达靶病灶的过程中,刺破了沿途的肺动脉或肺静脉分支。理论上讲,消融针穿过血供丰富的肺组织,必然有出血的发生,只不过出血量较多时才可以被 CT 发现。少量出血不会引起临床症状,会自行停止并于 2~4 周内完全吸收。大多数肺出血不需要处理,或仅需要简单的保守治疗。但是,肺部肿瘤消融后肺出血是潜在的严重并发症,可能引起明显咯血或胸腔内出血,处理不得当也可能引起严重的临床事件。肺组织内出血是咯血的基础,出血迅速、量大,进入气道后引起明显咯血,严重者可造成患者呼吸窘迫甚至窒息,必须采取迅速有效的抢救措施,否则可能导致患者死亡。常见原因、预防和处理基本同上述咯血部分。

3. 血胸　主要是在穿刺过程中损伤了胸廓内动脉、肋间动脉或其他动脉等。在穿刺过程中要避免穿刺到上述动脉,如果出现血胸要密切观察积极保守治疗,保守治疗无效者,可行介入栓塞治疗或剖胸探查。胸腔内出血不仅可来自于肺脏,更主要的可能是来自胸壁血管的穿刺损伤,特别是不伴有明显咯血的、消融术后即刻发生的迅速增加的胸腔出血应考虑胸壁大血管的损伤。迟发的胸腔内大出血也可能是消融引起的肺动脉假性动脉瘤破裂所致。

（二）出血预防、处理和注意事项

1. 出血预防　为预防出血的发生,应注意以下几点:①术前应完善血常规和凝血功能检查,血小板应 ≥ 50×10^9/L,国际标准化比值(INR)应 <1.5,达不到此标准者,应采用输注血小板、新鲜冷冻血浆或维生素 K 等措施进行纠正。②术前停用抗血小板/抗凝药物,此类药物原则上应停用 5~7d。必须应用抗凝药物时,可使用低分子肝素进行桥接治疗,消融术前12h 停用低分子肝素。另有报道,使用过贝伐单抗治疗的患者,如果术前停用时间不够(建议有创手术前停用 4~6 周),肺消融治疗可引起大出血,对于类似的抗血管生成药物如阿帕替尼、安罗替尼也应警惕。③术中可常规使用止血药物。④术前或者术中必须进行胸部增强 CT 扫描,因对比剂过敏或肾功能不全不能进行增强 CT 检查的,可行胸部 MRI 检查,明确肿瘤内部有无大的血管、肿瘤与邻近血管的关系,穿刺时应注意避开明显的血管。⑤进针点选择上,应注意穿刺路径上避开胸廓内动脉/静脉、锁骨下动脉/静脉以及肋间动脉,前两者有相对固定的位置和走行,很容易识别。而肋间动脉的走行变异较大,在后肋间常较迂曲,尤其是老年患者更是如此,增强 CT 薄层扫描有助于识别肋间动脉。如果经侧胸壁或前胸壁入路,则尽量经肋骨上缘进针,穿刺路径尽量平行肺血管。对邻近肺门大血管的肿瘤,避免使用多爪伸展型电极,并应逐步进针。

2. 出血的处理　消融导致的出血应根据不同表现和严重程度进行处理:①仅在 CT 扫描上出现的没有症状的肺组织内出血,可不处理。②穿刺和消融术中出现的较明显咯血,如果消融针已经到位,应立即启动射频或微波消融,必要时可使用高功率,随着加温凝固,肿瘤本身及周边组织损伤导致的出血多可逐渐停止。如果消融针尚未到达靶病灶,咯血又比较明显,应改变患者体位为穿刺侧在下的卧位,并嘱咐患者尽量咳出进入气道的血液,同时静脉快速补液、给予止血药物,使用吸引器吸引涌出口鼻的血液,谨防窒息,必要时进行气管插管。③对于胸腔出血,应严密观察,在积极使用止血药物的同时,行间断 CT 扫描、监测血常规和生命体征的变化。胸腔积血对胸壁小血管损伤有一定的压迫止血作用,因此如果在观察过程中判断出血量不再增加、患者血红蛋白和生命体征比较平稳,则不用马上处理。对于消融术后即刻出现的,考虑穿刺点损伤导致的胸腔出血,可以重新沿原穿刺点插入射频电极或微波天线,行短时间高功率的凝固止血,静脉性或小动脉破裂导致的出血多可停止。④对于经上述措施仍然不能控制的胸腔大出血,应立即进行血管造影栓塞或者外科手术止血。

3. 注意事项　肺肿瘤消融所致肺部大出血的处理较开放性手术困难的多,出血的预后取决于:①凝血功能状况;②肺动脉压,因肺动脉高压会加重出血;③心肺功能储备情况是否能够维持足够的动脉氧分压,组织缺氧会导致心搏骤停。抢救成功的关键是维持气道的通畅。总之,肺组织内出血是咯血的基础,多数轻微而不需处理,但是如果出血持续而量大,也可能危及生命。术前关注凝血和心肺功能,谨慎对待下肺、靠近肺血管和直径小的病灶,避开穿刺路径中的血管,可最大限度地降低严重出血的发生。大多数肺出血仅需保守治疗,但是引起呼吸窘迫和生命体征不平稳的出血需要积极抢救。

四、肺部炎症

（一）细菌性肺炎

1. 易患因素和诊断

(1)常见的易患因素:①既往存在间质性肺炎或肺纤维化;②既往放射治疗史;③老年

人 >70 岁;④长期慢性阻塞性肺气肿;⑤糖尿病控制欠佳;⑥肿瘤 >4cm、单侧肺肿瘤数量 >3 个;⑦消融后肺不张,如大量气胸、胸腔积液或支气管损伤导致的消融后肺不张;⑧免疫力低下,如消融后短期内化疗。

(2) 诊断:①患者消融术 5~7d 天后仍有发热(≥ 38.5℃);②咳嗽、咳痰(尤其是脓痰)、胸闷、呼吸困难等肺部感染的症状;③外周血中性粒细胞明显升高;④痰、血细菌培养:阳性;⑤ CT:肿瘤消融周围渗出明显,并进行性加重;⑥少数会出现肺功能的急剧下降,表现为呼吸窘迫等。上述 6 条具备 4 条即可诊断,其中痰、血细菌培养阳性具有确诊意义。

2. 预防和治疗

(1) 预防:对于老年人 >70 岁、长期慢性阻塞性肺气肿、糖尿病控制欠佳、肿瘤 >4cm、单侧肺肿瘤数量 >3 个、免疫力低下等的患者,术前 30min~1h 可以预防性应用抗生素,24h 内再用 1 次。必要时消融手术后预防性应用抗生素可以适当延长到 48~72h。消融手术后鼓励患者排痰、吸氧、雾化吸入等。

(2) 治疗:①鼓励患者排痰、吸氧、雾化吸入;②根据痰、血细菌培养的药敏结果选择有效抗生素,抗生素要用至体温正常后 3~5d;③肺脓肿及脓胸:相对罕见,对肺脓肿和脓胸的治疗,除了抗生素外,置管引流冲洗是最重要的措施之一,必要时需要胸腔镜或开胸手术治疗。

(二) 非细菌性肺炎

消融术后肺炎可以不伴有细菌感染,表现为反应性肺炎或者间质性肺炎。

1. 易患因素和诊断

(1) 易患因素:基本同细菌性肺炎。

(2) 诊断:①患者消融术后开始或 3~5d 后开始发热(≥ 38.5℃);②咳嗽、咳痰(以白色泡沫样痰为主)、胸闷、呼吸困难等;③外周血中性粒细胞轻度升高;④痰、血细菌培养:多次(3 次以上)阴性;⑤ CT:肿瘤消融周围渗出明显,并进行性加重,可以波及全肺;⑥ C- 反应蛋白明显升高;⑦抗生素治疗无效;⑧少数会出现肺功能的急剧下降,表现为呼吸窘迫等,并且进行性加重。上述 8 条具备 6 条即可诊断,其中痰、血细菌反复培养(3 次以上)阴性和抗生素治疗无效具有确诊意义。

2. 治疗   对于非细菌性肺炎,抗生素治疗无效,可试用激素冲击疗法(甲泼尼龙 400mg,加入 5% 葡萄糖溶液或生理盐水 250ml 中,静脉滴注,1 次 /d,连续 3d),并加强支持治疗。

消融术后肺炎是一种复杂的病理生理过程,细菌和非细菌性肺炎有时不能截然分开,两者可以相互交叉和转换。因此,在治疗消融后肺炎时要兼顾多方面,根据临床的实际情况进行个体化治疗。对合并肺部基础疾病的肺部肿瘤患者,消融术后的肺炎会使肺功能急剧恶化(特别是老年人),是非常严重的并发症,死亡率较高。

五、空洞形成

(一) 发生率

空洞形成是肺部肿瘤热消融后的常见征象,可以视为术后的自然转归过程,但是也可能成为感染、出血等严重并发症的根源。空洞形成的发生率为 10%~17%,大多术后 1~2 个月出现,2~4 个月后吸收。肿瘤邻近胸壁、复发肿瘤和合并肺气肿的肿瘤,更易于出现空洞形成。

(二) 处理

大部分空洞没有症状,仅需观察不需处理。如果出现发热、衰弱,应考虑空洞感染、脓肿形成。另外,要警惕曲霉感染(详见真菌感染的处理)。空洞引起的反复出血如果保守治疗效果不佳时可以用介入栓塞治疗。空洞形成后出血风险加大,尤其是靠近肺门的空洞,在后续治疗中应慎用抗血管生成的靶向药物。

第四节　少见并发症

一、皮下气肿

(一)易发因素和发生的原因

皮下气肿是由于肺泡内的气体沿壁层胸膜破口逸出进入皮下所致。易发因素:①消融时间长(如射频消融);②年老体瘦、皮下组织松弛;③放疗史、手术史;④针道过度消融,如有放疗史或手术史的患者已有局部胸膜粘连,而针道过度消融造成穿刺点局部壁层胸膜的损伤而不易闭合,支气管内气体不进入胸膜腔形成气胸(因为有局部胸膜粘连)而经壁层胸膜的破口进入皮下组织,形成严重的皮下气肿。有时可形成支气管皮肤瘘(bronchocutaneous fistula)是引起严重皮下气肿的特殊情况,气体经过破损的支气管直接进入胸膜外组织,可以不合并气胸,常表现为迟发的严重皮下气肿或纵隔气肿。

(二)治疗

皮下气肿常伴随气胸发生,大多数没有症状,因此不需治疗而自行吸收。但是,少数皮下气肿可以在消融术后数天出现,严重者气肿范围可上至颈部和颜面部,下至下腹部乃至下肢,伴有纵隔气肿者可出现呼吸困难和循环系统障碍,这种情况需要积极治疗。吸氧有助于皮下气肿的吸收,对于严重的皮下气肿,可以在前胸壁皮肤做一小切口,使积气排出,同时穿刺点局部加压包扎封闭瘘口使气体漏出减少,如此"双管齐下",皮下气肿大多数于一周内吸收好转。

二、皮肤损伤

(一)发生的原因

发生皮肤损伤的原因包括:①射频消融回路电极与皮肤接触不良,或通电时间过长;②微波消融或氩氦刀冷冻消融治疗邻近胸壁的肿瘤时未注意采用保护措施;③消融针的内循环冷却系统发生障碍或者消融时忘记开启水循环冷却系统,导致针杆高温烧伤皮肤;④结束治疗消融针道时失误。

(二)处理

主要预防措施包括:①射频消融的回路电极板应贴在双大腿外侧肌肉较多、皮肤较平坦处,体毛较多时要先备皮,并注意使电极板与皮肤紧密接触,不留空隙;②保证术中冷循环系统运转正常,针杆温度不过高;③注意不同消融方式的消融范围,勿使消融区域累及皮肤;④穿刺点皮下注射生理盐水,可以使局部皮肤隆起,从而多出 2~3cm 的安全距离;⑤人工气胸或人工液胸使肿瘤远离胸壁;⑥术中注意询问患者感觉,必要时于射频消融回路电极板放置冰袋降温,氩氦刀冷冻消融时在穿刺点周围使用温盐水保护;⑦射频、微波消融时在穿刺点周围可使用冰水保护。

皮肤损伤是肺肿瘤热消融时应该完全能够避免的并发症。对肺肿瘤行热消融导致皮肤烧伤或冻伤的发生率较低,多数为Ⅰ~Ⅱ度的皮肤损伤,但也有严重损伤导致皮肤坏死需要植皮的报告。

三、神经损伤

(一)肺癌热消融后常见神经损伤

热消融后常见神经损伤主要涉及臂丛神经、膈神经、左侧喉返神经、星形神经节和肋间神经,消融邻近胸壁的肿瘤时其他神经也可损伤,但多无临床意义。

1. 臂丛神经损伤 臂丛神经起源于 C_5~T_1 的神经根,汇合后与锁骨下动静脉伴行,支配同侧上肢的感觉和运动,消融导致臂丛神经损伤只发生于肺尖部肿瘤和肩部肿瘤消融时,发生率 0.3%~0.5%。臂丛神经损伤可导致同侧上肢的感觉和运动障碍。

2. 膈神经损伤 膈神经起源于 C_3~C_5 的腹侧支,于锁骨下动脉前方进入胸腔,在中纵隔内走行于壁层胸膜和心包间下行至膈肌,支配同侧膈肌的感觉和运动,也负责部分胸膜和心包的感觉。消融导致膈神经损伤主要见于肺野内带邻近纵隔的肿瘤。膈肌收缩是呼吸运动的重要动力,负担着肺活量的 2/3,膈神经的损伤会直接影响呼吸功能。发生膈神经损伤的病例,平均损失约 20% 的肺活量和 1 秒最大呼气量。如果肺肿瘤消融治疗后,吸气末患侧膈顶位置比术前抬高了 1 个肋间,并通过与对侧膈顶的位置验证对比,则可诊断为膈神经损伤。

3. 喉返神经损伤 喉返神经是迷走神经的分支,在颈动脉鞘内走行,于锁骨下动脉前方进入胸腔,但与右侧喉返神经不同,只有左侧的喉返神经通过纵隔,可能被左上纵隔旁的热消融所损伤。损伤后出现声音嘶哑及左侧声带麻痹。

4. 星状神经节损伤 星状神经节由第 6、7 颈部神经节构成的颈部神经节和第 1 胸神经节融合而成,有时还包括了第 2 胸神经节和颈中神经节,其损伤常与臂丛神经损伤同时发生,主要临床表现包括同侧眼睑下垂、瞳孔缩小和面部无汗等。

5. 肋间神经损伤 肺肿瘤热消融后出现肋间神经损伤鲜有报道,但实际上发生率并不低。主要见于胸膜肿瘤或紧邻胸壁的肿瘤消融术后。肋间神经的损伤可以表现为相应肋间神经走行区的感觉迟钝或疼痛,术后短期内的疼痛多为胸膜炎症,较剧烈且持续的肋间神经痛需考虑肋间神经损伤。对紧邻胸壁的肿瘤消融时局部注射局麻药物,可以减轻术中的疼痛,而只有使肿瘤与胸壁分离的方法,才能保证肋间神经不受到损伤。

(二)神经损伤处理和预防

神经损伤一旦发生,部分可以恢复,但也可以遗留长期后遗症,如膈神经的损伤还可能导致呼吸功能不全。对于神经损伤没有有效的治疗方法,主要是应用神经营养药物如 VitB$_{12}$ 等,因此预防尤其重要。首先应熟知各神经的解剖走行以及容易发生损伤的肿瘤部位,术前与患者和家属沟通可能造成的神经损伤及其表现;其次,对于位于肺尖部、纵隔旁或紧邻胸壁的肿瘤,建议消融前采用人工气胸、人工液胸的方法,分离肿瘤与纵隔胸膜或壁层胸膜,从而保护相应的神经。

四、骨折

(一)肋骨骨折

1. 危险因素 肋骨骨折作为肺部肿瘤热消融后的并发症多为个案报告。Alexander 及其同事对 163 例患肺部肿瘤并行肺射频消融或 MWA 的患者进行了研究,发现肋骨骨折的发生率高达 13.5%,术后 1 年、3 年骨折累计发生率分别为 9.5%、22.1%。肋骨骨折的危险因素有①患者因素:女性的风险比男性高 2.8 倍。但是,年龄、肿瘤病理类型和放疗史不是危险因素。②肿瘤因素:肿瘤与胸壁的距离越近,越容易发生肋骨骨折,消融区域边缘到骨折部位的距离平均为 0.49cm(0~5.2cm)。肿瘤大小、所在肺叶、肿瘤于胸部的前后侧部三个因素都没有影响骨折的发生。③消融因素:射频消融比 MWA 更容易导致肋骨骨折(15.9% 比 2.7%),而消融参数(消融时间、功率、消融针工作区长度)都没有影响骨折的发生。④消融区域相关因素:消融区靠近胸壁、消融区累及胸膜是危险因素,而消融区大小、有无气胸发生都没有影响骨折的发生率。

2. 发生机制　对肋骨骨折的发生机制一般认为:①热损伤导致的骨坏死;②消融后瘢痕对局部肋骨形成缺乏弹性的束带作用,加之呼吸运动导致的应力性损伤;③老年人特别是女性患者骨质脆弱。消融引起邻近椎体骨折的报道更少,仅见文献中有一例报道,作者推测其发生机制与消融引起的肋骨骨折类似。

（二）处理

消融导致的肋骨或椎体骨折易被忽视,这与其迟发和无明显临床症状有关。一般肋骨骨折不需要特殊处理,如果疼痛较重可以应用止痛药物和适当制动。椎体骨折的报道很少,必要时可以锥体骨水泥成形术。另外,应注意与肿瘤转移或继发感染导致的骨质破坏相鉴别。

五、肿瘤针道种植

肺肿瘤热消融后出现针道种植转移非常罕见,但是作为医源性的肿瘤播散,应该引起足够的重视。消融术后针道种植转移的发生率为 0.1%~0.3%,现在同轴技术的应用和肿瘤消融后需要消融针道,因此发生针道种植转移的可能性远低于 0.1%。分析消融术后出现针道种植转移的原因,发现消融前穿刺活检、选用单束内循环冷却电极而不行消融后针道烧灼、低分化的病理分型,都可能是针道种植转移的危险因素。总之,针道种植转移应注意避免,尤其是对于低分化肿瘤、选用单束内循环冷却电极、消融前穿刺活检的病例应警惕发生针道种植转移的可能;退针时应常规行针道消融;术中调整针位时也要注意种植转移的可能,必要时加以烧灼。对针道种植转移产生的新病灶,还可以再次行消融治疗。

六、膈疝

膈肌中心部薄弱,消融肺底部肿瘤或位于膈顶部的肝肿瘤时热损伤均可能导致膈肌的炎症,继发坏死穿孔后,腹腔内脏器疝入胸腔即形成膈疝。一般认为,射频消融时使用可扩张电极的子针触及或穿过膈肌是膈疝发生的危险因素,冷冻消融比射频或微波消融相对安全,但也有冷冻消融导致膈肌损伤的报道。因此,对下肺特别是左下肺肿瘤行热消融治疗时,要注意保护膈肌,消融治疗的射频电极、微波天线或冷冻探针不能直接接触到膈肌,CT 多平面重建有助于判断消融治疗极的尖端与膈肌的相对位置关系;射频消融或者微波消融可以适当降低功率;必要时应做人工气胸或人工液胸以增加肿瘤与膈肌之间的距离。发生于右侧者一般没有症状,不需要治疗;发生在左侧者可能会造成胃或肠管疝入,必须行手术修补。

第五节 罕见但潜在致死性并发症

肺部肿瘤消融手术的并发症大多轻微且易于处理,但是严重甚至致命的并发症也有一定的发生率。根据目前的文献报道肺部肿瘤消融手术相关死亡率最低为 0%,最高 2.6%。美国报道了一组 3 344 例肺部肿瘤消融手术的住院相关死亡率为 1.3%。主要死亡原因为:各种肺炎(包括真菌性肺炎)、肺脓肿、大出血 / 大咯血(包括肺动脉假性动脉瘤破裂出血)、支气管胸膜瘘、空气栓塞和急性呼吸窘迫综合征。

一、胸腔大出血

肺肿瘤热消融时,肺实质内出血和胸壁小血管破裂出血均可以进入胸腔,但一般量不大,适当使用止血药物可以停止。需要警惕的是消融结束拔针后 CT 扫描即刻出现的胸腔积血,一定要在积极补液和使用止血药物的同时,密切观察患者的生命体征,并间隔 5~10min 行 CT 扫描复查,如果出血量迅速增加、伴有患者生命体征不稳定,应考虑为胸壁的动脉破裂出血,最常见的动脉是胸廓内动脉、锁骨下动脉或肋间动脉。由于胸膜腔为负压,这种动脉性出血速度很快、量也很大,处理不及时会导致失血性休克、呼吸困难、DIC 甚至死亡。应急措施可以在原穿刺部位胸廓内动脉或肋间动脉处进行消融,有时可以起到立刻止血的作用。也可以立即行动脉血管造影栓塞或者开胸探查。

二、肺动脉假性动脉瘤

肺动脉假性动脉瘤是肺肿瘤消融治疗后的罕见并发症,但可能引起致命性大咯血及胸腔内大出血,非常凶险,是肺肿瘤热消融潜在致死性并发症之一,死亡率很高,应引起足够重视。肺动脉分支丰富粗大,血管壁比体循环动脉薄,压力高于肺静脉,这使肺动脉易于受到穿刺损伤,血液外溢到肺实质内形成假性动脉瘤,动脉瘤逐渐增大,最终破裂引起致命的出血。消融引起的肺动脉假性动脉瘤既有机械性损伤又有热损伤因素,如果继发感染和剧烈咳嗽又会增加假性动脉瘤破裂的风险。使用多子针的可伸展电极会增加肺动脉分支损伤的概率,因此对靠近中心、邻近肺动脉较大分支的小肿瘤,应避免使用可伸展型射频电极,穿刺时应逐步进针,反复行 CT 扫描调整针的方向,尽量避开肺动脉分支,如果避开困难,则有必要放弃消融而选择其他方法治疗。肺动脉假性动脉瘤常表现为迟发性咯血或胸腔大出血,多于术后数天至数周之间出现,对于部分消融治疗后持续咯血或加重的患者,应想到肺动脉假性动脉瘤的可能,行胸部增强 CT 和肺动脉重建可以证实或排除诊断,一旦证实肺动脉假性动脉瘤应积极处理,动脉栓塞是首选的治疗措施,但即使行肺动脉瘤栓塞治疗仍有 30%~40% 再破裂出血的可能。

三、空气栓塞

(一)发病率和机制

1. 发病率 穿刺活检或消融导致的空气栓塞主要指大量气体进入体循环,从而引起一系列的症状。空气栓塞是肺穿刺活检的罕见并发症之一,既往认为发生率很低,但实际上肺活检后通过 CT 扫描发现的空气栓塞并不少见,很多患者没有明显的临床症状或者未行 CT 扫描因此未能发现。有学者采用多普勒超声放置于患者的颈动脉处,发现在消融过程中有大量的微气泡通过颈动脉进入颅内,但是所有患者均没有新发的神经系统症状和脑 MRI 异常。当然,消融过程中因加热产生并进入体循环的微气泡与空气栓塞是两个概念。关于肺消融治疗所致的空气栓塞报告极少,无法统计其发生率,一般认为小于 0.05%。在肺活检和消融同步进行者空气栓塞的发生率似乎相对较高。

2. 发生机制 空气栓塞的发生原因首先是肺血管主要是肺静脉的损伤,发生机制可能包括以下几点:①同轴针或可扩张电极如果进入肺静脉,就可能建立肺静脉和体外大气或肺泡内空气的直接交通,较低的肺静脉压力可以使大气中的气体迅速进入左心;②扩张电极或退针后,可能使支气管和肺静脉之间的交通形成,肺内气体由此进入体循环,这种交通可能因机器通气而加重;③气体进入肺动脉,继而经肺的微血管系统进入肺静脉,这不需要肺动静脉瘘也可以发生。由此可见,没有明显的血管损伤就不会发生空气栓塞。空气栓塞的危险因素包括囊性或空洞性病变、血管炎、病变位于下肺、患者处于俯卧位或者正压通气。发生空气栓塞时,大量气体经左心室泵出主动脉,进入冠状动脉会导致急性心肌缺血,诱发室性心律失常甚至猝死,气体进入脊髓动脉或者脑动脉,会导致神经缺血损伤,患者可以出现癫痫发作、偏瘫、失语、肢体感觉运动障碍等神经系统表现。空气栓塞的主要危害在于心脏和神经系统,气体进入肾或肠系膜上动脉等一般不会造成严重危害。

(二)处理

1. 预防 血管损伤是空气栓塞的始动环节,咳嗽和正压通气是造成空气栓塞的高危因素,因此穿刺技术要过关,避免穿刺损伤较大的肺内血管,术前给予患者镇咳药,尽量避免出血诱发的剧烈咳嗽,不建议采用全麻和机器正压通气下行肺肿瘤消融治疗。

2. 抢救 空气栓塞有时在临床实际工作中防不胜防,因此重在及时识别、积极组织抢救。消融术后要进行全胸部 CT 扫描,并在肺窗和纵隔窗仔细观察,如此可以及时识别空气栓塞。一旦发现空气栓塞,不管患者有无症状,均应立即停止穿刺或消融操作,立即启动抢救措施。①首先使患者处于特伦德伦伯卧位(头低足高位)或左侧卧位,然后给予高流量吸氧,快速补液、维持血压;②如果出现心脏骤停应立即进行心肺复苏;③如果出现四肢抽搐、神志不清:可用脱水剂、糖皮质激素、镇静剂等;④其他治疗:包括抗凝、高压氧治疗和神经营养治疗。后续治疗高压氧是治疗空气栓塞的首选措施,可以使气泡压缩变小、血管阻塞解除、内皮损伤减轻并加速气体吸收。发生空气栓塞后,只要患者能够度过急性期,神经系统缺血的症状会逐渐改善,不一定遗留永久性损害。

四、支气管胸膜瘘

虽然大多数气胸不需处理或者仅需简单的置管引流,但是有时气胸也会顽固而难治,或者消融术后即刻 CT 复查并没有气胸,过几天才出现迟发性气胸,这些情况应该警惕可能发生了支气管胸膜瘘。支气管胸膜瘘有时继发于肺部外科手术肺部外伤、肺脓肿,而肺消融后支气管胸膜瘘的发生率很低。

(一)发生机制和高危因素

1. 发生机制 消融或感染使气管和胸膜间的肺组织坏死,坏死组织崩解后,破溃的支气管直接开口于胸膜腔,无法闭合,从而产生顽固的气胸(有时是液气胸)。病理证实,消融区域累及了穿刺点的脏层胸膜,使局部组织变性坏死失去弹性而不能闭合,是导致消融术后支气管胸膜瘘的根本原因。从影像上看,如果消融以后支气管与胸膜间的磨玻璃样变范围大,并且累及胸膜较多,就需要警惕支气管胸膜瘘的发生。胸部 CT 上有时能够看到消融的针道直接到达胸膜,更需要提高警惕,如果发现外周的支气管直接开口于胸膜,即可确诊。

2. 高危因素　发生支气管胸膜瘘的高危因素包括:①肿瘤较大邻近胸膜,使用可伸展型射频消融电极增加了损伤概率;②消融过度;③病理类型为鳞癌为多;④既往局部有放疗病史,以及合并肺气肿、慢性阻塞性肺病的患者。支气管胸膜瘘与感染关系密切,二者互为因果,消融部位的感染崩解会引发支气管胸膜瘘,而支气管胸膜瘘长期不愈会诱发肺部及胸腔的感染,支气管胸膜瘘长期不愈合可引发肺部感染而死亡(尤其是老年患者)。

(二)预防和治疗

1. 预防　预防支气管胸膜瘘的关键是穿刺路径的选择,对于邻近胸膜的肿瘤,消融时不能选择最短路径直接穿刺,而应该经过一段相对正常的肺组织到达肿瘤。对于邻近叶间裂的肿瘤,消融时注意尽量不要跨叶间裂穿刺和消融。对于较大肿瘤消融前后要预防性使用抗生素。另外,要控制好消融的功率和时间,勿过度消融。

2. 治疗　支气管胸膜瘘的治疗非常困难,可能需要多种方法,例如胸腔置管引流、纤支镜支气管封闭、胸膜粘连术和外科手术。大多数支气管胸膜瘘的患者通过持续的胸腔置管引流和负压吸引,可以自行闭合。但是,也有文献报告支气管胸膜瘘需要进一步的治疗。外科手术清创、切除或修补是传统治疗方法。胸膜粘连术是常用的治疗措施,可以通过引流管向胸膜腔内注入高渗糖或者无菌滑石粉等促进胸膜粘连。纤支镜载瘘支气管封闭是一种简单可行的方法,常用聚硅酮栓塞物。气管内瓣膜置入是一种较新的治疗方法,将一单向的瓣膜经用纤支镜置入载瘘的气管分支,吸气时瓣膜关闭,气体不能进入胸膜腔,呼气时瓣膜开放,胸膜腔内的气体经气道引出体外。

五、真菌感染

(一)诊断

空洞形成是肺部肿瘤消融治疗后的常见征象,可以视为术后的自然转归过程,但是也可能成为感染、出血等严重并发症的根源,其中真菌定植在空洞内生长即成为真菌球。最常见的真菌种类为曲霉,是一种特殊的感染,在微波消融治疗肺部肿瘤中的发生率约为 1.4%。

1. 症状　热消融 7~10d 后,出现发热 >38.5℃、严重咳嗽(可伴有哮喘)、咳黑色或黑棕色块状痰、有间断咯血(偶尔咯血量可以很大甚至危及生命,特别是当真菌球邻近纵隔大血管时)。

2. 痰培养　痰培养阳性可为烟曲霉、黄曲霉、黑曲霉。

3. 影像学表现　典型的影像学表现是在空洞内出现实性类圆形团块,相对特异表现是CT 上出现"新月征"或"晕轮征",即在肺实变基础上出现新月形的气体影,如果行仰卧位和俯卧位两次 CT 扫描,可以看到类圆形团块在空洞内可以移动。

4. 半乳甘露聚糖试验　半乳甘露聚糖(galactomannan,GM)试验阳性。可在临床症状出现前 6d 和诊断前 10d 即可检出 GM 抗原,GM 的释放量通常与感染的菌量成正相关,可反映机体感染的程度。每周两次使用 GM 试验对高危患者的病情和治疗效果进行监测和评估。

[22] A lexander ES,Hank ins CA,Machan JT,et al.Rib fractures after percutaneous radiofrequency and microwave ablation of lung tumors:incidence and relevance.Radiology,2013,266(3):971-978.

[23] Palussiere J,Canella M,Cornelis F,et al.Retrospective review of thoracic neural damage during lung ablation-what the interventional radiologist needs to know about neural thoracic anatomy.Cardiovasc Intervent Radiol,2013,36(6):1602-1613.

[24] Hiraki T,Mimura H,Gobara H,et al.Two cases of needle-tract seeding afer percutaneous radiofrequency ablation for lung cancer.J Vasc Interv Radiol,2009,20(3):415-418.

[25] Reilly C,Sato KT.Pulmonary radiofrequency ablation complicated by acute respiratory distress syndrome. Semin Intervent Radiol,2011,8(2):162-166.

[26] 范卫君,叶欣.肿瘤微波消融治疗学.北京:人民卫生出版社,2012.

[27] 叶欣,范卫君,王徽,等.热消融治疗原发性和转移性肺部肿瘤专家共识(2017年版).中国肺癌杂志, 2017,20(7):433-445.

[28] 刘宝东,叶欣,范卫君,等.影像引导射频消融治疗肺部肿瘤专家共识(2018年版).中国肺癌杂志, 2018,21(2):76-88.

[29] Ahmed M,Solbiati L,Brace CL,et al.image-guided Tumor ablation:Standardization of Terminology and Reporting Criteria—A 10-Year Update.Radiology,2014,273(1):241-260.

[30] Sun D,Sui P,Zhang.W,et al.Cerebral air embolism during percutaneous computed tomography scan-guided liver biopsy.J Can Res Ther,2018,14:1655-1659.

[31] Ye X,Fan W,Wang H,et al.Expert consensus workshop report:Guidelines for thermal ablation of primary and metastatic lung tumors(2018 edition).J Can Res Ther,2018,14:730-743.

[32] Li B,Wang Z,Li X.et al.Safety and feasibility within 24h of discharge in patents with inoperable malignantlungnodules after percutaneous microwaveablation.JCancer Res Ther,2016,12(Supplement): C171-C175.

[33] Pereira PL,Masala S.Cardiovascular and Interventional Radiological Society of Europe(CIRSE).Standards of practice:guidelines for thermal ablation of primary and secondary lung tumors.Cardiovasc Intervent Radiol, 2012,35(2):247-254.

第七章

| 消融与多学科综合治疗

恶性肿瘤是一种全身性疾病,需要综合应用多种治疗手段才能使患者获得最长的生存期。肿瘤消融术是一种局部治疗方法,在使患者获得有效的局部控制的基础上,只有与多种治疗方法进行联合,才能获得最好的疗效。目前热消融技术可以与全身化疗、放疗(包括外照射放疗和近距离放疗)、靶向治疗等方法进行联合。

第一节 消融和化疗、靶向药物、放疗及粒子植入联合治疗肺部肿瘤

一、消融与化疗联合治疗肺癌

(一)概述

大约三分之二的肺癌患者为晚期进展期肺癌,失去了外科根治性切除的机会。这部分患者的治疗以全身治疗为主,目前全身治疗方法包括化疗、靶向药物治疗和免疫治疗。化疗是采用细胞毒性药物静脉输注达到有效的血浆药物浓度,影响细胞周期的正常进行或者直接杀伤肿瘤细胞,使肿瘤阻滞于细胞周期的某个阶段不能继续分裂增殖或者直接凋亡,从而达到使肿瘤缩小或消失的目的。通常化疗疗效的评价标准采用的是 RECIST 标准,即影像学的评价标准。近年来尽管随着多种新药的不断研制发展,尤其是以三代铂类药物为基础的两药联合化疗方案的应用,明显延长了进展期 NSCLC 患者的 PFS 和 OS。但是目前临床使用的化疗药物有效率仅为 30%~40%,5 年生存不足 10%。大部分患者随着疾病的进展会出现耐药,其耐药的表现形式大致分为三种:远处转移、局部复发和免疫功能下降。因此针对不同的耐药形式需要采取不同的治疗策略,如对于远处转移可以采用更换化疗方案、改用靶向药物治疗等。对于局部复发病灶可以联合多种局部治疗方法如放疗、消融、甚至外科切除等。消融治疗作为一种有效的局部治疗方法,可以直接杀灭经过全身化疗后残存的局限性病灶,弥补了化疗耐药的不足,使局部控制率明显提高,从而延长了患者的生存期。另外消融治疗没有化疗药物的全身毒副反应,对患者的生活质量影响不大,甚至通过消融这种局部治疗方法还可以减轻患者肿瘤残存或进展造成的局部症状,明显提高患者的生活质量。因

此合理应用全身化疗与消融综合治疗,必将使患者获得最好的生活质量及最长的生存期。

近年来,消融联合化疗治疗进展期 NSCLC 的临床研究报道显示:对于全身化疗失败的局部进展病灶或者残留病灶,联合热消融技术可以获得有效的局部控制,从而延长了患者的生存期。韩国的一项前瞻性随机对照研究中,把进展期 NSCLC 患者分为两组,对照组单用全身化疗,试验组在全身化疗的基础上,加用了射频消融治疗周围型原发灶,研究终点是 PFS 和 OS。结果显示:实验组较对照组明显延长了 PFS 和 OS。说明热消融术作为一种局部治疗方法,可以有效控制局部病灶,同时联合全身化疗可以更好改善患者的生存。另一项回顾性临床研究采用微波消融对周围型肺癌的原发灶进行消融,同时消融后联合全身化疗,其 PFS 达到 8.6 个月,OS 达到 21.3 个月,疗效优于单用化疗,且安全性良好。

(二) 适应证和禁忌证

消融与化疗联合治疗肺癌,应遵循"肿瘤治疗个体化"理念,重视多学科诊疗模式(MDT),即在胸外科、呼吸科、肿瘤科、放射肿瘤科及介入科等共同讨论后决定治疗方案,保障患者得到有效、合理的治疗。对于全身化疗后出现的局部寡进展或寡转移病灶,多个国家有关进展期 NSCLC 的治疗指南以及规范中都有明确推荐加入各种局部治疗方法,包括局部热消融术,可以有效控制这些寡进展病灶或者寡转移病灶,从而更好地改善患者的总生存。通常所说的寡进展病灶或者寡转移病灶,一般指的是残存病灶 ≤ 3 个,单个病灶直径 ≤ 3cm,且病灶位于肺的外周,可以采用消融方法治疗。

1. 适应证　①通过全身化疗使大多数病灶得到良好控制,只有有限的残留病灶存在;②全身化疗后原发灶得到很好的控制,但出现新的转移灶,病灶 ≤ 3 个,单个病灶直径 ≤ 3cm;③位于肺外周病灶直径 ≤ 3cm 的原发性肺癌病灶,可以对原发病灶先行消融治疗,然后再行全身化疗。

2. 禁忌证　①全身化疗后继发明显的骨髓抑制。如 WBC<4.0 × 10^9/L,Hb<60g/L,Plt<50 × 10^9/L 等,需要应用药物使骨髓造血功能恢复正常后再考虑局部热消融治疗。②全身化疗后继发严重的感染。③患者体能状态差。ECOG ≥ 3 分。④全身化疗后继发严重的间质性肺炎。⑤存在明显的凝血功能障碍。

(三) 注意事项

1. 注意多程化疗后患者的体能状态　对于多程化疗后的患者,一般都存在着不同程度的体能下降及免疫功能抑制状况,对于体能状态较差的患者,消融后极易合并感染,尤其容易继发肺内真菌感染,其中最常见的是烟曲霉感染。因此建议选择体能状态良好的患者给予消融局部治疗。

2. 消融后给予化疗的时间选择　肺脏属于开放性器官,消融后极容易继发感染。如果过早给予患者全身化疗,化疗药物对于全身器官的损伤、尤其是引起骨髓抑制后容易继发严重的肺内感染。因此建议消融 1 周以后根据患者的一般体能状况及消融后肺内病灶的渗出情况,酌情选择化疗的时间。

3. 多程化疗后的肺间质病变　对于化疗后继发肺间质病变的患者选择热消融治疗时要慎重。这是因为药物性肺间质病变对肺功能的损害是不可逆的,尤其是肺的代偿功能明显下降。给予这部分患者局部热消融治疗时,术后极易继发间质性肺炎,不仅影响肺通气功能,更严重的是影响肺换气功能,造成严重的难以纠正的低氧血症,引起呼吸功能衰竭甚至死亡。

(四)随访及疗效评估

消融联合化疗治疗肺癌的随访包括两个方面：①是对消融局部疗效的评价；②是对联合治疗后患者的生存获益情况进行随访。对消融局部疗效的评价一般在消融后1个月行肺部强化CT检查，对于消融不完全的部位建议尽早给予再次消融。对于消融病灶局部疗效评价为完全消融，但是出现了新的多发转移灶时，治疗原则仍以全身治疗为主，包括更换化疗方案或者联合靶向药物等治疗。

二、消融和靶向药物联合治疗肺癌

(一)概述

近年来随着基因检测技术的发展，EGFR-TKI以及ALK/ROS1-TKI靶向治疗药物的出现，使得具有敏感驱动基因突变的进展期NSCLC患者的PFS和OS有了明显的改善。但是大部分患者随着疾病的进展会出现靶向药物耐药，使得患者再次面临无药可用的局面。靶向药物耐药后疾病进展的形式可以表现为三种：无症状的缓慢进展，局部进展以及快速进展。对于局部进展病灶的治疗，目前指南和规范均有一致性的推荐即加入局部治疗方法(包括外科切除、放疗以及热消融术)。热消融作为一种有效安全的局部治疗手段，近年来随着大量临床研究的开展，得到了越来越多的应用。尤其是热消融术的创伤小、疗效好、治疗时间短、花费低等优势，使得热消融术在治疗靶向药物耐药的局部进展病灶中独具一格。

目前消融术主要用在中枢系统以外的寡进展或者寡转移病灶中，消融术有效控制局部进展灶后，患者可以继续应用靶向药物。相关的临床研究报道很多，其中Ni.等回顾性分析了54例进展期NSCLC患者EGFR-TKI治疗后出现局部进展，其中28例采用微波消融术治疗局部进展灶，术后患者继续口服靶向药物。另外26例患者换用全身化疗，比较两组患者治疗后的PFS2和OS。两组患者的比较分析结果显示：消融组的PFS2为8.8个月，化疗组的PFS2为5.8个月。消融组的OS为27.7个月，化疗组的OS为20.0个月。两组统计学差异显著，表明热消融术作为一种局部治疗方法，可以有效控制靶向药物耐药后出现的寡进展灶，使得患者术后仍可继续口服靶向药物，不仅改善了生存时间，而且提高了生活质量。

(二)适应证和禁忌证

1. 适应证 ①通过靶向药物治疗后使大多数病灶得到良好控制，只有有限的残留病灶存在，通过消融治疗可以有效控制这些残留病灶；②靶向药物治疗后原发灶得到很好的控制，但出现新的转移灶。一般双肺转移灶数目≤5个，单侧肺转移灶≤3个，单个病灶直径≤3cm。

2. 禁忌证 ①靶向药物治疗后继发明显的肝肾功能损伤。②存在严重的肺内感染。③患者体能状态差。ECOG≥3分。④靶向药物治疗后继发严重的肺间质病变。⑤存在明显的凝血功能障碍。

(三)注意事项

1. 时机选择 消融术作为局部治疗方法与靶向药物联合应用的时机选择也非常重要，合理及时的使用不仅可以获得更好的生存，而且可以保证患者获得更好的生活质量，降低治疗成本。因此针对靶向药物治疗时何时联合热消融术，是在用药之前还是出现耐药以后，Wei等回顾性分析了54例晚期进展期*EGFR*突变阳性的NSCLC患者，其中34例患者先对原发灶进行微波消融术，术后口服EGFR-TKI药物，另外20例患者单用EGFR-TKI药物。结果显示：联合治疗组的PFS为13.2个月，单用TKI组的PFS为11.6个月。联合治疗组的

OS 为 39.8 个月,单用 TKI 组的 OS 为 20.4 个月,尽管联合组表现出了延长生存的趋势,但由于病例数有限,统计学上二者未见明显差异。该研究表明,在目前的研究条件下,消融术作为一种局部治疗方法,在初治的驱动基因阳性的进展期 NSCLC 患者的初始治疗中未见获益,可能更适合于用在靶向药物耐药后的局部进展灶的治疗上。

2. 消融治疗前应给予二次活检 靶向药物治疗是肺癌治疗中一项重要的进展,不仅可以明显提高患者的生活质量,获得明显延长的 PFS,某些靶向药物还可以明显延长患者的总生存期。因此对于靶向药物治疗后出现寡进展或者寡转移的患者,在进行消融治疗前应尽可能给予二次活检,以期找到新的靶向治疗药物,使患者获得更长的生存期。

3. 消融后给予靶向药物治疗的时间选择 对于局部控制良好的寡进展灶,消融后可以继续给予原来的靶向药物。其时间可以选择在消融后 1 周左右开始。对于二次活检后发现新的突变位点需要换用新一代靶向药物的患者,靶向治疗原则上应及早进行。即一旦检测到新的靶向药物后,应该尽早给予患者新的靶向药物治疗。

（四）随访及疗效评估

消融联合靶向药物治疗肺部肿瘤的随访包括两个方面,一是对消融局部疗效的评价,二是对联合治疗后患者的总生存及无进展生存期情况进行随访。对消融局部疗效的评价一般在消融后 1 个月行肺部强化 CT 检查,对于消融不完全的部位建议尽早给予再次消融。对于消融病灶局部疗效的评价为完全消融,但是出现了新的多发转移灶时,治疗原则仍以全身治疗为主,包括更换化疗方案或者寻找新的靶向药物等治疗。

三、消融和放疗联合治疗肺部肿瘤

（一）概述

消融和放疗(包括外照射放疗和近距离放疗)都属于局部治疗方法,用于进展期 NSCLC 局部病灶的控制各有优势,二者联合可以获得更好的局部控制率。消融主要应用温度的变化使组织发生凝固性坏死,靠近瘤体中心部位温度更高,坏死更明显。而对于直径较大的肿瘤,边缘部位可能由于温度达不到肿瘤坏死的温度,导致局部残留。外照射采用的是比较均匀剂量的辐射,对于肿瘤边缘富含血管的部位疗效更好,而对于肿瘤中心部位的乏氧细胞则疗效较差。因此对于直径较大的肿瘤,采用热消融控制肿瘤中心部位达到完全坏死,同时联合外照射放疗治疗肿瘤血运丰富的边缘部位,可以起到优势互补的作用。这一治疗原理也适用于近距离放疗联合热消融术,因为近距离放疗适合用于病灶靠近胸膜、纵隔大血管等部位的治疗,可以使局部获得更高的治疗剂量,而消融治疗对于靠近纵隔及胸膜的病灶则风险较大,局控率下降。二者的联合可以用于瘤体直径较大、靠近纵隔、胸膜等危险部位的肿瘤,不仅可以减少消融后支气管胸膜瘘的发生,也能够明显提高肿瘤局部控制率。另外热消融术与外照射放疗联合还可以用于治疗周围型肺癌伴有纵隔肺门淋巴结转移的进展期 NSCLC,热消融术控制周围型原发灶,外照射放疗控制转移淋巴结而不必照射原发灶,可以明显提高淋巴结的照射剂量同时减少放射性肺炎的发生。Xu 等研究报道了热消融联合纵隔肺门淋巴结外照射治疗进展期 NSCLC 的疗效及安全性,结果显示:放疗组和消融组患者的纵隔肺门淋巴结局控率分别为 85.1%、80.4%,肺内原发灶的局控率分别为 83%、100%,放射性肺炎的发生率分别为 31.9%、3.9%,两年 OS 消融组略长于放疗组,但无统计学差异。这一临床研究结果表明热消融与外照射放疗联合可以获得较好的局部控制率,同时可以明显降低放射性肺炎的发生率,从而改善患者的生活质量。

(二)适应证和禁忌证

1. 适应证　①放疗后局部复发或者照射野内复发的周围型肺癌;②肿瘤位于肺外周,且直径≥5cm,可以先行中心部位消融,再对病灶周边部位行近距离放疗;③肿瘤较大且邻近胸膜或者纵隔大血管,可以先行放疗,再对残存病灶进行消融;④周围型肺癌伴有纵隔肺门淋巴结转移者,可以对外周肺病灶给予消融治疗,纵隔肺门淋巴结给予外照射放疗。

2. 禁忌证　①外照射放疗后继发严重的放射性肺炎;②存在严重的肺内感染;③患者体能状态差。ECOG≥3分;④心肺功能不全者;⑤存在明显的凝血功能障碍。

(三)注意事项

1. 消融和放疗的顺序选择　消融技术发展到今天,已经明确地证明其疗效与肿瘤的大小及位置密切相关。因此对于周围型肺癌病灶直径≤3cm,建议先行消融,然后对纵隔及肺门病灶进行外照射放疗。如果病灶较大,建议先行放疗,待病灶缩小以后再对周围型病灶进行消融。

2. 放射性肺炎　外照射放疗的患者如果存在较严重的放射性肺炎,消融术的选择应慎重。因为放射性肺损伤造成的肺间质病变在消融后极易继发严重的感染,尤其是真菌感染,造成患者严重的低氧血症、感染性休克甚至呼吸衰竭。

3. 较大病灶(≥5cm)　对于病灶较大(≥5cm)且邻近胸膜或纵隔者,建议先行消融,再对病灶周边及消融不全的部位补种放射性粒子。对于先行放射性粒子植入的患者,如果病灶周边放射性肺损伤较明显,则消融治疗的选择应慎重,应积极治疗放射性肺损伤,保证患者有足够的肺功能代偿。

(四)随访及疗效评估

消融联合放疗治疗肺部肿瘤的随访包括两个方面,一是对病灶局部疗效的评价,包括消融的局部疗效以及放疗的局部疗效。二是对联合治疗后患者的总生存及无进展生存期情况进行随访。对消融局部疗效的评价一般在消融后1个月行肺部强化CT检查,对于消融不完全的部位建议尽早给予再次消融。对于消融联合放疗后病灶局部疗效评价为完全消融,但是出现了新的转移灶时,治疗方法需要根据新发病灶的部位及数目进行选择。如转移灶较多,则仍以全身治疗为主,包括选择全身化疗或者应用靶向药物等治疗。

综上所述,消融术具有创伤小、疗效好、治疗时间短、花费低等优势,与多种治疗方法进行联合可以提高局部控制率,改善总生存,并可以降低治疗带来的副作用,提高患者的生活质量,因此在进展期NSCLC的治疗中必将得到更广泛的应用。在临床实际工作中,必须对多种治疗方法之间联合应用的时机、并发症等有充分的认识,才能给患者带来最终的获益。盲目强调一种方法而忽视了多种方法的综合应用是不合理的。在此要强调多学科合作在肿瘤治疗中的重要性及必要性,防止出现某种方法的过度应用带来的各种弊端。

四、消融和粒子植入联合治疗肺部肿瘤

(一)粒子植入

粒子植入属于近距离放疗范畴,是采用影像引导技术将密封的放射源直接植入肿瘤病灶内,通过持续释放射线对肿瘤细胞进行杀伤的一种治疗手段。^{125}I放射性粒子为最常使用的永久插植放射源。临床常用的^{125}I粒子大小为4.5mm×0.8mm,包壳为镍钛合金。^{125}I放射

性粒子的半衰期为 60.2d,平均光子动能为 28keV,初始剂量率为 1mR/h,半价层为 0.025mm(铅)。其能以低于 0.035 5MeV 能量发射出 γ 射线,抑制细胞增殖和血管生成,诱导细胞凋亡,从而起到杀伤肿瘤细胞的目的。经皮 125I 放射性粒子植入治疗肺癌的影像引导技术有 CT 及超声等。CT 是肺部肿瘤放射性粒子植入最常用的引导技术。对于用超声能观察到全貌的靠近胸壁或与胸壁粘连的肿瘤,亦可以用超声引导。MRI 已显示出其在经皮肺穿刺和靶区定位中的价值,有望成为肺内肿瘤粒子植入的引导方式之一。联合应用射频 / 微波消融与 125I 放射性粒子植入技术时,一般推荐 CT 引导。

(二)适应证和禁忌证

消融与 125I 放射性粒子植入联合治疗,应遵循"肿瘤医疗个体化"理念,重视多学科诊疗模式,即在胸外科、呼吸科、肿瘤科、放射肿瘤科及介入科等共同讨论后决定治疗方案,保障患者得到有效、合理的治疗。

1. 适应证 ①直径 >5cm 的单发病灶;②≤ 3 个病灶、但病灶最大直径 >3cm;③≤ 3 个病灶,直径均≤ 3cm,但有病灶靠近血管、气管或其他重要器官;④病灶较大,且靠近肺门、主动脉弓、气管、食管等重要器官;⑤病灶靠近胸膜,单纯热消融易出现胸膜瘘的患者;⑥既往有外照射病史或放疗失败,瘤负荷较大,单纯热消融不能达到完全消融、粒子植入治疗累计辐射剂量较大的患者。

2. 禁忌证 ①恶病质、重要脏器功能严重衰竭者;②病灶周围感染性及放射性炎症没有很好控制者;③穿刺部位皮肤感染、破溃;④严重凝血功能障碍和 / 或严重贫血;⑤拟治疗病灶同侧恶性胸腔积液没有很好控制者;⑥ KPS 评分 <60 分;⑦预计生存期≤ 3 个月。

(三)术前准备及治疗计划

1. 术前准备 ①影像学检查:术前 1 周内行胸部强化 CT(层厚 5mm),观察肿瘤的大小、位置及其与邻近重要脏器、血管及气管的关系,拟应用 3D 打印非共面模板者于体表描画定位点。完善相关分期检查,有条件者建议行 PET-CT 检查排除或发现远处转移;②病理检查:治疗前行经皮病灶穿刺活检或者纤维支气管镜检查以明确诊断;③实验室检查:包括血常规、大小便常规、凝血功能、肝肾功能、血生化、病毒系列、血糖、肿瘤标记物、血型、心电图、心脏彩超、肺功能等;④药品及监护设备术前准备麻醉、镇痛、镇咳、止血、扩血管、降压等药物及设备;⑤患者准备:患者及家属(被委托人)签署知情同意书。局部麻醉前 4h 禁食,静脉全麻前 6h 禁饮食。手术区必要时备皮。建立静脉通道。术前口服镇咳剂。

2. 术前治疗计划 将胸部强化 CT 导入治疗计划系统(treatment planning system,TPS),依据肺窗图像(窗宽 1 000HU、窗位 650HU、层厚 5mm)勾画临床靶体积(clinical target volume,CTV)。粒子活度一般选择 0.6~0.8mCi(1mCi=37MBq),处方剂量(prescription dose,PD)为 120~160Gy。计划靶体积(planning target volume,PTV)包括 CTV 外放 1 cm,同时勾画肿瘤周边危及器官。根据治疗计划订购粒子,必要时同时设计 3D 打印非共面模板。肿瘤伴有明显肺不张的情况下,推荐使用 MRI 或 PET-CT 协助定位靶区。应用 DVH 图进行剂量评估。

(四)操作步骤和注意事项

1. 体位固定与麻醉 根据患者病灶位置及一般状况,采用合适的体位,应用真空垫妥善固定患者。给予静脉全麻或局部麻醉。根据手术部位消毒术野,严格执行无菌操作技术规范。应用平面模板者妥善固定模板,应用 3D 打印非共面模板者根据术前计划及体表定位点进行模板复位。应用模板且同期进行射频 / 微波消融时,注意为消融预留通道。

2. 射频 / 微波消融　按照前述相关规范进行操作。

3. 粒子植入　以 CT 引导为例,设置层厚 0.5cm 进行扫描,确定肿瘤部位,并在体表标记范围。根据 TPS 治疗计划,必要时结合模板引导,选择相应肋间隙作为穿刺植入平面,并确定进针位置、角度和深度。无法避开骨骼阻挡者,可采用骨打孔、人工气胸等辅助技术,在 CT 的引导下将粒子针穿刺入瘤灶预定位置。重复 CT 扫描提示粒子针穿刺到位后,根据 TPS 计划植入粒子。插植粒子针时,间距一般为 1~1.5cm,粒子针一次性插植完成或分层插植,进针至肿瘤远端边缘后,应用粒子植入器以等间距退针方式或按照计划将粒子植入肿瘤。粒子植入过程中,及时进行 CT 扫描,确定已植入的粒子是否符合治疗计划,及时对治疗计划进行修正。植入完成后,进行全肺 CT 扫描,确定各层面植入的粒子分布及粒子数,如有粒子稀疏或遗漏,应立即补充植入,以满足术前治疗计划的剂量要求。同时观察有无气胸、出血等并发症,及时对症处理,必要行经皮穿刺置管引流术。将术后 CT 图像输入 TPS 治疗计划系统进行剂量验证。

4. 术中监护　密切监测心率、血压和血氧饱和度,同时要观察患者的神志意识、呼吸、疼痛、咳嗽、咯血等情况,并对症处理。

5. 术后处理　患者返回病房过程中,由专人护送,手术部位遮盖 0.025mm 铅当量的铅单。术后心电监护、吸氧至病情平稳。术后 24h 复查胸片或胸部 CT,观察有无继发气胸、血胸或粒子移位。放置胸腔闭式引流者常规进行胸腔引流瓶护理。

6. 不良反应及并发症　结合美国卫生及公共服务部国立卫生研究院及国家癌症研究所制定的常见不良反应评价标准和美国放射肿瘤学研究所(Radiation Therapy Oncology Group,RTOG)制定的放射反应评价标准(RTOG/EORTC1987),对治疗后的不良反应和并发症进行评估。

(1) 气胸:少量气胸,患者无症状时,可继续观察。当肺压缩量超过 30% 时,患者出现憋喘、呼吸困难等症状时,一般需放置胸腔闭式引流管。

(2)出血:①肺出血可表现为血痰或咯血。应用止血药物(垂体后叶素、血凝酶、氨甲苯酸、酚磺乙胺等)静推或静脉滴注处理,必要时可行支气管动脉栓塞;②血胸:主要原因为穿刺针损伤肋间血管、胸廓内动脉、肺内血管,血液沿针道流入胸腔。如出血量较大(>500ml),应迅速补充血容量,必要时行动脉造影明确责任血管,栓塞责任血管,密切注意血压、脉搏变化,必要时行外科手术止血。

(3)胸膜反应:相对少见,主要表现为连续咳嗽、头晕、出汗、面色苍白、心悸、脉细、四肢发凉、血压下降、胸部压迫感、虚脱甚至意识障碍等症状。一旦出现上述情况,应立即停止操作,患者取平卧位,注意保暖,观察脉搏、血压、神志的变化。症状轻者,经休息或心理疏导即能自行缓解。对于血糖明显降低、生命体征不稳定的患者,给予吸氧、补充葡萄糖,必要时皮下注射 0.1% 的肾上腺素 0.5mg 皮下或肌内注射,防止休克。

(4)感染:相对少见,主要表现为术后发热、白细胞数量升高等。可给予抗感染治疗,严格执行无菌操作可降低发生概率。

(5)针道转移:相对少见。可行外科切除或再次行粒子植入,术中经穿刺针注入 5- 氟尿嘧啶或替加氟等化疗药物可降低发生概率。

(6)粒子移位和迁移:粒子在术后可发生移位,迁移至远端细支气管、脱落游离至胸腔,可严密观察。

(7)局部放射性肺炎及放射性肺纤维化:罕见,多出现在反复多次植入粒子的患者中。

(8)其他少见并发症:如肺栓塞、空气栓塞、神经损伤等,需个别特殊处理。

(五)注意事项

1. 粒子植入的放射防护 粒子植入的方式防护参考《临床核医学放射卫生防护标准》GBZ120-2006。粒子植入后 2 个月内应避免与儿童和孕妇接触,且患者应戴铅围脖、铅背心和铅围裙等。

2. 粒子植入的准入 参照原国家卫生和计划生育委员会颁布的《放射性粒子植入治疗技术管理规范(2017 年版)》。从业人员应当接受至少 3 个月的系统培训。在医师指导下,参与放射性粒子植入术 30 例以上,并参与 30 例以上放射性粒子植入患者的全过程管理,包括术前诊断、术前计划、植入技术、术后验证、围术期管理、随访等,并考核合格。具体细则可参考卫生健康委员会网站。

(六)随访及疗效评估

1. 随访 术后 1 个月复查胸部强化 CT,之后每 3 个月复查 1 次;2 年后每 6 个月复查 1 次,5 年后每年复查 1 次。必要时可联合应用 PET-CT 或磁共振进行随访。

2. 术后局部疗效评估 射频/微波消融效果评估参考前述章节。粒子植入后疗效评估参考实体肿瘤的疗效评价标准 1.1 版。完全缓解(CR):所有靶病灶消失。部分缓解(PR):靶病灶直径之和比基线水平减少至少 30%。疾病进展(PD):以整个随访过程中所有测量的靶病灶直径之和的最小值为参照,直径和相对增加至少 20%(如果基线测量值最小就以基线值为参照);除此之外,必须满足直径和的绝对值增加至少 5mm(出现一个或多个新病灶也视为疾病进展)。疾病稳定(SD):靶病灶减小的程度没达到 PR,增加的程度也没达到 PD 水平,介于两者之间,研究时可以直径之和的最小值作为参考。

3. 临床疗效评估 在判断局部疗效的基础上,定期随访患者的生存情况,并记录患者 1 年、2 年、3 年、5 年的生存情况。同时要观察患者生存质量的改善情况(生活质量量表),疼痛缓解情况(疼痛评分评估),药物用量等。

第二节 微波消融治疗肺癌骨转移

肺癌是目前发病率和病死率占第一位的肿瘤,肺癌易发生转移,骨骼为最常见转移的部位之一。脊柱是最常见的骨转移部位,其次为骨盆、肋骨及股骨近端,常见症状为难治性疼痛、病理性骨折和活动障碍。由于进展期肺癌预期寿命较短且全身肿瘤负荷较大,这些患者的治疗常是姑息性的,故减轻疼痛并预防骨不良事件的发生是治疗骨转移的主要目标。骨转移治疗方法主要为:局部放疗/手术、全身化疗、双膦酸盐药物和各类止痛药物。就放疗而言,放疗后疼痛完全缓解率约为 60%,且容易复发。

近年来,影像学引导消融治疗广泛应用于骨转移疼痛的治疗,包括:射频消融、微波消融、冷冻消融等。与其他消融方法相比,微波消融具有单个探针消融面积大、温度上升快、消融时间短、受炭化及血流灌注影响小等优点。微波消融对高阻抗组织的效果更好。骨组织具有相对渗透性和低传导性有助于微波穿透更深,故微波消融对骨转移疼痛的改善效果通常好于其他消融技术。但单纯消融不能提高椎体骨转移灶的稳定性,甚至可能会导致病理性骨折,故对于病理性骨折风险较高的椎体溶骨性转移,建议与经皮骨水泥成形术联合应用,微波消融可以形成潜在的空腔,降低骨水泥注射时的压力,另一方面可使椎体内的微血管闭塞,减少骨水泥经微血管渗漏的途径,因此先消融然后再行骨水泥成形术,既能发挥二者的协同抗肿瘤及止痛作用,又能增加椎体稳定性,还能减少骨水泥渗漏率。

一、单用微波消融治疗肺癌并脊柱外骨转移

(一)适应证与禁忌证

1. 适应证 ①具有明确的原发肿瘤病史并有病理学证实;②有明确的转移骨破坏引起的疼痛;③常规治疗无效的难治性疼痛,包括阿片类药物、化疗和放疗;④功能状态 KPS 评分≥ 70 分,预期生存期≥ 3 个月。

2. 禁忌证 ①肿瘤内部包绕重要的血管和神经;②凝血功能障碍,特别是血小板计数 <50 × 10⁹/L 的患者,接受抗凝治疗中的患者停药 5~7d;③弥漫性疼痛,找不到责任病灶;④全身多发性转移,预期生存期 <3 个月。

(二)术前准备及治疗计划

1. 影像学检查 术前行全身骨扫描、病变部位的 CT 及 MRI 检查,明确骨转移病灶的位置、数目、性质、范围和大小;骨皮质是否完整,是否合并病理性骨折,是否合并周围软组织肿块等。

2. 实验室检查 血常规、凝血功能、肝肾功能、术前病原学 9 项、肿瘤标记物等。

3. 器材及药品准备 微波消融仪、骨穿刺针、骨科锤、骨水泥注射器、骨水泥、介入手术包、心电监护仪等。药物包括利多卡因、吗啡注射液等。

4. 患者准备 患者及家属(被委托人)签署知情同意书,局部麻醉前 2h 禁食,建立静脉通道。

(三)操作步骤

1. 体位固定 根据病变位置,选择合适的体位,必要时使用真空负压气垫,连接心电监护仪。

2. 定位 目标病灶部位覆盖栅格,CT 扫描,再次确认病变部位,设计模拟进针路线,避开重要的血管及神经,尽可能选择距离骨质破坏区最短的入路。将预定穿刺点在皮肤表面做出标记。消毒、铺巾、局部麻醉。

3. 穿刺进针 如果骨质破坏明显,骨皮质不完整,没有骨骼阻挡,可以持微波消融天线直接进针;如果骨皮质完整,需要采用同轴技术,用骨穿刺针建立工作通道,然后引导微波消融天线至预定部位。

4. 消融过程 根据病灶的大小,选择单针或多针消融,如果病灶直径≤ 3.0cm,可以使用单天线消融;如果病灶直径 >3.0cm,选择双天线消融。一般消融功率为 60~70W,消融时间 3~15min 不等;每消融 3min,即行 CT 扫描,观察消融的范围。消融完毕后即刻 CT 平扫或增强扫描,以确定是否完全消融。

5. 拔出微波消融天线 消融完毕后拔出微波消融天线,一般不消融针道,穿刺点加压包扎。

(四)注意事项

1. 表浅的骨转移肿瘤 对于位置表浅的骨转移肿瘤,可以采用皮下注水的方法保护消

融区域的皮肤及软组织。

2. 避免损伤神经 如果病变区域有重要的神经分布,则不要选择消融,以避免损伤神经。

(五)疗效评价

对于大多数骨转移瘤并不以完全消融为追求目标,其主要目的通常仅仅是为了姑息性止疼,故疗效评价应以疼痛的缓解为标准,疼痛评估采用视觉模拟评分法(VAS)。记录患者术前,术后 24h、48h、72h、1 个月、3 个月、6 个月 VAS 评分情况,术后定期进行影像学评估,观察肿瘤坏死区域及复发等情况。

(六)典型病例

见第九章中第二节。

二、CT引导微波消融联合骨水泥成形术治疗肺癌脊柱转移

骨水泥是骨粘固剂的常用名,主要成分为聚甲基丙烯酸甲酯(PMMA)。骨水泥的组成:粉剂 PMMA+ 苯乙烯 + 引发剂;液剂为聚甲基丙烯酸甲酯(MMA)+ 促进剂。PMMA 为无色液体,有刺鼻的气味,易挥发性、易燃性、亲脂性、并有细胞毒性,在一定条件下能自行聚合固化成聚合体 PMMA。

(一)适应证与禁忌证

1. 适应证 ①具有明确的原发肿瘤病史并有病理学证实;②有明确的转移骨破坏引起的疼痛;③常规治疗无效的难治性疼痛,包括阿片类药物、化疗和放疗;④功能状态 KPS 评分 ≥ 70 分,预期生存期 ≥ 3 个月。

2. 禁忌证 ①胸腰椎多发性转移,弥漫性腰背部疼痛,无法确定引起疼痛的责任病灶;②椎体弥漫性破坏,累及椎板及椎弓根;③肿瘤侵犯椎管,压迫脊髓,导致肢体瘫痪;④椎体后缘不完整、合并压缩性骨折和椎旁转移并非本项技术的禁忌证;⑤有严重出血倾向和无法纠正的凝血功能障碍者;⑥全身状况差、明显恶病质,预期生存时间 ≤ 3 个月。

(二)术前准备与治疗计划

1. 影像学 术前行全身骨扫描、病变部位的 CT 及 MRI 检查,明确脊柱转移的部位、性质、数目、椎体后缘破坏情况、是否合并压缩性骨折、是否合并椎旁软组织肿块、是否累及硬膜囊、脊髓是否受压等。

2. 实验室检查 血常规、凝血功能、肝肾功能、心电图、心脏彩超等检查。

3. 药品及器材准备 利多卡因、生理盐水、骨水泥、骨穿刺针、骨科锤、骨水泥注射器、螺旋口注射器、微波消融仪、介入手术包,心电监护仪等。

4. 患者准备 患者及家属(被委托人))签署知情同意书,局部麻醉前 2h 禁食,建立静脉通道。术前记录患者疼痛 VAS 评分,吗啡用量、脊髓 Frankel 功能分级。

5. 治疗计划 术前根据患者 CT、MRI 明确靶病灶数目、位置,选择合适的骨穿刺针及与之匹配的消融天线,设计模拟进针路线,初步估算骨水泥的用量。

(三)操作步骤

1. 体位固定 患者俯卧于平板床,身体保持水平不要倾斜,如不能俯卧,也可以侧卧,真空负压垫体位固定,常规心电监护。

2. 进针过程 目标病灶部位皮肤表面覆盖定位栅格,以 3~5mm 间隔 CT 扫描,再次观

察病变部位、破坏性质及程度、椎体后缘是否完整、有无压缩性骨折等。矢状位三维重建,观察病变椎体的走行方向。设计进针路线,进针路径包括单侧或双侧椎弓根、肋椎关节及椎旁,一般胸椎经椎弓根或者肋椎关节入路,腰椎经椎弓根或者椎旁入路,通常选择靠近病变的一侧进针,如果椎体破坏比较严重,也可以双侧进针。将预定穿刺点在皮肤表面做出十字标记,消毒、铺巾,持 18G 穿刺针局部麻醉至骨膜,快速三维重建,在矢状位上观察穿刺针是否位于病变或者压缩性椎体的中心,据此调整进针点。破皮,持三棱骨穿刺针沿预定穿刺点进针,骨科锤敲击进针(如果系成骨性转移,也可以使用螺旋状骨穿针手动进针),在进针过程中不断进行三维重建,矢状位观察骨穿刺针的位置,通过向头侧和足侧调整进针方向,引导骨穿刺针准确进入病变中心。如果合并压缩性骨折,一定要将骨穿刺针置入椎体的中心位置。当针尖抵达合适位置时停止进针,拔出针芯,置入微波消融天线,后退骨穿刺针,使消融天线前端露出 1.5~2.0cm。

3. 消融过程　连接微波消融仪,根据病变部位及椎体后缘破坏与否,选择合适的消融功率及消融时间,一般功率 30~50W,如果病变位于椎体前方,距离脊髓较远,选择功率 40~50W;如果病变位于椎体后方,距离脊髓较近,选择功率 30~40W;消融时间一般 3~5min,消融过程中不断询问患者有无下肢麻木及其他感觉异常,一旦出现上述症状立即停止消融。

4. 注射骨水泥　消融完毕后向前推进骨穿刺针至合适位置,拔出微波消融天线,抽取浆糊期骨水泥,用骨水泥注射器或者螺旋加压器抽取骨水泥,间断、缓慢注射,每注射 1~1.5ml 即行 CT 扫描,观察骨水泥是否外溢,一旦发现骨水泥突破椎体后缘向椎管、神经根管或者椎后静脉渗漏,即应停止注射。骨水泥的用量:在确保骨水泥没有向椎管和椎间孔渗漏的前提下,尽可能多注射骨水泥,使骨水泥覆盖破坏区域。一般胸椎 2~4ml,腰椎 4~8ml。骨水泥注射完毕以后,缓慢旋转退针,穿刺点加压包扎。

5. 术后处理　卧床 2h,术后常规行抗炎、止血治疗 3~5d。如果病灶靠近椎体后缘,或者椎体后缘不完整,术后给予甘露醇及地塞米松治疗 3~5d。

(四)注意事项

1. 选择正确的入径　在进针之前首先进行三维重建,在矢状位上观察患椎的走行方向,为选择正确的进针点和进针方向做参考。

2. 准确判断微波消融天线的位置　在进针过程中不断进行三维重建,在矢状位观察骨穿刺针的走行方向,引导骨穿刺针准确进入病变部位。当合并压缩性骨折时,一定要确保骨穿刺针和微波消融天线位于压缩椎体的中心。

3. 消融参数　消融时采用低功率(30~50W)和短时间(3~5min),在消融过程中不断询问患者有无下肢麻木等症状,防止损伤脊髓和神经。

4. 密切观察骨水泥注射的流向　正确把握骨水泥注射的时机,遵循间断、缓慢、分次注射的原则,每注射 1ml 即行 CT 扫描,观察骨水泥的流向,一旦发现骨水泥向椎管、椎间孔和椎后静脉明显渗漏,立即停止注射。如果椎体后缘或者侧缘不完整时,骨水泥要适当黏稠一些,注射速度要慢,这样可以减少骨水泥向椎管渗漏。

5. 避免损伤神经　当腰椎合并椎旁转移时,对椎旁转移病灶消融要持谨慎的态度,如果椎旁转移病灶靠近椎体前方可以消融,如果椎旁转移病灶靠近椎体后方,则不要消融,以免损伤腰神经和坐骨神经等。

6. 注意严重副作用　严重副作用虽然很少发生但一定要提高警惕。如损伤到了神经,会产生神经的损害,甚至瘫痪。骨水泥进入血管,可导致肺栓塞,甚至导致心跳呼吸骤停,猝死。

(五)疗效评价

微波消融联合骨水泥成形术治疗脊柱转移属于姑息性治疗,主要疗效评价指标为疼痛评分(VAS 评分),术后 24h、48h、72h、1 个月、3 个月、6 个月评价患者疼痛缓解情况,记录 VAS 评分及吗啡用量,评价患者脊髓 Frankel 分级变化。术后 3d 进行病变部位 CT 扫描再次评价骨水泥填充情况及骨水泥是否外溢。

(六)典型病例

见第九章第二节。

(杨　霞　李玉亮　张开贤　叶　欣)

参 考 文 献

[1] Lee H,Jin GY,Han YM,et al.Comparison of survival rate in primary non-small-cell lung cancer among elderly patients treated with radiofrequency ablation,surgery,or chemotherapy.Cardiovasc Intervent Radiol,2012,35(2):343-350.

[2] Wei Z,Ye X,Yang X,et al.Microwave ablation in combination with chemotherapy for the treatment of advanced non-small cell lung cancer.Cardiovasc Intervent Radiol,2015,38(1):135-142.

[3] Wei Z,Ye X,Yang X,et al.Microwave ablation combined with EGFR-TKIs versus only EGFR-TKIs in advanved NSCLC patients with EGFR-sensitive mutations.Oncotarget,2017,23;8(34):56714-56725.

[4] Ni Y,Liu B,Ye X,et al.Local Thermal Ablation with Continuous EGFR Tyrosine Kinase Inhibitors for EGFR-Mutant Non-small Cell Lung Cancers that Developed Extra-Central Nervous System(CNS)Oligoprogressive Disease.Cardiovasc Intervent Radiol,2019,42(5):693-699.

[5] Xu X,Ye X,Liu G,et al.Targeted percutaneous microwave ablation at the pulmonary lesion combined with mediastinal radiotherapy with or without concurrent chemotherapy in locally advanced non-small cell lung cancer evaluation in a randomized comparison study.Med Oncol,2015,32(9):227.

[6] 杨帆.超声引导植入 125I 放射性粒子治疗晚期肺癌疗效.中国实用医刊,2015,42(11):23-24.

[7] 邢刚,柴树德,郭德安,等.MRI 靶区定位在不张型肺癌 125I 粒子植入治疗中的应用.实用放射学杂志,2011,27(7):1021-1024.

[8] Yan WL,Lv JS,Guan ZY,et al.Impact of target area selection in 125Iodine seed brachytherapy on locoregional recurrence in patients with non-small cell lung cancer.Thorac Cancer,2017,8(3):147-152.

[9] Li J,Zhang L,Xu W,et al.Computed tomography-guided implantation of 125I seeds brachytherapy for recurrent multiple pulmonary oligometastases:initial experience and results.J Contemp Brachytherapy,2017,9(2):132-138.

[10] 中华医学会放射肿瘤治疗学分会.3D 打印非共面模板辅助 CT 引导放射性 125I 粒子植入治疗技术流程与 QC 的专家共识.中华放射肿瘤学杂志,2017,26(5):495-500.

[11] Chinese Medical Association,Radiation Oncology Society. Expert consensus on work flow and quality control of CT-guided 125I seed permanent interstitial brachytherapy assisted by 3D-printing non-coplanar templates. Chin J Radiat Oncol,2017,26(5):495-500.

[12] Qiming Huang,Jin Chen,Qunlin Chen,et al.Computed tomographic-guided iodine-125 interstitial implants for malignant thoracic tumors.European Journal of Radiology,2013(82):2061-2066.

[13] Yu X,Li J,Zhong X,et al.Combination of Iodine-125 brachytherapy and chemotherapy for locally recurrent stage Ⅲ non-small cell lung cancer after concurrent chemoradiotherapy.BMC Cancer,2015,6(15):656.

［14］ Mizuki Nishino，David MJ.New Response Evaluation Criteria in Solid Tumors（RECIST）Guidelines for Advanced Non-Small Cell Lung Cancer：Comparison With Original RECIST and Impact on Assessment of Tumor Response to Targeted Therapy.AJR Am J Roentgenol，2010，195（3）：221-228.

［15］ Cetin K，Christiansen CF，Jacobsen JB，et al.Bonemetastasis，skeletal-related events，and mortality in lung cancer patients：aDanish population-based cohort study.Lung Cancer，2014，86（2）：247-254.

［16］ Kakhki VR，Anvari K，Sadeghi R，et al.Patternand distribution of bone metastases in common malignant tumors.Nucl Med Rev Cent East Eur，2013，16（2）：66-69.

［17］ Kelekis A，Cornelis FH，Tutton S，et al.Metastatic Osseous Pain Control：Bone Ablation and Cementoplasty. Semin Intervent Radiol，2017，34（4）：328-336.

［18］ Pusceddu C，Sotgia B，Fele RM，et al.Combined microwave ablation and cementoplasty in patients with painful bone metastases at high risk of fracture.Cardiovasc Intervent Radiol，2016，39（1）：74-80.

［19］ Filippiadis DK，Tutton S，Mazioti A，et al.Percutaneous image-guided ablation of bone and soft tissue tumours：a review of available techniques and protective measures.Insights Imaging，2014，5（3）：339-346.

［20］ Khan MA，Deib G，Deldar B，et al.Efficacy and safety of percutaneous microwave ablation and cementoplasty in the treatment of painful spinal metastasesand myeloma.AJ N R Am J Neuroradiol，2018，39（7）：1376-1383.

［21］ Kastler A，Krainik A，Sakhri L，et al.Feasibility of Real-Time Intraprocedural Temperature Control during Bone Metastasis Thermal Microwave Ablation：A Bicentric Retrospective Study.J VascInterv Radiol.2017，28（3）：366-371.

第八章

肺部恶性肿瘤消融治疗的围手术期护理

第一节 一 般 护 理

一、术前护理

（一）术前评估

术前评估了解患者疾病史、既往史，检测血小板、凝血化验、肝肾功能、肺功能、心脏彩超、心电图、必要时行下肢静脉彩超。

1. 指导戒烟　吸烟、咳嗽、咳痰的患者应指导其戒烟，应用止咳化痰药物以保证呼吸道通畅。

2. 有高血压病史　手术日可正常服用降压药。

3. 糖尿病患者　手术日需空腹，停用降糖药，备用糖块预防低血糖的发生，应用静脉营养。

4. 抗凝治疗患者　术前 5~7d 停用抗凝药以防术中出血。血小板低患者，凝血异常者先予升血小板，使血小板 $\geqslant 50 \times 10^9/L$。

5. 注意重要脏器功能　肝肾功能差者，给予保肝护肾治疗；心肺功能差者，术中术后严密监测心肺功能；下肢静脉彩超示血栓形成者予停手术；对于营养不良者，给予营养支持改善营养状况。

（二）术前健康宣教

术前给予患者健康宣教，通过面对面宣教及观看视频直观讲解术前术后注意事项，讲解手术室环境，缓解患者紧张情绪。再由主治医师对患者行心理疏导，向患者讲解手术原理和手术流程，打消患者对手术的顾虑，尽力消除其恐惧和焦虑的心理情绪。并介绍此类手术的成功案例，使患者战胜疾病的信心更加坚定。

（三）指导训练

术前每日在护士指导下进行呼吸功能锻炼，每日 3 次，每次 20min，练习腹式呼吸及缩唇呼吸。为提高术中穿刺针定位准确性，患者术前行屏气及平稳呼吸练习，患者分别取平卧位以及左/右侧卧位、俯卧位，用鼻腔吸气口腔呼气，吸气末屏气数秒后再缓慢呼气，每次吸气及呼气时尽量保持胸廓运动平稳,放松全身肌肉,在保证机体需氧量的同时,尽量减少每分钟呼吸频率,为术中穿刺定位时不会因呼吸频率过快或呼吸幅度过大而导致穿刺针移位。床上练习大小便,以适应术后卧床时床上排便的需求。

(四)术前胃肠道准备

手术前晚给予 60 岁以上老年患者大量不保留灌肠,预防因术后排便困难增加心肺负担而导致心血管意外和气胸。指导患者术前 8~12h 禁食用固体半固体食物。

(五)术前用药

因热消融常为 CT 引导下进行,术前需在上肢建立静脉通道,以备术中应用造影剂。下肢建立静脉通道,以备术中抢救用药。术前常规应用地西泮、盐酸羟考酮注射液等以达到镇静、止痛及辅助麻醉的作用。术前常规应用预防呕吐的药物及呼吸兴奋剂以拮抗地西泮、吗啡类药物引起的呼吸抑制作用和恶心呕吐等副作用。术前用药完毕,指导患者勿下床活动以防用药后药物作用引起的头晕而跌倒。

二、术中护理

(一)严格执行护理查对

严格执行护理查对制度,做好身份和手术部位识别。根据手术部位和穿刺路径配合医师指导患者采用合适的手术体位。术中常见体位有仰卧位、侧卧位、俯卧位或双臂上举位。连接好心电监护及血氧饱和监护。

(二)检查消融治疗设备、药品并协助穿刺定位

检查并准备完善消融治疗系统及相关电源导线和连接导线,备好术中使用的无菌物品和各种器械。备好麻醉药品,包括局部麻醉药、镇痛药等;急救物品,包括吸痰器、简易呼吸气囊等;急救药品,包括呼吸兴奋剂、止血药物等。协助手术医生打开手术包,抽取麻药及准备消毒物品,铺无菌治疗单。协助手术医生 CT 下定位,穿刺点消毒及注射麻醉药品。

(三)术中监护

妥善固定并观察建立好的静脉输液通路,根据术中病情遵医嘱正确给药,用药过程中观察药液输入是否通畅,观察药物效果与不良反应。常规给予患者持续低流量氧气吸入,持续心电监护,每 5~10min 监测一次血压、心率及心律、呼吸和血氧饱和度的变化,发现异常及时通知医生并记录。术中做好心理护理,密切观察患者情绪波动情况,应用合适的语言安慰患者,缓解患者紧张的情绪。术中密切观察患者病情变化,并做好相关记录,术中严密观察水冷微波消融系统的运行情况,记录消融时微波功率及消融时间,发现问题及时通知手术医生。热消融结束后,给予穿刺点无菌敷料覆盖并按压 5~10min,必要时行弹力绷带及沙袋加压包扎,协助患者穿衣保暖并移动至转运床,严密观察病情变化。

(四)消融术中对患者常用护理措施

患者在消融过程中(尤其是在局麻下手术),随时会出现多个症状和意想不到的问题,如果处理不当会影响手术的进行。①术中做好心理护理,密切观察患者情绪,应用合适的语言安慰患者,缓解患者紧张的情绪;②热消融时由于局部产生的热量随血流至皮肤蒸发,患者术中通常出汗较多,随时帮助患者擦干汗液,注意保暖;③患者常有咳嗽,嘱患者尽量轻微咳嗽;④术中出现少量咯血时,嘱患者尽量咳出或咽下(但要严防误吸误咽)。术中出现中量或大量咯血时,配合医师积极抢救;⑤患者术中疼痛较重时要控制患者的身体或肢体过度活动,并及时配

4. 环境指导　为患者提供安静、无刺激适宜修养的环境,如柔和的光线,适宜的温度、湿度,新鲜的空气,避免噪声的刺激。

第二节　心理护理

肺癌是一种常见的肺部恶性肿瘤,起源于支气管黏膜上皮,占肿瘤患者死亡原因的25%,死于癌症的男性患者中肺癌已居首位,目前外科手术是治疗肺癌的主要手段,而手术是一种严重的创伤其病程复杂,变化很大,给治疗和康复带来严重的不良影响,但是由于各种原因,大约80%的肺癌无法通过手术切除治疗。对于无法手术切除的多数肺癌患者在传统的放化疗中获益有限,因此许多新的局部治疗方法应运而生,包括局部消融治疗等,为避免患者产生负面情绪而陷入身心影响的恶性循环,对此护理人员应把握住患者在住院期间的心理、生理变化特点,做好心理护理。

建立良好的护患关系,是实施有效心理护理的前提,为了给患者留下良好的第一印象,护理人员接待患者时要做到主动热情,面带微笑,帮助患者熟悉医院环境、病房环境及布局、医院及病房规章制度,使患者一入院就感受到护理人员的关心,由此消除患者的陌生感和紧张感,减轻患者对住院的恐惧心理,为今后开展心理护理工作打下良好的基础。

一、术前心理护理

(一)术前访视

评估患者手术前的心理状态,由于患者对消融治疗认识不足,不可避免的存在不同程度的心理紧张和焦虑,基于癌症手术患者的心理特点,采取针对性术前访视和护理可减轻患者焦虑心理、减少并发症。使患者对术中可能出现的情况有充分地心理准备,并取得家属积极配合治疗。患者文化背景和社会环境差异等导致其心理活动也不一样,因此,应针对患者的个性特征,认真、耐心、细致的做好患者的心理护理。首先医务人员应主动接触患者,认真倾听患者的诉说,耐心解释,回答提问,及时发现异常心理反应,使之了解疾病相关知识,融洽护患关系,消除顾虑,增强自信心,通过沟通了解其产生焦虑的原因,针对原因进行心理护理。其次要以丰富的专业理论知识、娴熟的技术操作赢得患者的信任。另外,还可以介绍同类病情手术成功患者介绍经验,使者消除顾虑,树立战胜疾病的信心。

(二)术前心理疏导

术前向患者进行热消融相关知识宣教,用亲切礼貌的语言向患者及家属提供手术信息及注意事项,并协助患者及家属做好相应的术前准备工作。手术室护士和手术医生术前一天均要到病房探望患者,让患者对手术有初步的了解,以消除其疑虑、紧张及恐惧等不良情绪,打消对麻醉、麻醉过程中疼痛及对人体造成影响的恐惧,增强患者对手术的信心,使其主动配合治疗。

(三)保证充足的睡眠

睡眠时间的缩短可使人体对压力的耐受性降低,为保证充足的睡眠,可根据患者的喜好睡前播放音乐、热水泡脚等帮助患者入睡,必要时给予药物镇静、安眠,以保证术前得到充分的休息和睡眠,尽量使患者以最佳的精神状态接受手术。

二、术中心理护理

热情接待患者入手术室,介绍手术室的布局,麻醉方法,术中体位及其配合的事项。态度要亲切以消除患者的紧张心理。

(一)及时反馈手术情况

患者术后从手术室返回病房,护士要在第一时间到达患者床旁,并第一时间送上真诚的祝福,用恰当语言告知患者手术情况,说话时音量适当,语速适当放慢,用亲切和蔼的语言进行鼓励。注意多传达有利的信息,减轻患者的焦虑和恐惧,放松他们的心情。

(二)正确的处理术后伤口疼痛

护士应及早的告知患者术后 24h 内伤口最疼,48h 后会减轻,使患者有足够的心理反应,告知患者如果注意力过度集中,情绪过度紧张,就会加剧疼痛。意志力薄弱、烦躁和疲惫也会加剧疼痛。从环境方面来说噪声、强光也会加剧疼痛。因此医生和护士应体察和理解患者的心情,从每一个具体环节来减轻患者的疼痛。给予有效的止痛药,暗示可以减轻疼痛,让患者听喜欢的音乐。

(三)帮助患者树立战胜疾病的信心

加强对手术后患者巡视,经常询问患者,重视并明确患者所处心理状态,给予适当的解释和安慰。有些患者术后平静下来之后会出现抑郁反应,主要表现在不愿意说话,不愿意活动,易烦躁,厌食及睡眠不佳等。这种心理状态如不及时排解,必将影响患者的术后恢复。所以要努力的分析患者的性格、气质和心理特点,注意他们不多的言语涵义,主动关心和体贴他们。

肺癌患者在其病程中心理变化极其复杂,而心理社会因素在肿瘤的发展中起着重要的因素。因此面对肺癌患者的各种心理变化,护理人员要认真细致地把握其各种心理状态,采取针对性心理护理,促进肺癌患者降低恐惧焦虑心理。对手术治疗的信心明显增加,以良好的状态配合治疗,促进肺癌患者康复。

第三节 并发症及其护理

一、常见并发症

肺部肿瘤消融术后并发症按照严重程度分为①轻微并发症:一般不需要处理,不遗留永久损害;②严重并发症:导致死亡或者致残,需要住院或者临床处理,提升护理级别或延长住院时间。按照发生率分为①常见并发症:发热、疼痛、气胸、胸腔积液、咳嗽咯血、出血、感染等;②罕见并发症:皮肤烫伤、支气管胸膜瘘等。按照发生时间分类:①即刻并发症;②围手术期并发症(1 个月内);③远期并发症(>1 个月)。

二、并发症的护理

(一)发热

主要是由于肿瘤细胞破坏,释放肿瘤坏死因子而发热和肿瘤内白细胞浸润引起炎性反应而发热,常在手术当日或次日出现,体温一般在 38.5℃ 以下,可持续 3~5d。术后应注意观察患者体温变化,若为低热则不必特殊处理,指导患者饮水。体温若持续升高,>38.5℃,遵医嘱给予药物降温,对于年老体弱者给予适当的补液,防止虚脱,出汗较多者应及时更换衣服,保持床单干燥整洁。对于高热伴寒战者应注意有无感染,遵医嘱行血培养检查及 GM 试验。观察用药后患者体温的变化并书写护理记录;观察用药后主要不良反应,指导患者对症处理。发热期间指导患者进食清淡、易消化、富含纤维素的食物,应多饮水,保证充足的水分摄入;应卧床休息,避免劳累,减少机体消耗;开窗通风,保持室内空气清新,保持适宜的湿度。对感染的患者做好消毒隔离。

(二)感染

若肺部消融术后 5d 患者体温仍然 >38.5℃,首先要考虑肺部感染的可能。监测血常规、CRP、PCT 等指标,根据痰或血或脓液细菌培养的结果调整抗生素;如果发生肺部或胸腔脓肿可以置管引流,并行药物灌注,留置引流期间记录引流液的量、性状。护士应向患者简要讲解胸腔内注药的过程及作用,可能的不良反应及应对方法。配合医生进行胸腔注药操作,注药结束夹闭引流管 2~6h,指导患者每 20~30min 更换体位,利于药物与胸腔广泛接触,促进吸收。观察用药后反应,包括局部药物灌注后引起的相关恶心呕吐、腹泻、发热等反应,出现问题遵医嘱对症处理。需要注意的是放疗以后再消融的患者易发生间质性肺炎,在间质性肺炎的基础上易发生感染,要引起充分注意,可以辅以药物的雾化吸入治疗。

(三)疼痛

目前最为广泛应用和公认的是国际疼痛协会(international association for the study of pain,IASP)给出的疼痛定义:"疼痛是伴随现有的或潜在的组织损伤引起的或与损伤有关的感觉和情绪上不愉快的体验"。这一定义强调了疼痛是患者的主观感受,提示在评估疼痛强度时,应以患者本人的主诉为依据。属于术后常见并发症之一,主要是因为治疗所致的组织炎性水肿,被膜张力增高引起,深呼吸时疼痛加剧。主要表现为胀痛,其疼痛程度、持续时间与肿瘤的大小、位置的深浅及患者的耐受程度等因素有关。术后 2d 内患者疼痛较明显,一般持续 3~5d。对于轻度疼痛的患者,护士要耐心与患者交流,通过转移其注意力的方法来帮助患者减轻疼痛;并鼓励患者说出疼痛程度,观察面部表情,了解患者疼痛程度;解释出现疼痛的原因,减轻紧张情绪;注意观察患者疼痛的部位、性质、持续时间,有异常情况及时汇报医生处理。对于疼痛症状较为严重的患者,护士应遵医嘱为其调整用药的类型与剂量。根据疼痛治疗的"三级阶梯"原则治疗,必要时可以联合应用糖皮质激素等辅助药物。应用止痛药物后观察用药效果及药物副作用,同时连续评估患者的疼痛程度,做好疼痛护理记录。

(四)气胸

有研究显示,气胸是微波消融后主要并发症,发生率为 30%~60%,气胸的发生与患者年龄大,穿刺路径经过肺大疱、叶间裂,多个病灶同时消融反复穿刺等因素有关。密切观察患者呼吸频率,是否出现胸闷气促等症状。必要时协助医生胸腔排气治疗及做好胸腔闭式引流的护理。指导患者深呼吸,保持大便通畅,防止用力排便,出现便秘可适当使用缓泻剂,必要时行灌肠。临床上需要注意的是迟发性气胸的发生,一般认为消融后 72h 后发生的气胸称为迟发性气胸。如患者术后 2~3d 出现胸闷、气促、甚至呼吸困难的症状,建议行胸部 CT 平扫检查,以排除迟发性气胸的可能。

(五)胸腔积液

胸腔积液是经皮穿刺热消融治疗非小细胞肺癌主要的术后并发症之一,发病率在 10%

左右,但积液量相对较少,一般无明显症状,患者可自行吸收。其主要与术后胸腔积液与肿瘤或周围肺组织受热后局部出现炎性渗出有关。护士密切观察患者生命体征,注意体温变化;观察患者有无胸闷、气促及疼痛,出现上述情况警惕胸腔积液的发生。指导患者取半卧位,给予持续低流量吸氧,鼓励患者卧床休息,给予高蛋白、高热量、粗纤维饮食;做好患者心理疏导,告知患者可能出现的不适症状及应对方法,消除患者焦虑,稳定患者情绪;对于胸腔积液较多的患者,配合医生进行胸腔闭式引流。观察引流液颜色及引流量,观察生命体征、疼痛以及有无皮下气肿气胸等穿刺相关并发症,如患者有不适主诉,及时通知医生对症处理,观察穿刺点有无红肿、疼痛等炎性反应以及渗液,常规每七天更换一次敷料,如有渗液、松脱随时更换,更换敷料时严格无菌操作,穿刺点消毒面积大于敷料覆盖面积。管路妥善固定于胸壁皮肤上,并经常更换粘贴的位置,避免管路固定不当导致医疗器械相关压疮。每天交接班检查管路固定情况。对患者进行的健康宣教包括:避免管路扭曲打折;禁止淋浴,清洁皮肤可使用温毛巾擦拭;睡眠时避免管路及局部皮肤受压;更换衣物及行动时需谨慎避免牵拉造成脱管等。当胸腔引流量小于 100ml/d 时,超声提示少量胸腔积液,夹闭引流管 24h 患者无不适主诉,可拔除置管。拔管后穿刺点无菌敷料覆盖 3d,穿刺点愈合良好可去除敷料。

(六)咳嗽

咳嗽与术中病灶局部温度过高刺激肺泡、支气管内膜或胸膜有关。术前可常规应用可待因片等镇咳药物,必要时可给予药物雾化吸入,术中出现剧烈咳嗽时应暂停治疗,加强镇静、镇痛治疗,术后可常规应用止咳、化痰药物。

(七)出血

出血的发生率 <10%,多以咯血为主要表现,严重出血发生率包括肺实质出血、胸腔积血、肋间动脉出血等。肺实质出血与穿刺路径上有肺血管、病灶血供丰富、病灶位于中下叶、针道消融不充分等因素有关。对于肺实质出血,应立即予以止血治疗,予以心电、血压监护,密切观察生命体征,复查血常规、凝血功能,复查胸部 CT,密切关注病情变化。对于咯血患者,注意患侧卧位,预防误吸。若出血进行性增多,内科保守治疗无效,可行介入栓塞治疗或外科干预。胸腔积血考虑与穿刺过程中损伤大血管有关,对于生命体征平稳,积液量不增多的患者穿刺置管引流即可,对生命体征不平稳的患者应行介入栓塞治疗或外科干预。肋间动脉出血是穿刺过程中直接损伤肋间动脉所致。穿刺时应注意避开肋间动脉走行区,不要紧贴肋骨下缘穿刺,充分评估消融针道以降低出血的风险。对于肋间动脉出血的患者,立即给予仰卧位压迫止血、给予心电、血压监测,应用药物止血治疗,必要时备血,记录 24h 出入量,严密观察患者的病情变化。

(八)胸膜反应

胸腔穿刺致胸膜反应的机制目前尚未阐明,有学者认为主要是消融过程中刺激了支配壁层胸膜的迷走神经,兴奋的迷走神经可使心率减慢、甚至心跳停止;局部麻醉不充分;部分患者对疾病的不了解,对治疗手段的恐惧,甚至处于高度紧张状态等均可导致胸膜反应的发生。术前应加强与患者沟通,避免精神过度紧张。手术中出现胸膜反应,应遵医嘱肌注 654-2 或阿托品,或者彻底麻醉附近胸膜后再行消融。消融过程中,严密观察患者的心率、血压的变化,如出现胸膜反应,立即停止消融,给予加快补液量,阿托品 1mg 静推后,遵医嘱用药,直至病情缓解。

(九)皮肤烫伤

微波消融时,肿瘤组织坏死液化产生液体,在拔出微波针时,液体可顺着鞘管流出而引起皮肤烫伤,表现为潮红或水疱。因此在拔出微波针时要慢,如有液体溢出,应用治疗碗接引或在伤口周围加盖生理盐水棉垫以保护皮肤,如术中出现皮肤烫伤,护理中注意保持创面清洁干燥,无菌包扎或用烧伤膏外涂。一般3~5d水疱自行吸收,不吸收者按烧伤处理。

(十)支气管胸膜瘘的护理

较为罕见(<1%),多表现为较长时间的气胸或液气胸,是热消融术后较严重的并发症。主要与病灶邻近胸膜、过度消融、合并慢性阻塞性肺气肿等因素有关,大多数保守治疗可以恢复,少数表现为顽固性气胸,处理困难可行胸膜硬化术、气管内栓塞术或外科手术。

(李卫峰　李　征)

参 考 文 献

［1］范卫君,叶欣.肿瘤微波消融治疗学.北京:人民卫生出版社,2011.

［2］张蕾,谢振华.综合护理干预对非小细胞肺癌CT引导微波消融术后效果的影响.中国肿瘤临床与康复,2018,25(6):748-751.

［3］陈霞.CT引导下经皮肺癌微波消融术的护理.天津护理,2018,26(2):191-192.

［4］杨芳,赵洁琼.临床护理路径在微波消融术治疗原发性肝癌患者中的应用.海军医学杂志,2017,38(2):184-185.

［5］郭晨阳,胡鸿涛,李海亮.CT引导经皮穿刺微波治疗周围型肺癌.当代医学,2009,15(35):674-676.

［6］王强,刘瑞宝,张立成.肺癌微波治疗进展.中国肺科杂志,2010,13(1):78-81.

［7］曾子芳,陈洁雅,吴桂梅.CT定位下经皮穿刺射频消融肺肿瘤的临床观察和护理.国际医药卫生导报,2004,10(12):159-160.

［8］陈霞.CT引导下经皮肺癌微波消融术的护理.天津护理,2018,26(2):191-192.

［9］程湘妮,李少萍,彭天芳,等.射频消融治疗肺部实体肿瘤的护理.广东医学,2009,30(12):1945.

［10］陈腊梅.CT引导下射频消融治疗肺癌的手术配合及护理.中国实用护理杂志,2014,30(增刊):42.

［11］Chen W,Zheng R,Baade P.D,et al.Cancer Statistics in China,2015.CA CANCER J CLIN,2016,66:115-132.

［12］王楠.冷循环微波消融术治疗原发性肝癌围手术期护理.护士进修杂志,2012,27(12):1090-1092.

［13］覃美玉.微波消融术治疗肝癌的护理.医学理论与实践,2013,16(4):516-517.

［14］艾亮.胸腔闭式引流加持续负压吸引治疗自发性气胸的临床价值研究.中国实用医药,2018,8(13):36-37.

［15］于荣英,杨燕,仲秀荣.喉癌、下咽癌术后出院指导.山东医药,2003,43(29):47.

［16］李艳梅,张红梅,孙红.医疗器械相关性压疮案例分析与风险管理.护理管理杂志,2015,15(2):137-138,147.

［17］Williams AC,Craig KD,张钰,等.疼痛新定义.中国疼痛医学杂志,2016,22(11):808.

［18］Williams AC,Craig KD,Zhang Y,et al.New definition of pain.Chinese Journal of Pain Medicine,2016,22(11):808.

［19］竺琳敏.恶性肿瘤伴梗阻性黄疸患者行内镜下逆行胰胆管造影胆道支架植入术的护理.中国实用护理杂志,2013,29(29):43-44.

［20］Liu H,Steinke K.High-powered Percutaneous Microwave Ablation of Stage I Medically Inoperable Non-small Cell Lung Cancer:A Preliminary Study.J Med Imaging Radiat Oncol,2013,57(1):466.

［21］潘永泉,周一民,岳世昌.胸膜反应的临床探讨.医学与哲学,2007,28:78.

［22］张静.肝癌介入治疗患者的临床护理体会.中国医学创新,2011,8(28):60-61.

［23］曾子芳,陈洁雅,吴桂梅.CT定位下经皮穿刺射频消融肺肿瘤的临床观察和护理.国际医药卫生导报,2004,10(12):159-160.

第九章

| 肺部恶性肿瘤消融典型病例

例1.患者男性,82岁。因"咳嗽、咳痰、痰中带血10天"收住院。临床诊断:右肺下叶癌(腺癌)。临床分期为:I_{A3} 期($T_{1c}N_0M_0$)。既往:吸烟40支/d×40余年,慢阻肺病史二十余年。经过1年多综合治疗后局部进展,右下肺局部进展病灶约2.5cm×1.7cm(图9-1-1)。

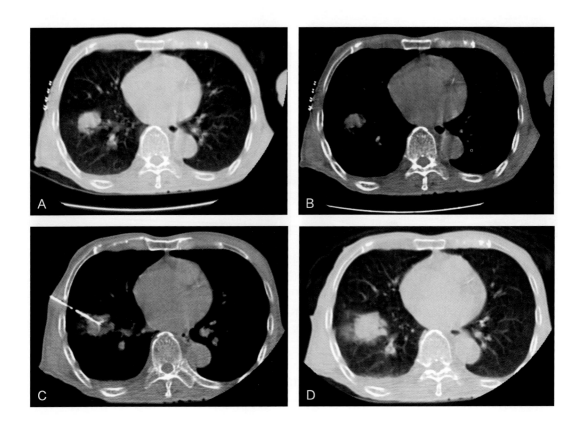

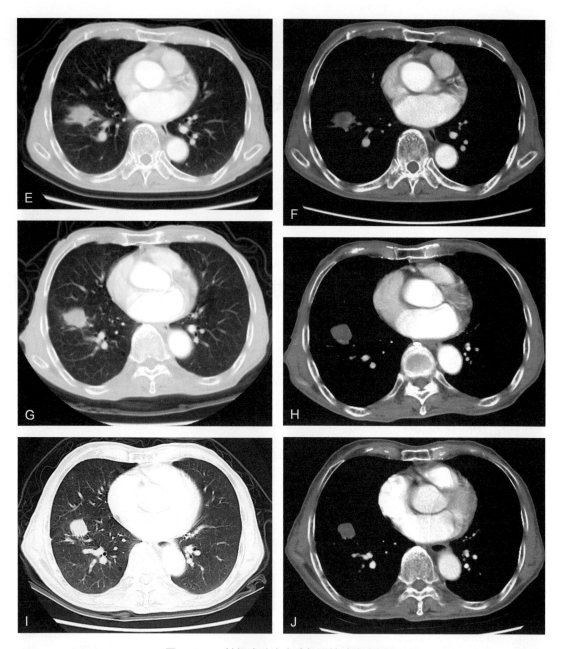

图 9-1-1 射频消融治疗肺部恶性肿瘤病例 1

A、B. 右下肺局部复发病灶 2.5cm×1.7cm，消融前定位像；C. 在 CT 引导下采用单个伞形电极(3cm)穿刺入肿瘤中，进行射频消融；D. 消融后即刻 CT 扫描图像，病灶周围 GGO 完整，覆盖病灶超过 5mm；E、F. 消融术后 4 个月 CT 图像，病灶体积缩小，病灶周围 GGO 基本吸收，无强化；G、H. 消融术后 8 个月 CT 图像，右下肺病灶缩小，且无强化；I、J. 为消融术后 18 个月 CT 图像，右下肺病灶持续缩小，且无强化，疗效评估达到完全消融

例 2. 患者男性，56 岁。因"胸痛、头痛 20 天"住院。临床诊断：右下肺腺癌，脑转移。临床分期：Ⅳ期(T_1NxM_1)。入院后脑转移病灶伽玛刀治疗后 1 个月，化疗 4 周期，右下肺病灶 1.6cm×1.3cm(图 9-1-2)。

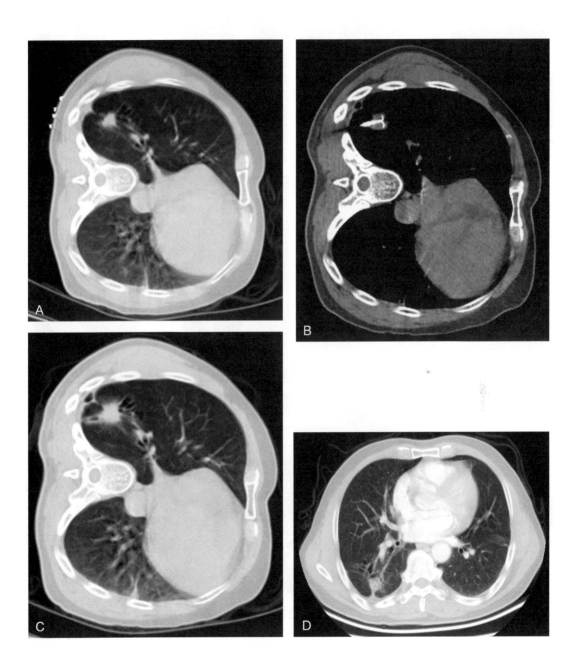

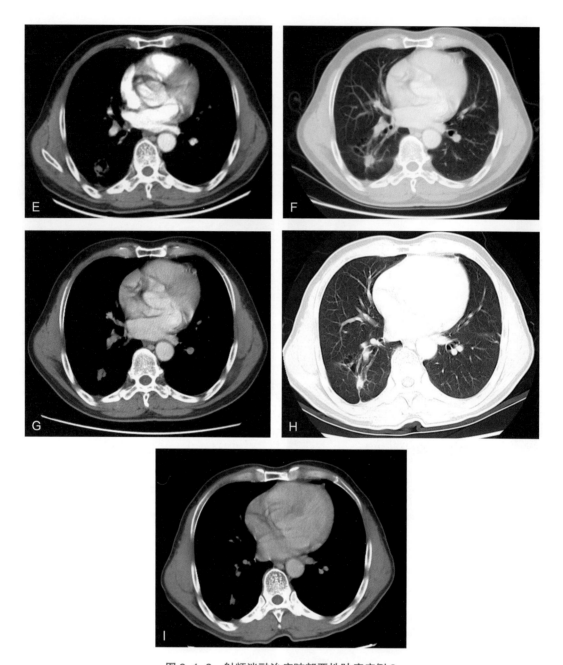

图 9-1-2 射频消融治疗肺部恶性肿瘤病例 2

A. 右下肺叶病灶 1.6cm × 1.3cm,消融前定位像,患者取左侧卧位;B. 在 CT 引导下采用单个伞形电极穿刺入肿瘤中,进行射频消融;C. 消融后即刻 CT 扫描图像,病灶周围 GGO 完整覆盖病灶;D、E. 消融术后 1 个月 CT 图像,病灶周围 GGO 基本吸收,出现类空洞样变化,远端见条索影与胸膜相连,纵隔窗病灶呈"蛋壳"征,无强化;F、G. 消融术后 15 个月 CT 图像,右下肺病灶缩小,且无强化;H、I. 消融术后 30 个月 CT 图像,右下肺病灶持续缩小为纤维瘢痕,疗效评估达到完全消融例3.患者女性,48岁。因"查体发现左肺下叶占位20天"住院。临床诊断:左肺下叶癌(腺癌)。临床分期为:I_{A3} 期($T_{1c}N_0M_0$)。既往:健康。拒绝手术,综合治疗后10个月,左下肺病灶 3.0cm×2.8cm 局部进展(图9-1-3)。

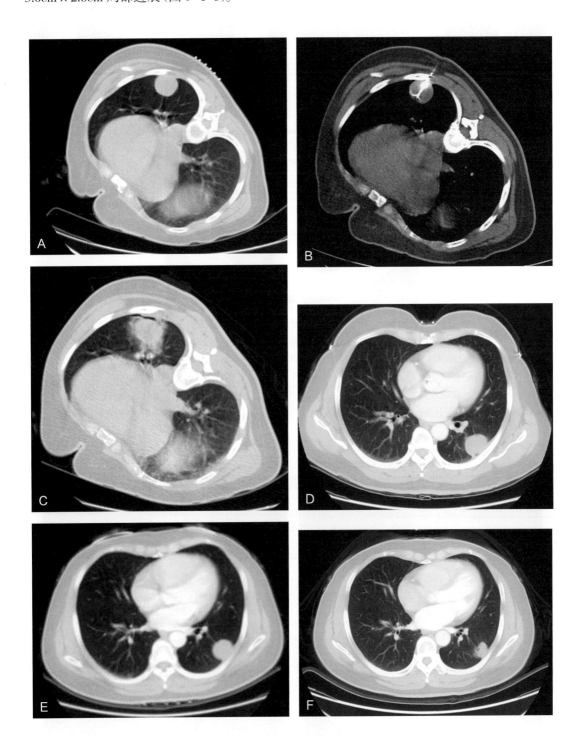

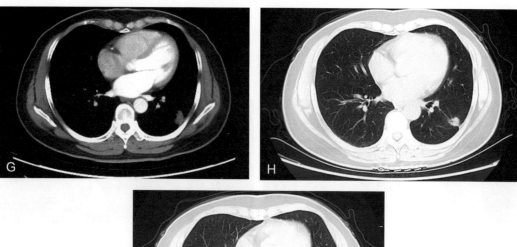

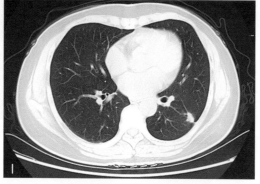

图 9-1-3　射频消融治疗肺部恶性肿瘤病例 3

A. 左下肺叶病灶 3.0cm×2.8cm,消融前定位像,患者取右侧卧位;B. 在 CT 引导下采用单个伞形电极穿刺入肿瘤中,进行射频消融;C. 消融后即刻 CT 扫描图像,病灶周围 GGO 完整覆盖,超过病灶 5mm;D. 消融术后3 个月 CT 图像,病灶周围 GGO 基本吸收;E. 消融术后 9 个月 CT 图像,左下肺病灶缩小;F、G. 消融术后 12个月 CT 图像,左下肺病灶持续缩小,无强化;H. 消融术后 36 个月 CT 图像,左下肺病灶持续缩小;I. 消融术后 60 个月 CT 图像,左下肺病灶持续缩小为纤维瘢痕,疗效评估达到完全消融

　　例 4. 患者女性,68 岁。因"头痛、恶心呕吐 5 天"住院。临床诊断:右上肺腺癌,脑转移。临床分期:Ⅳ期(T_1NxM_1)。入院后脑转移病灶放疗,放疗后20d,右上肺病灶约2.3cm×1.8cm(图9-1-4)。

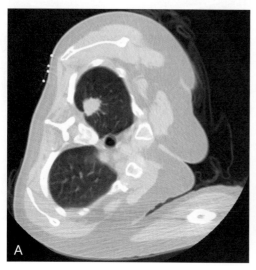

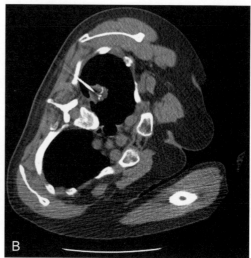

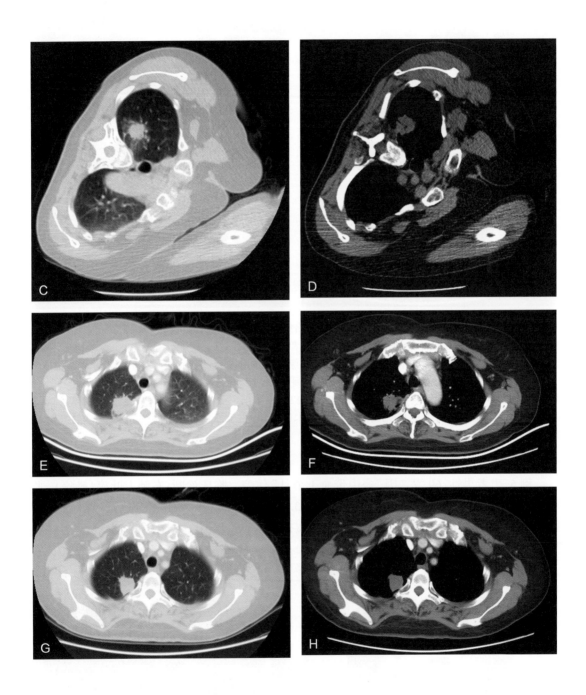

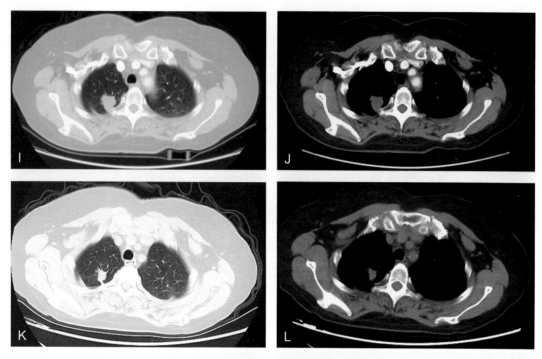

图 9-1-4　射频消融治疗肺部恶性肿瘤病例 4

A. 右肺上叶病灶 2.3cm×1.8cm,消融前定位像;B. 患者取左侧卧位,在 CT 引导下采用单个伞形电极穿刺入肿瘤中,进行射频消融;C、D. 消融后即刻 CT 扫描图像,病灶周围 GGO 完整覆盖,超过病灶 5mm,可见伞形电极针道痕迹;E、F. 消融术后 1 个月 CT 图像,病灶周围 GGO 基本吸收,肿瘤消融区域范围增大,但未见强化,边缘锐利,与邻近增厚胸膜粘连;G、H. 消融术后 12 个月 CT 图像,右上肺病灶缩小;I、J. 消融术后 24 个月 CT 图像,右上肺病灶持续缩小,无强化;K、L. 消融术后 58 个月 CT 图像,右上肺病灶持续缩小为纤维瘢痕,疗效评估达到完全消融

　　例 5. 患者男性,69 岁。因"痰中带血 1 个月"住院。临床诊断:右肺上叶癌(鳞癌)。临床分期:I_B 期($T_{2a}N_0M_0$),CT 扫描:肿瘤大小约 3.1cm×3.2cm。患者射频消融后又进行了 4 周期"吉西他滨(健择)+ 卡铂 + 重组人血管内皮抑制素(恩度)"化疗(图 9-1-5)。

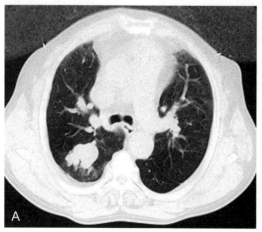
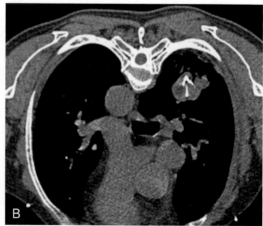

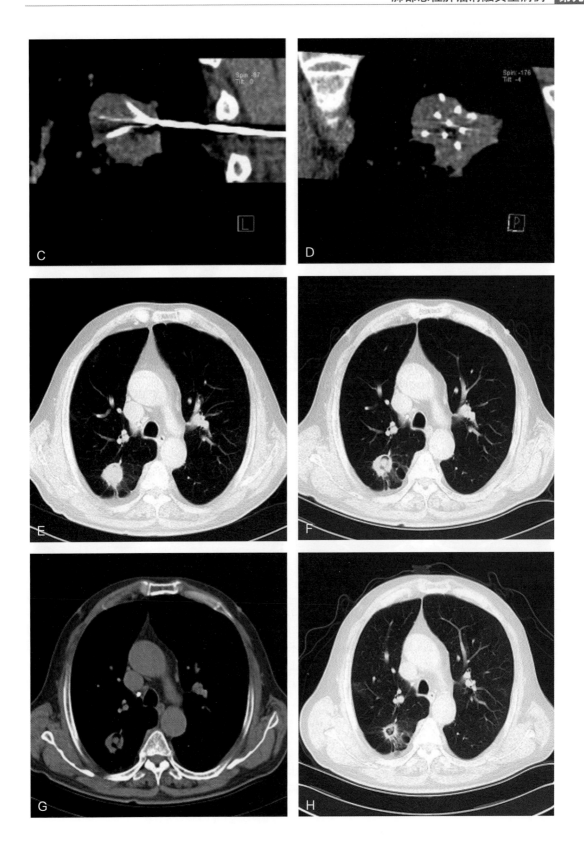

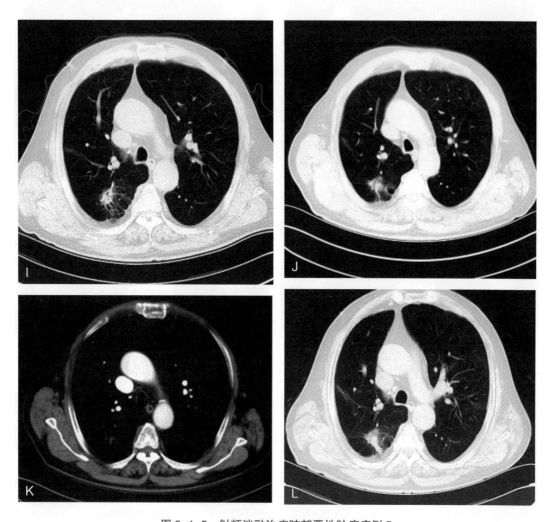

图 9-1-5　射频消融治疗肺部恶性肿瘤病例 5

A. 右肺上叶病灶 3.1cm×3.2cm，消融前；B~D. 患者取俯卧位，在 CT 引导下采用单个伞形电极穿刺入肿瘤中（横断面、矢状面、冠状面），进行射频消融；E. 消融术后 14 个月 CT 图像，病灶边缘锐利，与邻近增厚胸膜粘连，病灶缩小；F、G. 消融术后 19 个月 CT 图像，右上肺病灶持续缩小；H. 消融术后 36 个月 CT 图像，右上肺病灶持续缩小，呈环状纤维化；I. 消融术后 60 个月 CT 图像，右上肺病灶持续缩小；J、K. 消融术后 72 个月 CT 图像，右上肺病灶持续缩小为纤维瘢痕，无强化；L. 术后 84 个月，右上肺病灶缩小为纤维瘢痕，无复发迹象，疗效评估达到完全消融

　　例 6. 患者男性，67 岁。因"胸、背痛 10 天"住院。临床诊断：右肺上叶癌（鳞癌）。临床分期：III_b 期（$T_1N_3M_0$），肿瘤大小约 2cm×2cm，双侧肺门纵隔淋巴结转移。患者射频消融后又进行了 4 周期化疗（图 9-1-6）。

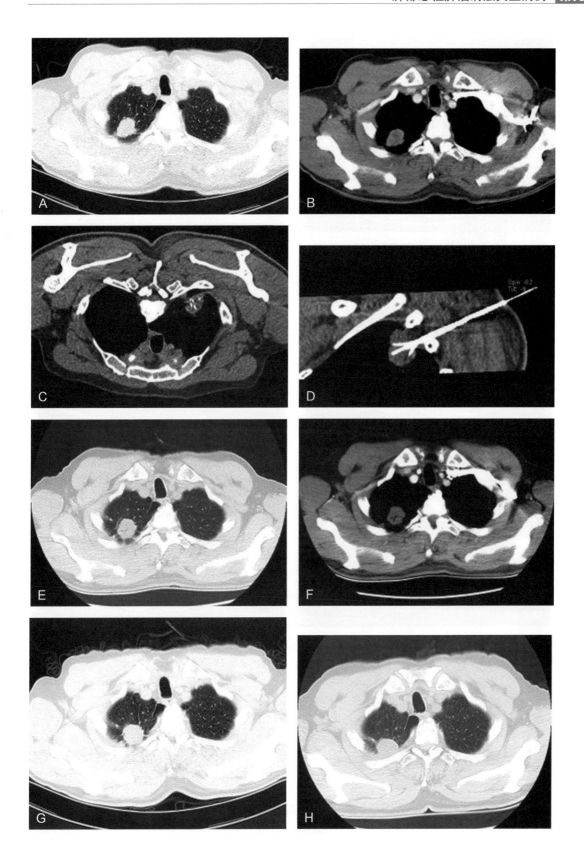

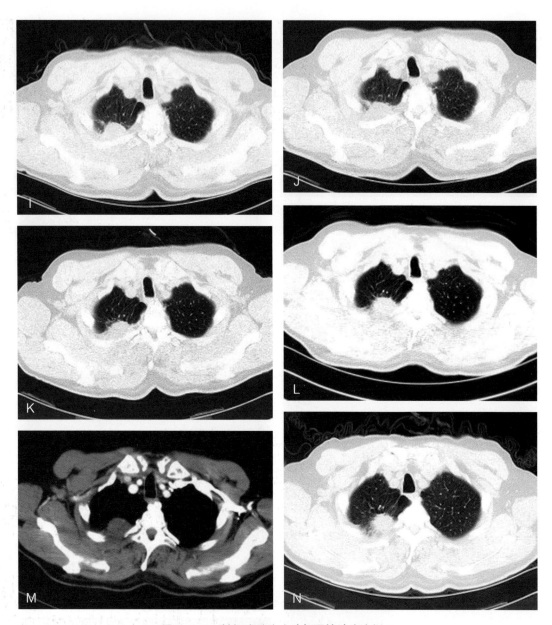

图9-1-6　射频消融治疗肺部恶性肿瘤病例6

A、B.消融前右肺上叶病灶2cm×2cm,强化明显;C、D.患者取俯卧位,在CT引导下采用单个伞形电极穿刺入肿瘤中(横断面、矢状面),进行射频消融;E、F.消融术后3个月CT图像,病灶边缘锐利,与邻近增厚胸膜粘连,无强化;G.消融术后6个月CT图像,右上肺病灶缩小;H.消融术后13个月CT图像,右上肺病灶持续缩小;I.消融术后18个月CT图像,右上肺病灶持续缩小;J.消融术后24个月CT图像,右上肺病灶持续缩小;K.术后37个月,右上肺病灶持续缩小;L、M.消融术后48个月CT图像,与邻近增厚胸膜粘连,无强化;N.缩小为纤维瘢痕,无复发迹象,疗效评估达到完全消融

　　例7.患者男性,71岁。因"咳嗽、痰中带血10天"住院。临床诊断:左肺下叶癌(腺癌)。临床分期:I_{A3}期($T_{1c}N_0M_0$),肿瘤大小约2.2cm×2.4cm(图9-1-7)。

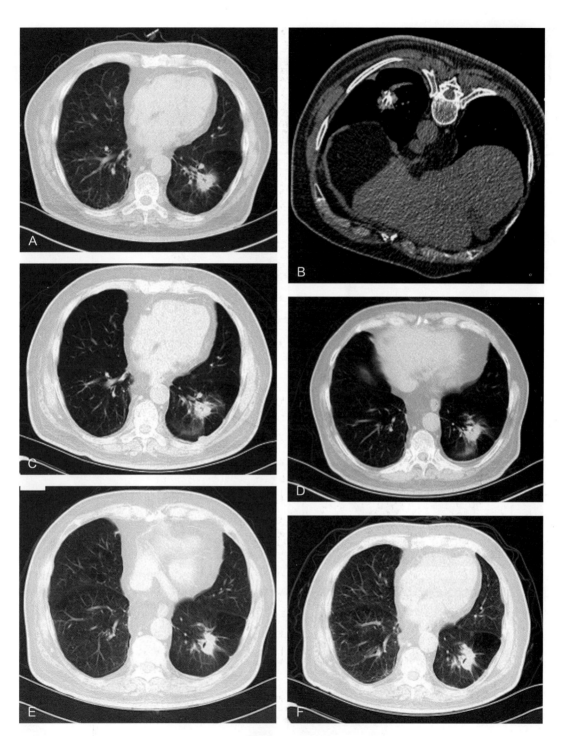

图 9-1-7 射频消融治疗肺部恶性肿瘤病例 7

A. 消融前左肺下叶病灶 2.2cm×2.4cm；B. 患者取俯卧位，在 CT 引导下采用单个伞形电极穿刺入肿瘤中，进行射频消融；C. 消融术后 6 个月 CT 图像，病灶呈结节状；D. 消融术后 9 个月 CT 图像，病灶与消融术后 6 个月比较无明显变化；E. 消融术后 39 个月 CT 图像，左肺下叶病灶缩小；F. 消融术后 47 个月 CT 图像，左肺下叶病灶缩小为纤维瘢痕，无复发迹象，疗效评估达到完全消融

第二节　肺部恶性肿瘤微波消融治疗的典型病例

例 1. 患者女性,59 岁。因"原发性肝癌术后两年,发现左肺上叶占位 5 天"住院。临床诊断:原发性肝癌术后,左肺转移。消融前左肺上叶 1.5cm×1.8cm 转移病灶,AFP:2 100μg/L (图 9-2-1)。

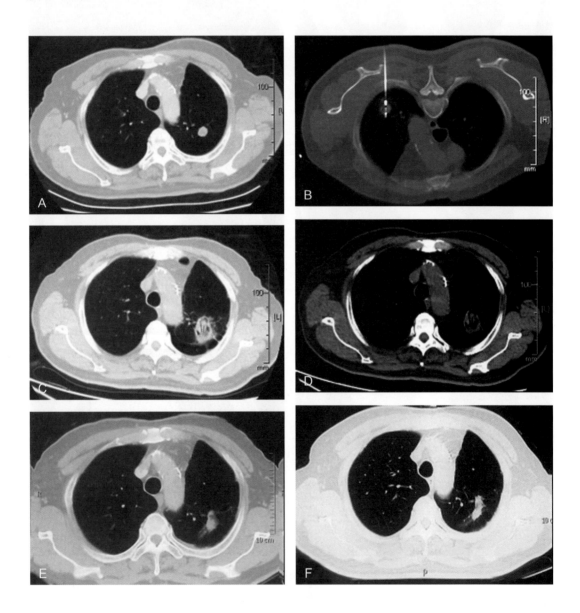

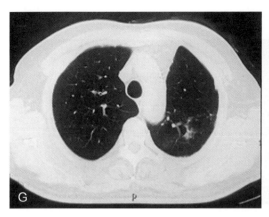
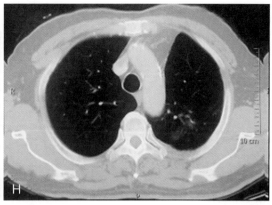

图 9-2-1 微波消融治疗肺部恶性肿瘤病例 1

A. 消融前,左肺上叶转移瘤 1.5cm×1.8cm;B. 患者取俯卧位,1% 利多卡因局部麻醉,在 CT 引导下消融天线垂直分步穿刺入肿瘤,进行微波消融(消融参数:60W×5min);C. 术后 1 个月病灶周围渗出性改变(肺窗,肿瘤较前变大);D. 术后 1 个月病灶内可见空洞(纵隔窗);E. 术后 3 个月病灶逐渐变小,周围渗出吸收;F. 术后 6 个月病灶逐渐变小并纤维化;G. 术后 12 个月病灶进一步缩小变纤维索条;H. 术后 24 个月病灶基本消失,此时 AFP:16.2μg/L,疗效评估达到完全消融

例 2. 患者女性,69 岁。因"结肠癌手术切除 1 年,发现多发肺占位 15 天"住院。临床诊断:结肠癌术后,双肺转移。消融前 CT 示:右肺下叶 1 个(2.0cm×1.8cm)、左肺上叶 2 个(1.2cm×1.0cm、1.0cm×0.8cm)类圆形转移病灶,消融前 CEA:211μg/L(图 9-2-2)。

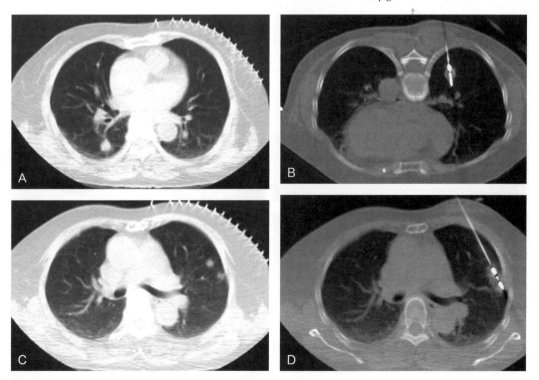

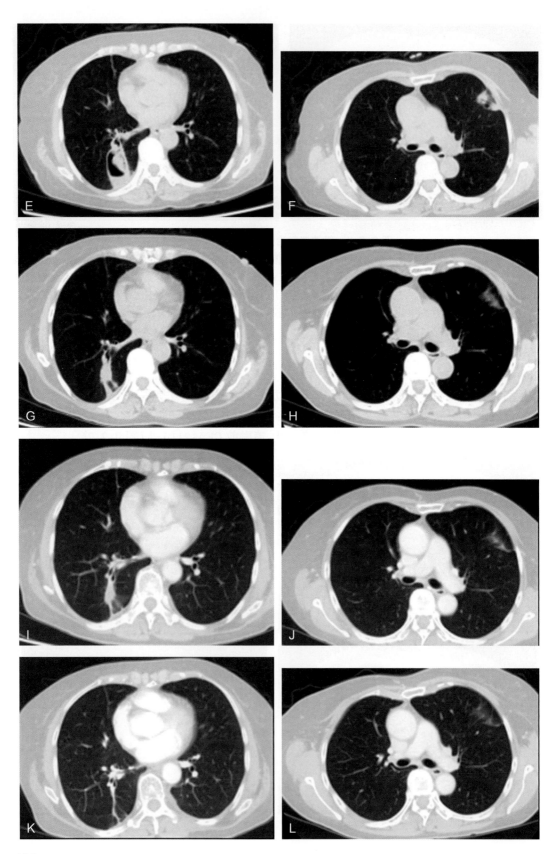

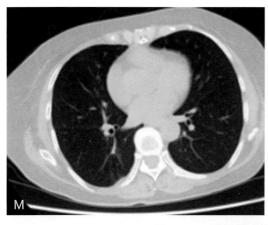
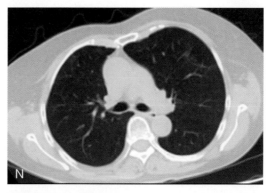

图 9-2-2 微波消融治疗肺部恶性肿瘤病例 2

A. 消融前定位像,病灶 1 右肺下叶(2.0cm×1.8cm);B. 患者取俯卧位,1% 利多卡因局部麻醉,在 CT 引导下消融天线由内向外斜 10° 分步穿刺入肿瘤,进行微波消融(消融参数:60W×5min);C、D. 右肺下叶病灶 1 消融后 2 周,患者无明显不适和并发症,对左肺上叶病灶 2、3 进行消融。患者取仰卧位,1% 利多卡因局部麻醉,在 CT 引导下消融天线由内向外斜 30° 分步一次性穿刺入病灶 2 和 3,进行微波消融(消融参数:60W×6min);E、F. 术后 1 个月病灶周围渗出性改变(肺窗,肿瘤较前变大),1 个月病灶 1 内可见空洞;G、H. 术后 3 个月,3 个病灶逐渐变小,周围渗出吸收;I、J. 术后 6 个月 3 个病灶逐渐变小并纤维化;K、L. 术后 12 个月 3 个病灶进一步缩小变纤维索条;M、N. 术后 24 个月 3 个病灶基本消失,此时 CEA:4.1μg/L,疗效评估达到完全消融

例 3. 患者男性,63 岁。因"咳嗽、痰中带血 7 天"收住院。临床诊断:左肺下叶癌(鳞癌)。临床分期为:I_B 期($T_{2a}N_0M_0$),消融前左肺下叶病灶 3.6cm×3.5cm。既往:吸烟 40 支/d×40 余年,慢阻肺病史十余年。双天线多点消融,术后出现气胸、胸腔积液,给予胸腔闭式引流对症处理,术后 19d 并发曲霉感染,给予应用伏立康唑抗真菌治疗至术后 2.5 个月。随诊 5 年余,未见肿瘤局部复发或远处转移(图 9-2-3)。

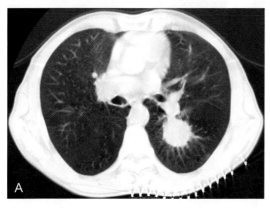
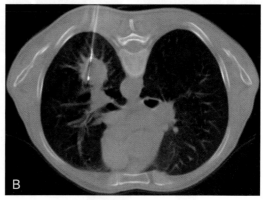

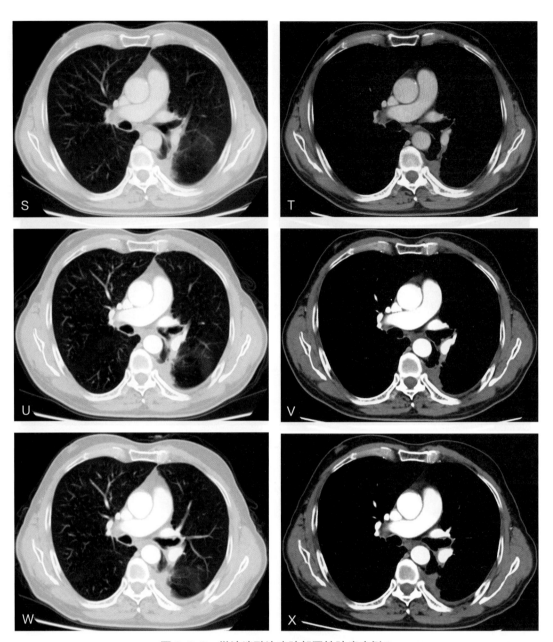

图 9-2-3 微波消融治疗肺部恶性肿瘤病例 3

A. 肺窗消融前, 病灶左肺下叶病灶 3.6cm × 3.5cm; B、C. 患者取俯卧位, 活检后气胸, 胸腔穿刺置管; D、E. 在 CT 引导下将微波天线 1 插入瘤体内侧, 将微波天线 2 插入瘤体外侧进行双天线多点微波消融(消融参数: 70W × 15 min); F、G. 术后 24h, 肺窗观察病灶周围 GGO 完整覆盖, 超过病灶 5mm, 纵隔窗观察病灶内可见空洞; H. 患者术后 10d 发热, 18dCT 示病灶处形成内壁光滑的空洞, 空洞内有附着物; I、J. 术后 19d 咳出灰黑色痰, 培养为烟曲霉, HE 病理染色为曲霉菌丝和菌孢; K、L. 术后 39d, 经过伏立康唑抗真菌治疗, 体温正常, CT 示空洞内壁光滑, 无附着物; M、N. 术后 3.5 个月, CT 示空洞明显缩小, 无强化, 有少量胸腔积液; O、P. 术后 13 个月, 空洞消失, 原病灶缩小, 无强化; Q、R. 术后 23 个月, 原病灶进一步缩小, 无强化; S、T. 术后 35 个月, 原病灶进一步缩小, 无强化; U、V. 术后 49 个月, 原病灶缩小为纤维瘢痕, 无强化; W、X. 术后 63 个月, 原病灶为纤维瘢痕, 无强化, 无肿瘤局部复发迹象, 无远处转移, 疗效评估达到完全消融例 4. 患者男性,56 岁。因"左肺鳞癌左肺全切术后 3 年余,发现右肺占位并咯血 3 天"住院。临床诊断:左肺癌左肺全切术后右肺转移。临床分期(左肺全切前):I_B 期($T_{2a}N_0M_0$),消融前转移灶 2.0cm × 2.8cm。第一次消融术后 36 个月在原病灶外出现新发病灶,又进行了第二次消融(图 9-2-4)。

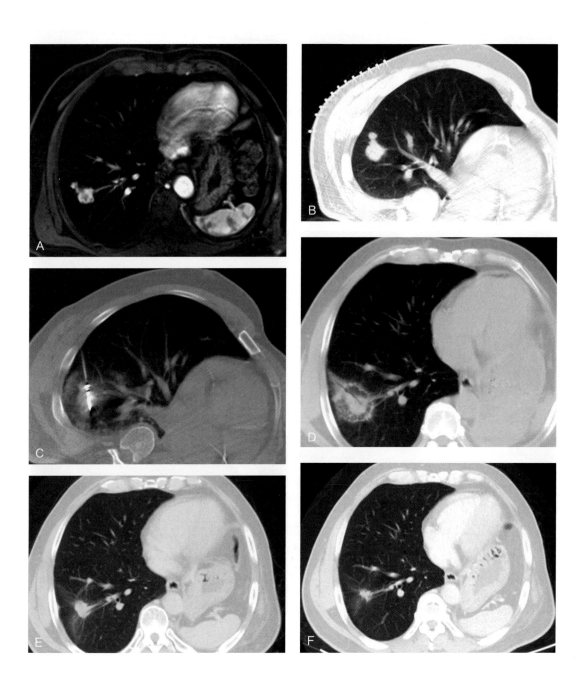

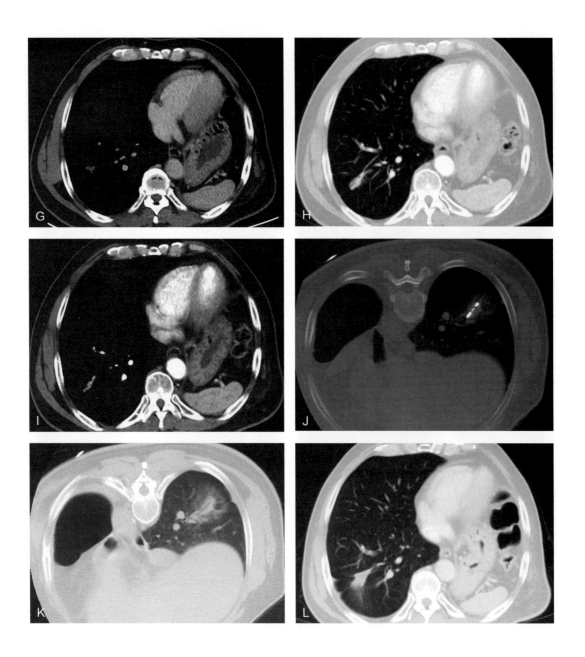

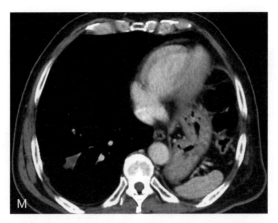

图 9-2-4　微波消融治疗肺部恶性肿瘤病例 4

A. 消融前 MRI：右肺下叶 T_1WI 显示一长径约 2.8cm 的高信号；B. 消融前定位像，右肺下叶见一个长径约 2.8cm 的转移病灶；C. 患者取左侧斜卧位，靶皮距约 9.8cm，1% 利多卡因局部麻醉，在 CT 引导下消融天线分步穿刺入肿瘤，进行微波消融（消融参数：70W×7min）；D. 术后 48h，肺窗观察病灶周围 GGO 完整覆盖，超过病灶 5mm，呈典型的"煎蛋"征；E. 术后 6 个月病灶缩小；F、G. 术后 16 个月病灶进一步缩小，无强化，逐渐成为纤维瘢痕；H、I. 术后 36 个月病灶进一步缩小呈纤维索条，但术后 36 个月在原病灶外出现新发病灶，轻度强化；J. 术后 36 个月对右肺新发病灶进行消融，患者取俯卧位，1% 利多卡因局部麻醉，在 CT 引导下消融天线分步穿刺入肿瘤，进行微波消融（消融参数：60W×4min）；K. 术后即刻，肺窗观察病灶周围 GGO 完整覆盖，超过病灶 5mm；L、M. 原病灶术后 50 个月，右肺新发病灶消融后 14 个月，病灶逐渐成为纤维瘢痕，无强化，疗效评估达到完全消融

　　例 5. 患者男性，76 岁。因"查体发现左肺上叶占位 10 天"住院。临床诊断：左肺癌（高分化腺癌）。临床分期：I_{A3} 期（$T_{1c}N_0M_0$），消融前肿瘤大小 2.0cm×3.0cm，无肺门、纵隔淋巴结转移，无远处转移。*EGFR*、*ALK*、*ROS* 基因均无突变。既往：吸烟 20 支 /d×40 余年，糖尿病 20 余年，"慢阻肺"病史 10 余年（图 9-2-5）。

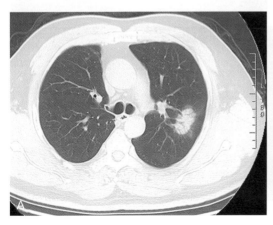
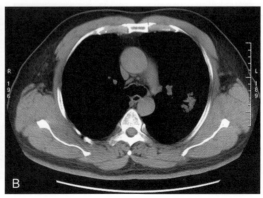

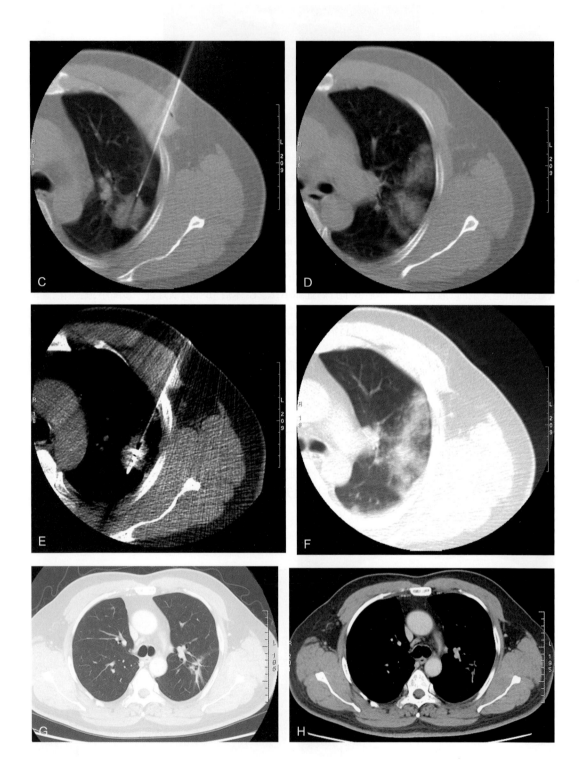

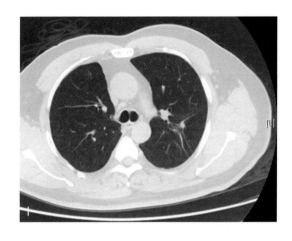

图 9-2-5　微波消融治疗肺部恶性肿瘤病例 5
A、B. 消融前左肺上叶见 2.0cm×3.0cm 软组织占位;C. 消融前活检;D. 活检后肺内出血;E. 患者取仰卧位,1% 利多卡因局部麻醉,在 CT 引导下消融天线分步穿刺入肿瘤,进行微波消融(消融参数:70W×8min);F. 消融即刻肺窗观察病灶周围 GGO 完整覆盖,超过病灶 5mm;G、H. 术后 12 个月病灶缩小,无强化;I. 术后 36 个月病灶进一步缩小呈纤维瘢痕,疗效评估达到完全消融

例 6. 患者女性,71 岁。因"痰中带血 10 天"住院。临床诊断:右肺癌(中分化鳞癌)。临床分期:Ⅱ$_A$ 期(T$_{2b}$N$_0$M$_0$),消融前肿瘤大小:4.8cm×3.8cm,无肺门、纵隔淋巴结转移,无远处转移。既往:高血压 20 余年,冠心病 10 余年(图 9-2-6)。

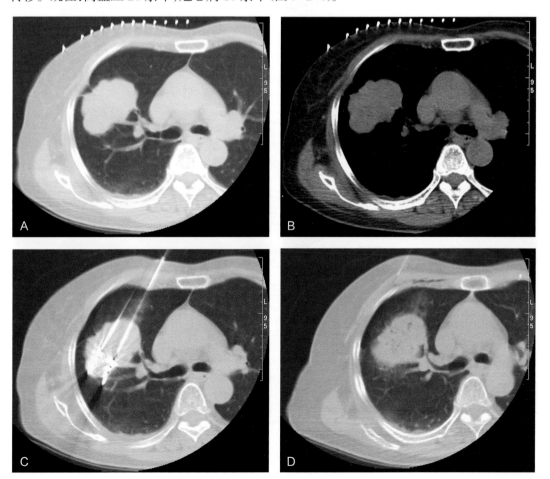

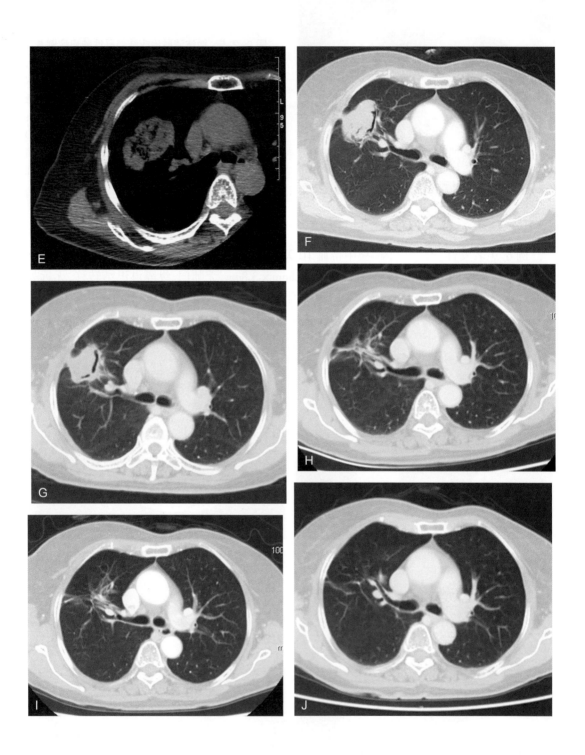

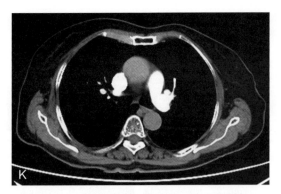

图 9-2-6 微波消融治疗肺部恶性肿瘤病例 6

A、B. 消融前定位像,右肺上叶见 4.8cm×3.8cm 软组织占位;C. 患者取仰卧位,1% 利多卡因局部麻醉,在 CT 引导下两根消融天线分步穿刺入肿瘤,进行多点微波消融(消融参数:70W×16min);D、E. 消融即刻肺窗观察病灶周围 GGO 完整覆盖,纵隔窗肿瘤内见针道和不规则空洞;F. 术后 9 个月病灶缩小;G. 术后 12 个月病灶进一步缩小;H. 术后 24 个月病灶缩小为不规则纤维索条;I. 术后 48 个月病灶进一步缩小呈纤维瘢痕;J、K. 术后 82 个月病灶几乎消失,无强化,疗效评估达到完全消融

例 7.患者女性,78 岁。因"查体发现右肺结节 1 年"住院。临床诊断:右肺癌(微浸润腺癌)。临床分期:I_{A1} 期($T_{1mi}N_0M_0$),消融前肿瘤大小(GGO)1.2cm×1.1cm。既往:冠心病 20 余年(图 9-2-7)。

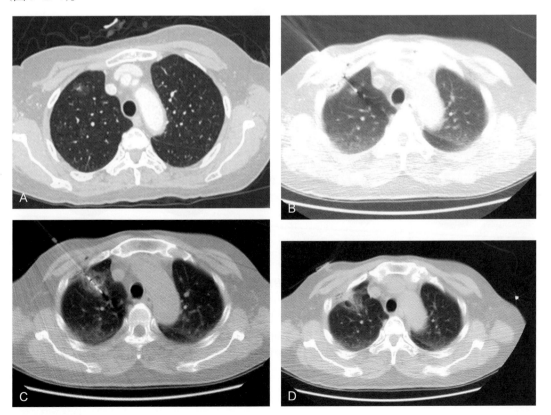

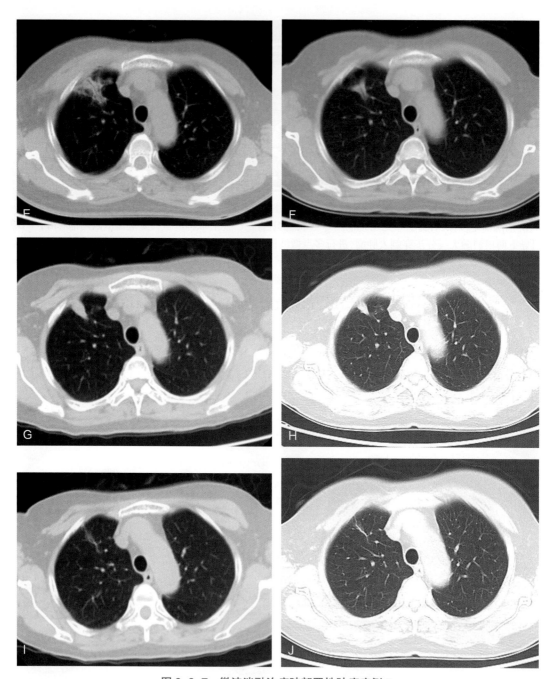

图 9-2-7 微波消融治疗肺部恶性肿瘤病例 7

A. 消融前定位像,右肺上叶见 1.2cm×1.1cm GGO 样占位;B. 活检;C. 患者取仰卧位,1% 利多卡因局部麻醉,在 CT 引导下一根消融天线分步穿刺入肿瘤,进行单点微波消融(消融参数:50W×5min);D. 消融即刻肺窗观察病灶周围 GGO 完整覆盖原病灶;E. 术后 1 个月病灶周围渗出减少;F. 术后 6 个月病灶缩小;G. 术后 12 个月病灶进一步缩小;H. 术后 15 个月病灶缩小呈纤维瘢痕;I. 术后 24 个月病灶进一步缩小呈纤维索条;J. 术后 36 个月病灶几乎消失,疗效评估达到完全消融例 8. 患者男性,38 岁。因"查体发现右肺结节 6 个月"住院,拒绝手术切除。临床诊断:右肺癌(高分化腺癌)。消融前肿瘤大小 1.0cm×1.2 cm,无肺门、纵隔淋巴结转移,无远处转移。*EGFR*、*ALK*、*ROS* 基因均无突变。临床分期:I_{A2} 期($T_{1b}N_0M_0$)。既往:健康,吸烟 20 余年(图 9-2-8)。

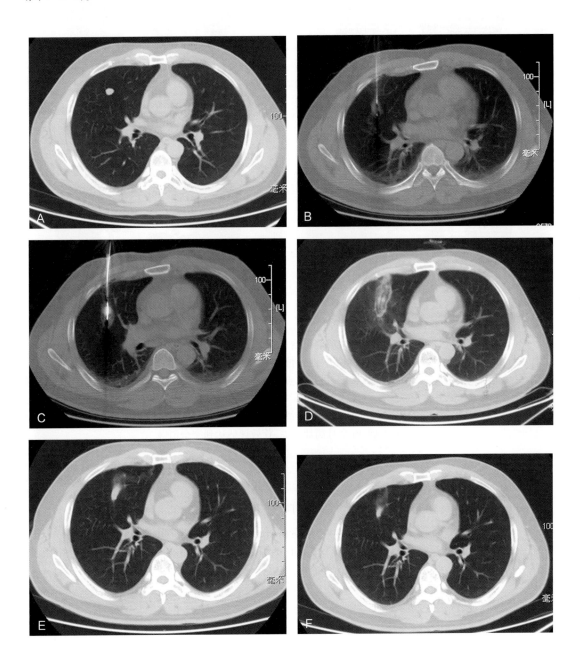

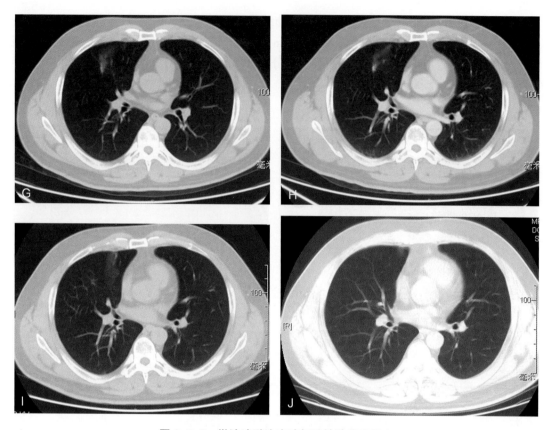

图 9-2-8　微波消融治疗肺部恶性肿瘤病例 8

A. 消融前定位像,右肺上叶见 1.0cm×1.2cm 实性占位;B. 活检;C. 患者取仰卧位,1% 利多卡因局部麻醉,在 CT 引导下一根消融天线分步穿刺入肿瘤,进行单点微波消融(消融参数:60W×5min);D. 消融即刻肺窗观察病灶周围 GGO 完整覆盖原病灶,超过病灶 5mm,呈典型"煎蛋"征;E. 术后 6 个月病灶周围渗出减少;F. 术后 9 个月病灶缩小;G. 术后 12 个月病灶进一步缩小;H. 术后 18 个月病灶缩小呈纤维瘢痕;I. 术后 24 个月病灶进一步缩小几乎消失;J. 术后 36 个月病灶消失,疗效评估达到完全消融

例 9. 患者男性,78 岁。因"咳嗽、咳痰半月余"住院。临床诊断:右肺癌(鳞癌)。临床分期:Ⅲ$_A$ 期($T_4N_0M_0$),右肺上叶占位 3.0cm×3.2cm,右肺下叶占位 1.2cm×1.4cm。既往:健康,吸烟 30 余年。确诊后给予 4 周期全身化疗,化疗后右肺上叶占位缩小为 1.7cm×2.8cm,肺下叶占位肿瘤消失,化疗疗效评价为 PR(图 9-2-9)。

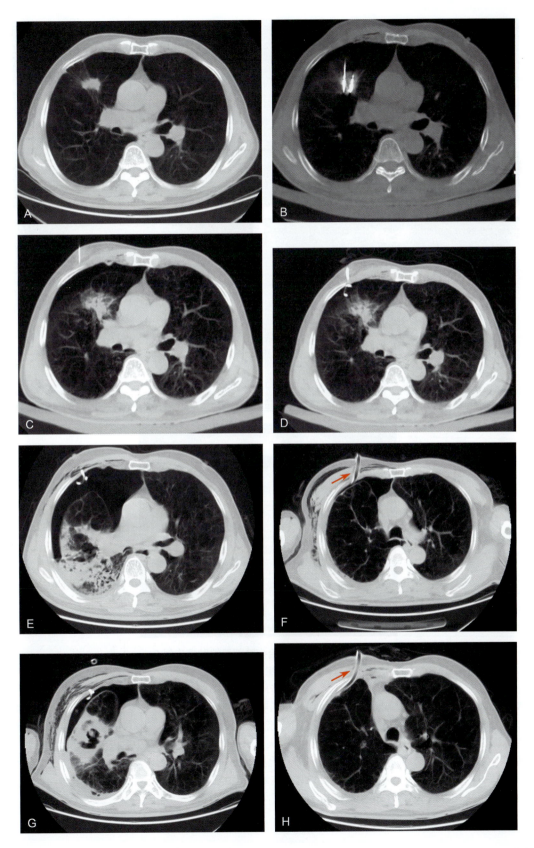

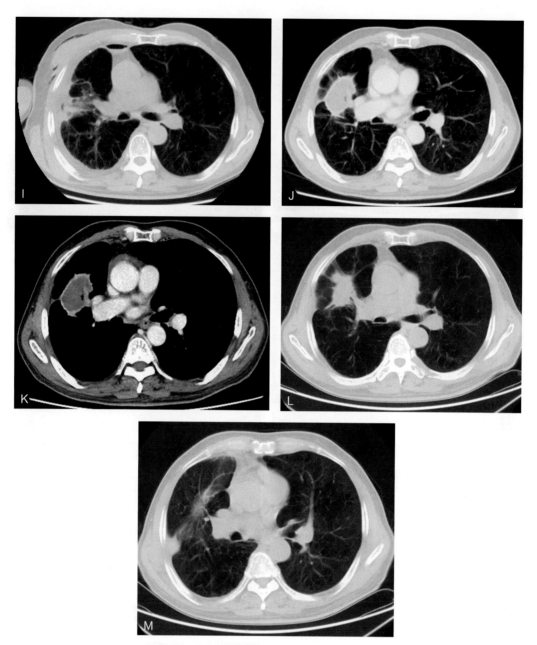

图 9-2-9 微波消融治疗肺部恶性肿瘤病例 9

A. 右肺癌术前(肺窗),右上肺病灶 1.7cm×2.8cm;B. 患者取仰卧位,2% 利多卡因局部麻醉,在 CT 引导下两根消融天线分步穿刺入病灶中进行消融;C. 术中患者出现气胸;D. 术中即刻置管引流后完成消融(天线 1:65W×5min,天线 2:65W×5min);E. 患者术后既负压吸引持续引流气胸 5d,气胸无明显减少,胸闷憋喘明显,伴皮下气肿;F. 又置入一个"蘑菇头"粗管引流(箭);G. 消融后 10d,患者气胸较前减少,症状缓解,病灶呈空洞样变化;H、I. 消融后 20d,患者气胸完全消失,夹闭引流管 3d 再无气胸产生后拔出引流管(箭);J、K. 消融后 3 个月,消融病灶周围的渗出吸收,周边明显强化呈典型的"蛋壳"征;L. 消融后 9 个月,病灶逐渐缩小;M. 消融后 18 个月,病灶缩小为纤维瘢痕,疗效评估达到完全消融例 10. 患者女性,71 岁。因"查体发现右肺占位 1 天"收住院。临床诊断:右肺癌(高分化腺癌)。临床分期: I_B 期($T_{2a}N_0M_0$),CT 扫描右肺上叶占位 3.8cm × 3.5cm,*EGFR*、*ALK*、*ROS* 均无突变,CEA:37.29μg/L。既往:高血压 20 余年。术后 10d 出现右肺上叶脓肿形成,表现为空洞病变并气液平,给予抗感染治疗及空洞内置管引流(图 9-2-10)。

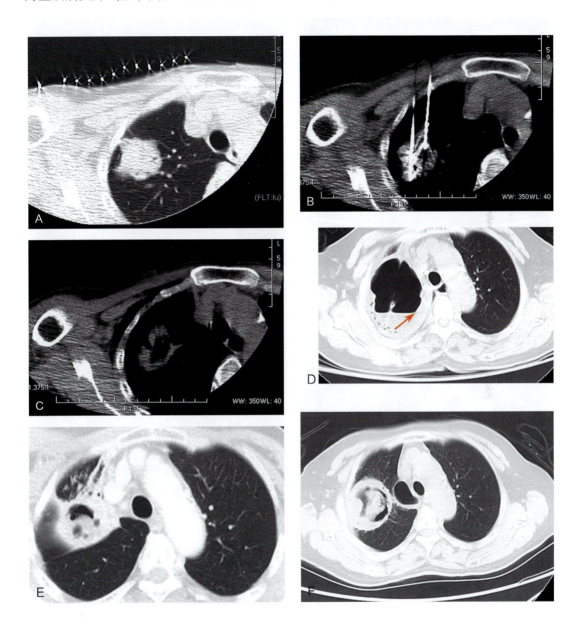

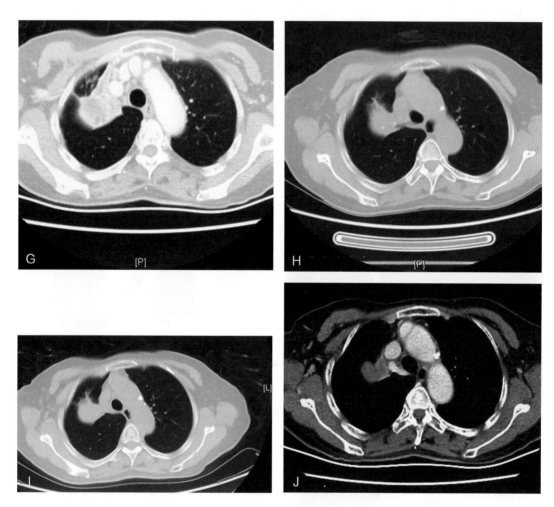

图 9-2-10　微波消融治疗肺部恶性肿瘤病例 10

A. 消融前 CT 扫描定位像,右肺上叶占位 3.8cm×3.5cm;B. 患者取仰卧位,2% 利多卡因局部麻醉,在 CT 引导下两根消融天线分步穿刺入病灶中进行消融(功率均为 70W,双针各消融 4min);C. 消融后即刻,病灶呈空洞样变化;D. 术后 10d 表现为发热(持续 38.5℃以上)、咳黄色脓痰,CT 扫描右肺上叶脓肿形成,出现空洞病变并气液平(箭)。根据血、痰培养选择抗生素治疗及空洞内置管引流;E. 术后 25d 体温正常、咳痰明显减少,CT 扫描右肺上叶炎性渗出明显减少,空洞缩小无液平;F. 术后 5 个月,CT 扫描右肺上叶炎性渗出已吸收,空洞进一步缩小;G. 消融术后 7 个月脓腔完全吸收,成为纤维病灶;H. 消融术后 22 个月纤维病灶进一步缩小;I、J. 消融术后 48 个月纤维病灶稳定,无复发征象,此时 CEA:4.21μg/L,疗效评估达到完全消融例 11. 患者男性,57 岁。因"肺腺癌病史两年,右下肢疼痛 1 个月"住院。临床诊断:肺腺癌,右胫骨转移。CT 扫描:右胫骨溶骨样病变,大小 3cm×3.5cm,患者疼痛评分(VAS) 8 分,吗啡 80mg/d。术后 24h VAS:1 分(图 9-2-11)。

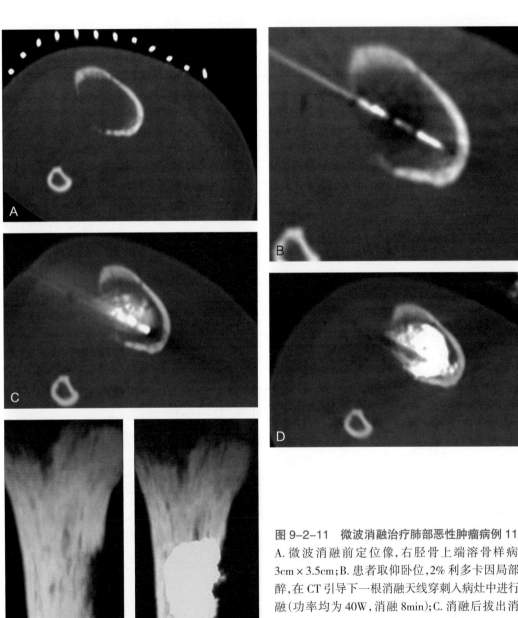

图 9-2-11 微波消融治疗肺部恶性肿瘤病例 11
A. 微波消融前定位像,右胫骨上端溶骨样病变 3cm×3.5cm;B. 患者取仰卧位,2% 利多卡因局部麻醉,在 CT 引导下一根消融天线穿刺入病灶中进行消融(功率均为 40W,消融 8min);C. 消融后拔出消融天线,通过同心轴向病灶内注入骨水泥 4.5ml;D. 注射骨水泥完毕后,骨水泥在病灶呈均匀分布;E. 微波消融前冠状位,可见右胫骨上端溶骨样病变;F. 术后冠状位,骨水泥均匀分布在溶骨样病灶内。术后 24hVAS 评分 1 分

例 12. 患者男性,67 岁。因"肺腺癌病史 1 年,腰背痛 1 个月"住院。临床诊断:肺癌,胸椎转移。MRI 示:T_{11} 异常信号,伴压缩性骨折。VAS:8 分,吗啡 60mg/d。随后患者行放疗,疼痛缓解。放疗后 3 个月患者又出现腰背痛,VAS:8 分。术后 24h VAS:1 分(图 9-2-12)。

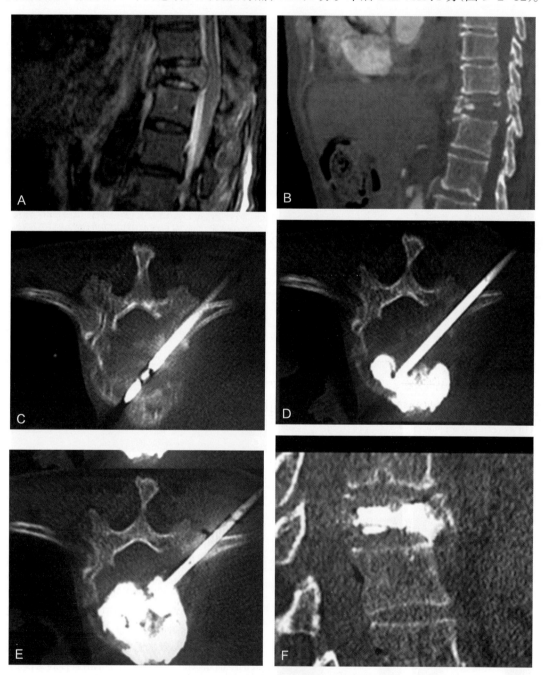

图 9-2-12 微波消融治疗肺部恶性肿瘤病例 12

A、B. MRI 示 T_{11} 异常信号,伴压缩性骨折约 70%;C. 患者取俯卧位,骨穿刺针从右侧椎弓根穿刺进入压缩性椎体的中心,并导入微波天线进行微波消融(40W,6min);D. 消融后拔出消融天线,注入骨水泥;E. 注射骨水泥 6.5ml,在椎体分布较均匀;F. 矢状位重建观察骨水泥的分布情况。术后 24h VAS:1 分

第三节　肺部恶性肿瘤冷冻消融治疗的典型病例

　　例 1. 患者男性, 42 岁。因"肝癌术后两年, 发现左肺上叶占位 10 天"住院。CT 扫描示左肺上叶一 1.5cm × 1.8cm 占位。临床诊断:肝癌术后, 左肺上叶转移(图 9-3-1)。

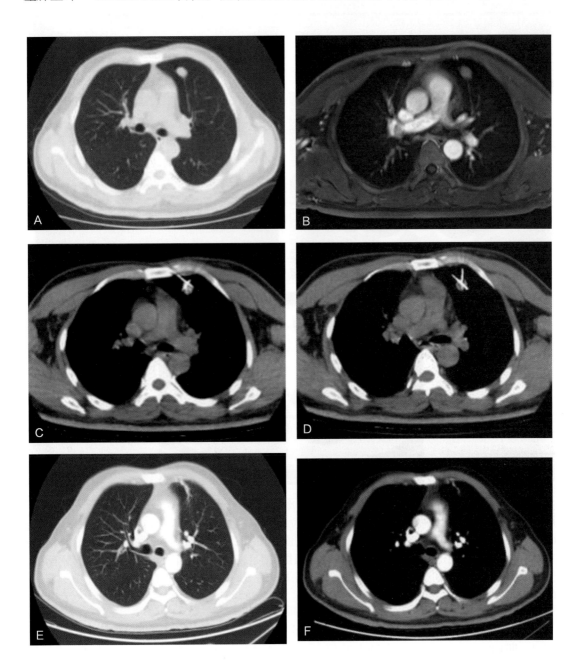

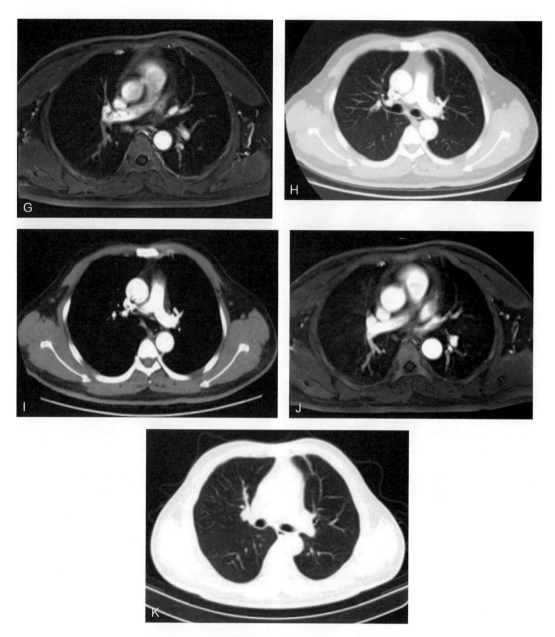

图 9-3-1 肺部恶性肿瘤冷冻消融治疗的典型病例 1

A. 治疗前 CT 肺窗观察左肺上叶一 1.5cm×1.8cm 占位；B. MRI 动脉增强：左肺上叶占位动脉增强明显强化；C、D. 在 CT 引导下两个冷冻探针穿刺入肿瘤中，进行冷冻消融；E、F. 消融后 6 个月 CT 观察，肿瘤基本消失变为纤维索条状，无强化；G. 消融后 6 个月 MRI，增强扫描轻度强化；H、I. 消融后 12 个月 CT 观察肿瘤消失变为纤维索条进一步缩小，无强化；J. 消融后 12 个月 MRI 增强扫描无强化；K. 消融后 24 个月 CT 观察，肿瘤消失变为线性纤维索条状，疗效评估达到完全消融

　　例 2. 患者女性，58 岁。因"咳嗽、痰中带血 10 天"住院。临床诊断：肺腺癌。临床分期：I_{A3} 期（$T_{1c}N_0M_0$），CT 扫描右肺上叶见一 2.8cm×3.0cm 占位，无纵隔淋巴结转移，无远处转移（图 9-3-2）。

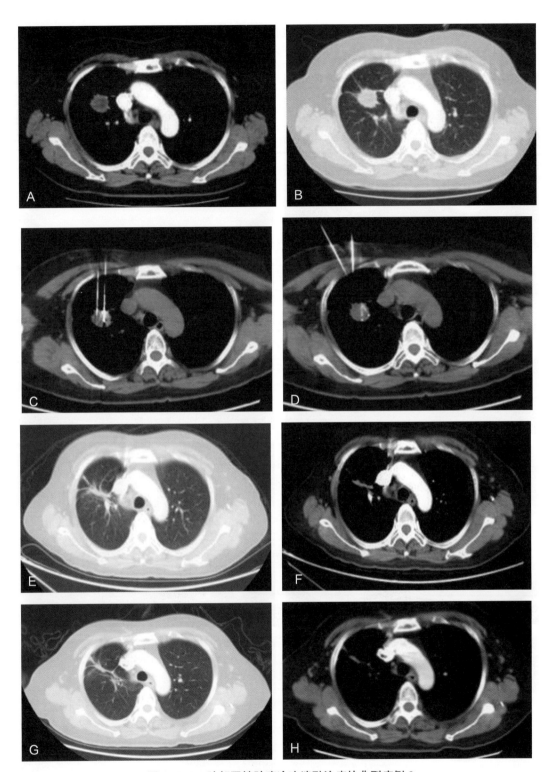

图 9-3-2　肺部恶性肿瘤冷冻消融治疗的典型病例 2

A、B. 治疗前 CT 观察右肺上叶一 2.8cm×3.0cm 占位,有毛刺,强化明显;C、D. 在 CT 引导下三个冷冻探针穿刺入肿瘤中,多点进行冷冻消融;E、F. 消融后 6 个月 CT 观察,肿瘤明显缩小,逐渐纤维化,无强化;G、H. 消融后 12 个月 CT 观察,肿瘤消失变为纤维索条,无强化,疗效评估达到完全消融例 3. 男,25 岁。"肝癌术后 1 年,发现左肺上叶占位 20 天"住院。临床诊断:肝癌术后,左肺上叶转移。CT 扫描左肺上叶见一 1.8cm×2.1cm 占位(图 9-3-3)。

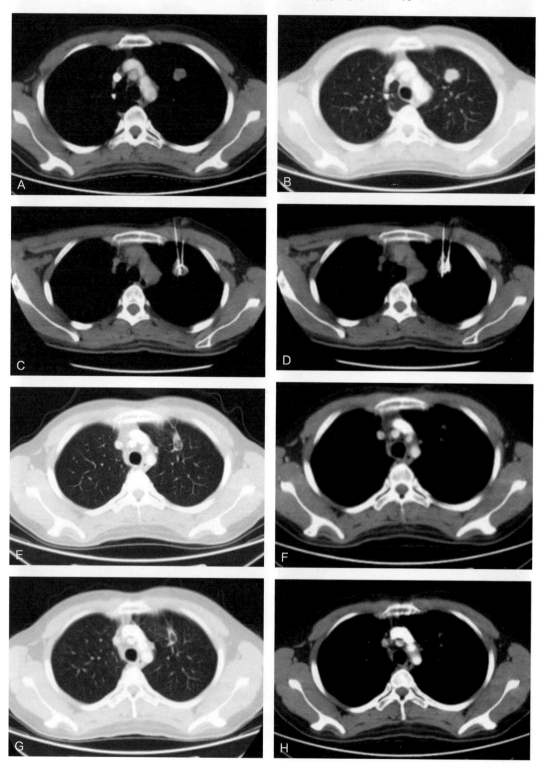

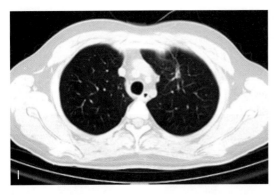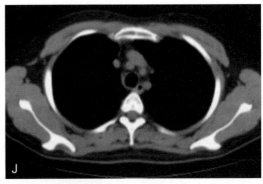

图 9-3-3　肺部恶性肿瘤冷冻消融治疗的典型病例 3

A、B. 治疗前 CT 观察,左肺上叶 1.8cm×2.1cm 占位;C、D. 在 CT 引导下两个冷冻探针穿刺入肿瘤中,进行多点冷冻消融;E、F. 消融后 6 个月 CT 观察,肿瘤缩小,出现类空洞样变化、无强化;G、H. 消融后 12 个月 CT 观察肿瘤进一步缩小,无强化;I、J. 消融后 24 个月 CT 观察,肿瘤进一步缩小成为纤维瘢痕,疗效评估达到完全消融

　　例 4. 女性,64 岁。"查体发现右肺占位 10 天"收住院,CT 扫描右肺上叶占位 3.1cm×1.6cm×3.0cm 病灶。临床诊断:右肺癌(高分化腺癌)。临床分期:I_B 期($T_{2a}N_0M_0$)。*EGFR*、*ALK*、*ROS* 基因均无突变。既往:高血压 20 余年(图 9-3-4)。

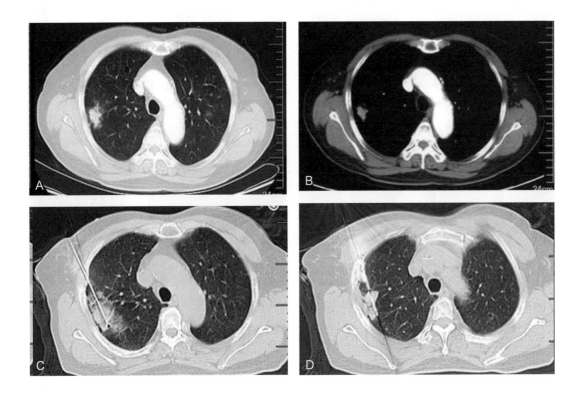

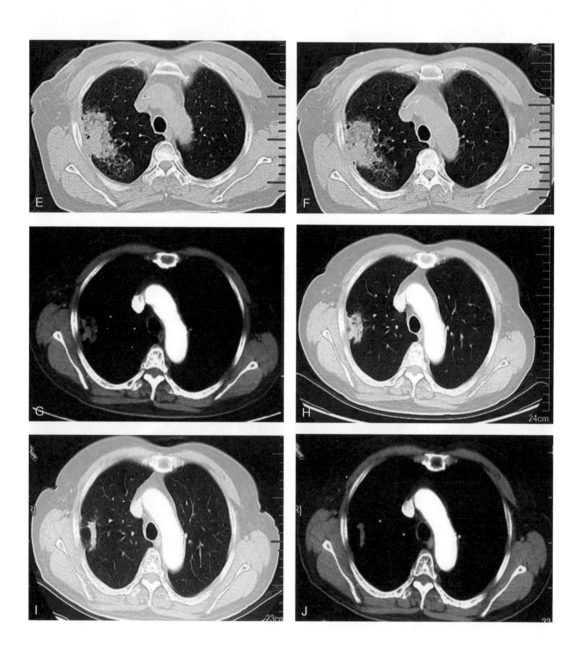

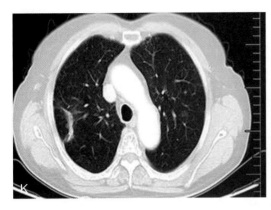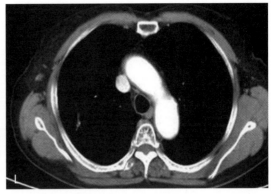

图 9-3-4　肺部恶性肿瘤冷冻消融治疗的典型病例 4

A、B. 肺部 CT 扫描,显示右肺病灶大小为 3.1cm×1.6cm×3.0cm,有毛刺,强化明显;C、D. 在 CT 引导下两个冷冻探针穿刺入肿瘤中,进行布针多点冷冻消融;E、F. 术后即刻 CT 平扫显示,冷冻范围超过病灶边界 0.5cm以上;G、H. 术后 1 个月肺部增强 CT,提示右肺病灶呈现超范围坏死性改变;I、J. 术后 6 个月肺部增强 CT,提示右肺病灶显著缩小,血供消失;K、L. 术后 9 个月肺部增强 CT,提示右肺病灶进一步缩小,无强化,疗效评估达到完全消融

（叶　欣　刘宝东　黎海亮　庄一平　杨武威　林征宇　杨　霞　张开贤）